「ガン呪縛《じゅばく》」を解く

千島学説パワー

第七版

第六版への序

ガン治療と言えば、いまも依然として定番なのが、抗ガン剤や放射線治療、手術の三大治療。一度、病院でガンの宣告を受けてしまえば、いわばオートメーション式にこのコースが待っています。しかし、最近、少しずつこの流れが変わってきているのを感じる方もいらっしゃるのではないでしょうか。

どのような「ガン観」を持つかで、ガンという病もさまざまな顔を見せてくれるようになるからです。なぜガンになったのか、そしていったい誰のために治療があるのかという原初的な疑問を持つなら、それは、ガン治癒への革新的な一歩となることは間違いありません。

著者である稲田芳弘は、本書で紹介する「千島学説」（注）にはガンとの共生や治癒への確かな地図があると書き、そうした「ガン観」を理論から実証にいたるまで豊富な事例、知識、洞察を基に立体的にまた興味深く示しています。

若い世代にまでガンが増えてきている現実に社会全体の歪みすら想起されますが、世代を問わず、心身の健康回帰が必要な時代、本書が変わらず読者の皆様のお役に立てますことを願っております。

（稲田陽子）

（注）千島喜久男博士は、ガン細胞の分化と逆分化を観察し赤血球分化説や血球の可逆分化説など生物学の定説をくつがえす革新的な説を樹立。八大原理にいたる「千島学説」を提唱した。本書では、そうした千島学説を根底に据えながら、ガンの原因と治癒理論を分かりやすく解説している。

第五版への序

稲田芳弘の『「ガン呪縛」を解く〜千島学説パワー』は、出版以来5年を経過しようとしており、この6月で満6年目を迎えようとしています。著者は、その使命を果たし、本年1月にとても多くの人々に惜しまれて天に回帰いたしましたが、本書は、増版を重ね、そのパワーは衰えることなく、さまざまな読者に愛読され続けております。

とくに、「現代医学の基礎理論が間違っている」とした「千島学説」を分かりやすく説き明かし、「抗ガン剤、放射線、手術」のガン三大療法に疑問を提示している点、時代を超えて革新的であると言えるでしょう。

著者は、「ガン患者」を体験しながら、ジャーナリストとして、また一人の人間としてその治癒の本質にまさに核心的に迫っております。

千島学説を通して、個人一人ひとりに適切な地図が創造されれば、そこに自ずから「いのちの輝き」が見出されてゆくにちがいありません。それこそが、著者が活き活きと語り伝えたいことであったと思います。

エピローグには、著者であり夫である稲田芳弘の意味ある最期の日々が綴られております。「すべて起きることに意味がある」という言葉どおり、夫は、その深き、熱い人生を完走いたしました。その生き様から蘇ってくるもの…果たしてそれは、いったい何なのでしょう。

（稲田陽子）

第四版への序

本書の出版から、早くも三年余りが過ぎ去った。「ガン宣告」からカウントすれば、すでに四年余りの歳月が流れたことになる。それなりの時間が過ぎ去った昨今、ときどき電話で「著者の稲田さんはまだご健在ですか？」と恐る恐る聞かれたりもするから、ガン患者にとっての四年というのは、けっこう重い意味を持っているのかもしれない。

本書は「ガン闘病記」でもなければ「ガンの治し方」を記したノウハウ本でもない。本書は「千島生命医学」から見た「ガン観」を示したものであり、「ガンとは何か」が分かれば、おのずから治癒へのベクトルも見えてくる。実際、4年以上前に3b期のガンを宣告された筆者は、病院でのガン治療を全く受けずに元気に働き、しかも完治まであと少しの状態にある。これは驚きでも何でもなく、千島学説的治癒法からすればごく当たり前のことなのだ。

本書のキーワードは「ガン呪縛」であるが、まさに現代社会はガンに呪縛されている。呪縛は現代医学の勘違いから始まり、それに基づいてガン医療と医療産業が構築されてきた。そのことの危険性を千島喜久男医学博士は早くから指摘してきたが、残念ながらそれは長い間無視・封印され続けてきた。しかしここにきてようやく「封印」は解かれつつある。

というのも、現代医学によるガン治療は泥沼に陥るばかりで成果がなく、「気血動の調和」を目指す千島医学的な方向に、ガン完治への希望がはっきりと現れ出てきているからである。

改訂版への序

２００７年という年は、「元旦のガン淡々トーク」から第一歩を踏み出すこととなった。「ガン 淡々トーク」とは、文字どおり「ガン」に関するお話を淡々と語ることで、それも札幌のＦＭ放送のスタジオからマイクに向かって語る。要するに、今年は元旦早々、ガンの話を放送することからスタートすることになってしまったのだ。

いったいなぜ、こんなことになったのか。その理由は、去年（２００６年）６月に出版したこの本が、思いがけない反響を呼んだからだった。まさに、あれよあれよという感じで「がん情報センター・じあいネット」が誕生・離陸し、その勢いに乗るかたちでＦＭ放送（＆インターネットラジオ）まで始まってしまっていた。そしてＦＭ側から「ぜひ元旦に新年特別番組をやってほしい」という要請を受け、元旦の朝11時から午後３時まで４時間の特別番組「元旦のガン淡々トーク」が企画されてしまったのである。

問題は、なぜ医師でも医療研究者でもないぼくの書いたこの本にそんな波紋が生じたのかということだが、それは、それだけ世の中にはガン問題が深刻化していて、ガンを恐れ、ガンにおののく人たちがたくさんいるということだろう。まさに「ガン呪縛」がすごすぎるからこそ、その「呪縛」を指摘した本が反響を呼ぶことになったのだと思う。

実際、「ガン宣告」を受けるや、ほとんどの人々が医師の指示どおりにあわてて入院し、手術や抗ガン剤治療、放射線治療にひた走る。しかし、それでガンが完治するわけでもなく、数年後にはやがて「再発」あるいは「転移」して、再び治療を続けることになり、痛み、苦しんだ果てについに「死」という、ほぼワンパターンの悲劇的な未来がそこから始まっていく。このように、「ガン呪縛」が人々の心を支配し尽くし、ガン患者に果てしない不安と苦しみを与え、ついにはその命を奪い取ってしまうのだ。

なぜ、こんな無情なガン治療が横行しているのだろうか。それは医学の基礎理論が、これらの治療法を生み出してきたからである。つまり、ガン細胞というやつは恐ろしい勢いで分裂増殖していく悪魔のようなものだから、できるだけ早く見つけ出し、可能な限り徹底的に殺し尽くすに限る。そして、それには摘出手術、抗ガン剤、放射線治療がベストだと。

ということから、医師たちは自らの良心と使命に忠実に、ガン患者に躊躇なく「手術・抗ガン剤・放射線治療」の3大治療を施す。その結果ガンが完治するならありがたい話だが、完治はおろか、やがて再発・転移というさらに深刻な事態を招来する。こうして日本ではガンが死因のトップに君臨し続け、いまや3人のうち一人がガンで亡くなっている。また死にまでは至らずとも、ガンの再発・転移を恐れながら、不安な人生を生きている人々が巷にあふれ返っているのだ。

厚生労働省が去年（２００６年）12月7日に公表した患者調査によれば、去年一年間で全国の医療機関に入院や外来で診療を受けたガン患者は１４２万３０００人に上ったという。しかも新聞報道によれば、ガン患者の53％もの人々が「ガン難民」化しているという。「ガン難民」とは、適切なガン治療を求めてさすらう患者を指して言うが、この事実が現代医学のガン治療の無力さをそのまま物語っているのではなかろうか。もしもいまのガン治療に真に効果があったとしたなら、「ガン難民」がどんどん誕生し続けることなどありえないからだ。

「ガン難民」の数は、一説では68万人、あるいは75万人以上とも言われている。いずれにしても非常にたくさんのガン患者が、ガン治癒・ガン完治の道を必死に模索しつつ放浪しているのだ。そんななか、それこそミソからクソまで多様にある、いわゆる「ガンビジネス」が大繁盛している。「これを飲めばガンが治る」「これを使えばガンは消える」と。

そのなかには、もちろん効果的なものも多々あると思う。いや「思う」だけでなく、実際に身近でたくさんの「ガン治癒事例」をぼくは見てきた。また本書の出版以来、驚くほどたくさんのガン患者と出会うことができ、病院治療にオサラバして完治した事例を多々知ることができたし、末期ガンと宣告されながら長年元気に生きている人も多い。

そして、そこに共通していたものは、病院でのガン治療（抗ガン剤・放射線）から離れて「自分なりの生き方・治癒法」を持っているということだった。ここで重要なのは、「病院でのガン治療から離れて」、あるいは「病院から見放されて」ということである。

いったいなぜなのだろうか。なぜ病院治療から解放された人々が治癒や完治に向かっているのか。この問題を冷静に客観的に考えてみることは非常に重要なテーマであろう。というのも、その事実が、現代医学の基礎理論の間違いを裏打ちしてくれているからである。

実際、ぼく自身が２００５年５月にガン宣告を受け、「大至急入院してガン治療を！」と医師に強く勧められたとき、「そのまま入院してガン治療を受けたら殺される」と思った。ぼくの場合は「ほとんど末期に近い３ｂ期」というステージにあったから、入院すれば手術に続いて抗ガン剤が投与される。だが、それは決して「治癒」への道でなく、むしろ「死」へと続いていく道だ。そう考えたからこそ病院でのガン治療を拒否し、逆にそのガン宣告を「千島学説論を書く絶好のチャンス」と受け止めたのだった。

病院でのガン治療が「死へと続く道」というのは、現代医学の基礎理論が間違っているからである。間違った医学理論の上に構築されたガン治療に完治への希望などありえないし、完治どころか、抗ガン剤、放射線治療は「発ガン・増ガン」を誘発する。なるほど現代医学のガン治療は一時的にガンを消したり小さくしてくれるかもしれないが、それとガン治癒・ガン完治は無関係なのだ。

そう思ったからこそ、ぼくは確信犯的に病院治療を拒絶した。かといって、全く何もしないというのでもない。ぼくが「現代医学の基礎理論が間違っている」と考えたのは「千島学説」を知っていたからだったから、ガン宣告後にはいち早く「千島学説的治癒」の道へと踏み進んでいった。「千島学説的治癒の道」というのは「気血動の調和」を図ることである。

そして、ガン宣告からのほぼ2ヶ月後、インターネット上の自分のサイトに「ガン呪縛を解く」の連載を開始した。その連載を1年後（2006年6月）にまとめたのが本書であるが、本書はぼくの「ガン治癒記録」というよりは、むしろ「千島学説」の入門書と言うべきだろう。というのも、ぼくが何よりも伝えたかったこと、知ってほしかったのは、千島博士が指摘した「現代医学の基礎理論がそもそも間違っている」ということだったからである。

それだけに、この出版に対しては当然医療分野からの猛反発・猛反撃が予想された。いや、それはぼくの勝手な思い上がりというもので、医師でも医療研究者でもないぼくがこんな本を出したところで、簡単に無視されてそれで終わりだろう。長年にわたる厳密な研究観察に基づいて書き上げた、あれだけ膨大な論文を発表し続けてきた千島博士でさえ、無視、拒絶、封殺、排除の運命をたどってきたのだから、ぼくごときの書いた本に全く何の反応がなかったとしても不思議ではない。そうは思いながらも、念のため、一応慎重に、さり気なく出版することにした。つまり、いきなり全国の書店に並べたりはせず、インターネットを通して興味ある方だけに届け、まずはその反応を静かに見る。そこからささやかに「ガン呪縛」を解いていきたいと思ったのである。

で、出版後のその反応であるが、予想したとおり、正面切っての反発や反撃、批判は全くなかったものの、正体を見せぬさまざまな陰湿な嫌がらせが相次いだ。そしてその事実は、千島学説の浮上を気にしている者たちが、まぎれもなく存在することを物語っていた。

その一方、共感や激励のメールも続々と届き、貴重な資料や研究論文なども次々と送られてきた。また深刻な状態にあるガン患者からの電話やメールでの質問なども多く、出版後のぼくはそれらの対応に追われ続けた。これは想像だにしなかった反響だった。しかも、その中には医師たちもいた。現場でガン治療に責任を持つ医師たち、あるいはかつてガン治療で悩んできた医師たちが、『ガン呪縛を解く』に次々と共感の意を表してくれたのである。

ということから、話をすることが下手で嫌いなぼくだったが、札幌や広島、東京などでの講演会、九州大学や大阪、島根などでの「千島学説セミナー」からの誘いを受け、本業もほっぽらかしで飛び回るはめとなった。そんななか「じあいネット設立」の声がかかり、さらには毎週1時間のFM放送（&インターネットラジオ）まで始まってしまったのである。

どうしてこんなことになってしまったのだろうか。繰り返すようだが、それだけガン問題が深刻化しているからだ。そして、その「深刻化」の根っこに医学理論の問題がある。要するに、間違った医学理論に基づいた治療をすればするほど深刻化が増すばかり。だからこそ、現代医学理論の間違いを指摘した「千島学説」に、関心と希望が寄せられているのであろう。

このことを物語るかのように、本の出版後、身近な知己が次々とガンで亡くなっていった。その一人はぼくがガン検査を受けるきっかけを作ってくれた男性の乳ガン患者で、彼の乳ガンを知ったからこそ、「あるいはぼくも？」と思って病院に検査に出向いたのだった。

そのMさんは、ぼくよりも半年ほど先に乳ガンが見つかり、医師に言われるまま入院治療を始め、一時は元気になって退院はしたものの、やがて転移して再び入院。そして再び受けた抗ガン剤治療の影響で、一時は深刻な危篤状態にまで陥った。実はその何ヶ月か前にぼくは『ガン呪縛』の本を贈って、彼とその家族たちに読んでもらっていたのだったが、いざ病院に入院してしまうとほとんど身動きがとれなくなる。医師たちは決して勝手なことなどさせはしないからである。

危篤状態を何とか越えた段階で相談を受けたぼくは、とにかく緊急処置を取ることをMさんの家族に提案した。が、病院に呪縛された状態では、ほとんど何もすることができない。だが「家族の最後の願い」ということで病院呪縛の壁に穴を開け、何とか緊急的な試みをしたところ、モルヒネで弱りきっていた腸にたちまち変化が現れ、ガスがどんどん出るようになった。しかしその先に期待した「食」は一切許されず、点滴だけで生き続けたMさんは、ついに衰弱して亡くなってしまった。病院側の頑固な姿勢を溶かすため、「じあいネット」側の医師が熱意をもってアドバイスしてはみたものの、「すでに時遅し」であった。このように「ガン呪縛」と「病院呪縛」に支配されてしまうと、治癒への希望の出口が閉ざされてしまう。Mさんは、まさにそんな運命を強いられたかのようだった。

ここにMさんの例を紹介したのは、彼は医師が言うままに、素直に忠実にガン治療を受け続けたにもかかわらず、苦しみながら亡くなってしまったからである。それに対してぼくはといえば、Mさんの約半年遅れでほぼ同じ病期のガンを宣告され、千島学説的治癒の道を進んできた結果、ガンの治癒（縮小化）がはっきりと現れてきている。つまり、Mさんは現代医学によるガン治療、ぼくはそれとは全く違った千島学説的な治癒の道と、二人はガン宣告後に全く相異なる道を進んできたのだったが、Mさんは悲しくも亡くなり、その一方、ぼくはますます元気に働いているのだ。

この一例だけをもって単純に結論づけてしまおうなど、ぼくは決して思ったりしない。しかし、これはまぎれもない事実なのだ。すなわち、現代医学の忠実な下僕となったMさんは無念にも亡くなり、その一方、千島学説的治癒の道を選択したぼくは、いよいよもって元気である。もしぼくが医師の勧めるコースをそのまま進んだなら、本書は生まれようもなかったし、それどころかMさんときっと同じ運命をたどったことだろう。その意味で、学生時代に千島学説に出会えたことを、ぼくは本当にラッキーだったと心から思っている。

だからこそ「千島学説的治癒」という希望の道を、ガンに苦しむ多くのガン患者たちに知らせたいとも思う。幸いにも、そのための「がん情報センター・じあいネット」がすでに誕生し、また札幌圏のFM放送「ラジオ・カロス（78・1MH）」からの放送は、インターネットラジオとして全国、海外でも自由に聴くことができる。その意味で、少なくても情報分野での「ガン呪縛」に、本書は小さな風穴を開けることができたのだ。

とはいえ、「ガン呪縛」を解くにはまだまだ微力すぎる。なぜなら「千島学説」はいまなお異端視され続けているからだ。しかし、千島学説の正しさは、千島博士亡き後のさまざまな分野で次々と明らかにされつつある。つい昨年の暮れ（12月23日）にも、朝日新聞は「白血球で血管再生」と、千葉大医学部の研究成果を大きく報じた。その内容を簡潔に図式化すれば、「白血球（単核球）→細胞（血管や心筋細胞）」となり、これはそのまま千島学説にいう「赤血球分化説」、つまり「赤血球→白血球（核が生じる）→体細胞」の再確認にすぎない。

しかも白血球が体細胞に分化したということは、現代医学の基礎理論として君臨し続けるウイルヒョウの「細胞分裂説」が、実は根底から崩れてしまったということなのだ。なのに病院では、いまなお間違った医学理論に基づいたガン治療が施されている。これこそガン患者にとっての最大の悲劇といえよう。

こうしていま、医学界、医療産業界、マスメディア等々によって長い間封印され続けてきた「千島学説」が、徐々にではあるが蘇りつつある。そしてこの動きは、ガン患者にとっての大きな希望だ。要するにこれまでは、とんでもない勘違いから構築された医学理論による「ガン呪縛」が悲劇を拡大再生産し続けてきたのだが、それがいま徐々に解かれつつあるのだ。

『ガン呪縛を解く』の初版では、ガン患者としての立場から「千島学説」のほんのさわりを紹介させていただいたが、その時点ではまだどこか不透明でぼんやりしていた「気の領域」が、出版後の数多くの出会いや新たな発見などにより、一段とはっきり理解できるようになってきた。それだけに、改定版ではそこまでしっかり手を加えたいと考えたものの、それらについては「ガン呪縛シリーズの第2弾」の出版に委ねたいと思っている。

２００７年1月25日　山田バウさんとラジオ放送した夜に…　稲田芳弘

「じあいネット」は、「気・血・動の調和」による「千島学説的治癒」を標榜し、ガン問題などに新たな希望を灯そうとする者たちがつながり合うネットワークで、「じあい」は「慈愛・自愛」に由来するものです。

まえがき

もし、ある日あなたに「ガン宣告」が下されたら、さて、どうするだろうか。

その瞬間、それまでの人生の流れに急ブレーキがかかり、その場に立ち止まって、まず家族や職場、友人たちの顔を思い浮かべ、そこから始まる「余生」について考え始めるだろう。そして、これまでの流れとは全く違う、次に踏み出すべき一歩を考えなければならなくなる。

いや、あえて考えるまでもなく、そこからはほぼコースが決まっている。ほとんどの場合が、入院、手術、ガン治療のワンウエイであり、たとえガンが一時的に治ったといっても、たえず「再発」や「転移」を心配しながら「余生」を生きていかなければならない。

これが世の中の常識であり、医師も家族もその道を進んでいくことを勧める。その場合、仕事を失ったり、家族に負担をかけたり、思わぬお金がかかって家計も大変だが、ガンと言われたらその道を進んで行かない限り、突如人生に終焉が訪れると考えてしまうのだ。

しかし、本当にその道しか残されていないのだろうか。「その道」はみんなが歩いていく道だから「みんなで渡れば恐くない」といった感覚で、十分に熟慮することもなく歩き出してしまうが、それはガン患者をいったいどこにいざなって行くのだろう。その先には希望のゴールもあるかもしれないが、その途上は不安、混乱、心配、恐怖、苦痛等々に加えて、家計や家族などにも重い負担を強い、それが一段とストレスを増大させ、病状を悪化させる。しかも無事に「完治のゴール」に行き着けば幸いだが、途中で「ガン漂流」したり、力尽き、命が尽きてしまうこともまた多い。要するに「ガン告知」からスタートする「その道」は、決して健康回復と幸せな人生を約束してくれてはいないのだ。

最近ではそのことに気づいた人も多いらしく、なかには病院でのガン治療を頑なに拒絶し、みんなが行く道ではなく、一人で荒野をさまよいながら地図なき旅を続ける人もいる。

絵門ゆう子（池田裕子）さんもそんな一人で、「母のガン治療」をすぐ側で見ていた経験から、かなり深刻な現代医療不信に陥った。そして自らに「ガン宣告」が下されたとき、病院治療ではなく民間療法や代替医療の世界を放浪する。「母のこと」がトラウマとなり、その反動で絵門さんは魑魅魍魎《ちみもうりょう》の怪し気な荒野に飛び出してしまったのだ。

その記録は絵門さんの著書『がんと一緒にゆっくりと』に詳しいが、絵門さんはその「道なき荒野」でさまざまな代替医療を経験する。つまり「ガンにいい」と思ったものにはどんどんチャレンジし、目玉が飛び出るくらいに高額の「ガン治しグッズ」も多々買い込んだ。そのなかには断食療法もあれば玄米菜食もあり、もちろん数々のサプリメントや健康食品もあった。しかし、極めつけは「草の粉療法」だったようで、絵門さんは「体から悪いものを出す」ために、肉や卵、牛乳、チーズなどの動物タンパクを浴びるほど食べ続けた。さらに「気功のような整体」や「オーリングとマイクロ波」などを組み合わせ、とにかく「一発逆転の大ホームランによる奇蹟」を信じて突き進んだのだ。しかし、一年二ヶ月にわたるその必死の荒野放浪の果ては、全身転移と3カ所頸椎骨折という悲惨なゴールだった。

きわめて悲劇的なこの段階に至って、絵門さんは聖路加国際病院に足を運び、そこでようやく信頼できる医師と出会う。そのとき病院で受けた治療は、まず骨折した首の骨を固定する治療であり、肺に溜った水を抜く処置だった。肺からは結局5リットルもの水を抜くが、もし絵門さんがどこまでも現代医療不信に陥っていたとしたら、そのまま荒野で孤独な野たれ死にをしていたにちがいない。その意味で聖路加病院での緊急治療は「命の恩人」となり、土壇場に追いつめられていた絵門さんを救い出してくれた。そして、ここから現代医療によるガン治療が始まっていく。医師との信頼関係を取り戻した絵門さんはその後すっかり元気になり、コラム執筆や出版、講演、朗読会、テレビ出演などで大活躍するのだ。『がんでも私は不思議に元気』という本は、その辺りの活躍ぶりを生き生きと描き出してくれている。

だが、多くのガン患者に勇気と元気を与えてくれていた絵門さんは、やがて抗ガン剤が効かなくなり、ガン宣告から5年半後、聖路加病院でのガン治療から4年少々でついに亡くなってしまった。実際に明るく元気に活躍できたのはほぼ3年だったから、現代医療はその「3年間の延命」を絵門さんにプレゼントしてくれたと言えるだろう。

「ガン宣告」から絵門さんがまず踏み出した道はみんなが走る近代的な高速道路ではなく、そこから外れた荒々しい原野を一人さまようことだった。しかし、道なき道を手探りで行くその放浪の旅は、ガンの全身転移という悲劇的なゴールに行き着き、その段階で絵門さんはようやく近代的な道路に出て救われた。しかし、その先には、結局「死」が待っていたのだった。

絵門さんの本を読むときに、そこにはガン患者が抱く不安や苦しみはいうまでもなく、ガンを巡るさまざまな「ガンビジネス」がとぐろを巻いていることがよく分かる。もちろんまともな民間治療や代替医療も多いにちがいないが、絵門さんの場合は「悪質なガンビジネス」の手に落ちた感もある。彼らにとってのガン患者は「ネギをしょったカモ」であり、それだけに荒野を一人で旅するのは危険すぎる。かといって現代医学がガンを完治してくれるかといえば、治療はいわば延命でしかなく、緊急の「治療」が終えたあとは患者自身自らが「治癒」の道を歩き出さなければならない。要するに、悪質な民間治療や代替医療には医学理論がなく、現代医療には確かな「完治への地図」がない。となれば、ガン患者はいったいどうしたらいいのだろう。そこでこの「まえがき」の最初の問いが再び問題になってくる。すなわち、「もし、ある日あなたにガン宣告が下されたら、さて、どうするだろうか」と…。

ガンの問題は、いまや決して他人事ではない深刻な問題になっている。たぶん誰にも身近に何人かのガン患者がいるだろうし、あるいは自分の家族が、いや自分自身がガン患者かもしれない。そんななか医療制度改革関連法案が国会を通過し、これからは混合診療がスタートする。これは保険診療と保険外診療を併用するもので、それも保険診療の範囲がぐんと狭められ、保険外診療が拡大されていくのだ。ちなみにこれまでの保険外診療は差額ベットや高度先進医療などごく一部に限られていたが、これからは多くの医療が10割負担になる。

例えば肺ガンで3週間入院して重粒子線治療を受けた場合、これには保険がきかないから397万円が請求され、その全額を患者が負担しなければならなくなる。もちろん入院ではそれ以外の経費も加算されて請求されるため、下手にガンで入院などしたらそれこそ家計破綻すら覚悟しなければならない。これは患者本人が辛いのはいうまでもなく、家族も大変なことになってくる。その意味では、現代医学や高度先進医療も怪し気な民間治療とさほど変わらず、「高額の医療費は払ったもののついに死す」ということにもなりかねないのだ。

このような、ガンにまつわる医療問題や現代医学が論拠する医学理論について何か書いてみたいと思っていたその矢先、なんとぼく自身に「ガン宣告」が下された。そして、最初に書いたあの問いが、ぼく自身に突きつけられてきた。「ガンと言われたらどうするか」と。

これはある意味で格好のチャンスだった。「ガン患者」の立場でガン医療の問題が書けるからである。そこでぼくは絵門さんのように現代医療を拒絶して荒野に踏み出し、２００５年7月からインターネットのサイトに『ガン呪縛を解く』というタイトルで連載を始めた。ぼくが絵門さんと違ったところといえば、「治癒への道」が示された地図を手にしていたことだろう。それは「千島学説」という地図（医学理論）であり、これはかつて生物学や医学の基礎を覆す革命的な学説とされたものだった。千島博士は一時はノーベル医学生理学賞にノミネートされたこともあったが結局は巨大な圧力が加えられ、千島学説は長い間ずっと封印され続けてきた。ぼくはその地図を手に、ガン宣告からのほぼ一年を歩き続けてきたのである。

悲しい死にたどり着いてしまった絵門さんの場合は、地図もガイドもない孤独で苦しい荒野の放浪だったが、ぼくの場合は確かな地図があり、アドバイザーや身近でバックアップしてくれる者もいた。特に妻陽子と思春期の二人の娘、「千島学説研究会」代表の忰山紀一さんからは、荒野の旅の途上で多大な支援を受けることになった。ただ、その忠告に素直に従わず、つい道草を楽しんでしまったり、途中でガンのことなどすっかり意識から吹き飛ばし「仕事呪縛」と格闘したりもした。また、ぼくは千島学説を信頼しながらも、「やってはいけない」ことを無視し、破門されかねないかなり無茶な荒野の旅を続けてきた。そして「ガン宣告」からまもなく一年が経つ。本書は「ガン患者」として千島学説の地図を手に歩いてきたぼくの記録であり、それ以上に「千島学説」という地図を読み解く一つの解説書でもある。

それにしても絵門さんの死は悲しすぎ、同じような孤独な旅をした方々のことを思うと、もしもこの地図がみんなの手にあったとしたら…とつくづく思わざるをえない。民間治療や代替医療には、もちろん優れた実績を誇っているものもたくさんあるはずだ。しかし、悲しいかなそこには「確かな医学理論」がない。だから、道案内しているつもりで、とんでもない危機に誘い込んだりもしてしまう。それだけに、ガン患者は誰かを信頼して盲目的に従っていくのではなく、いま一人一人が自分の手に「治癒への地図」を持ち、自分で正確に状況判断しながら自分の足で歩いて行く必要がある。病院でガン治療を受けた人もそれは同じで、ガン治療が終わったからといってガンが完治したわけではない。大事なことは、自分の足で着実に完治の道を歩いていくことだ。そのためにもぜひ「千島学説」を知っていただきたい。

２００６年５月の連休に

稲田 芳弘

序章「ガン？ あ、そう」

ある日突然「ガン宣告」

「生検の結果のことですが、これは典型的な乳管ガンです。皮膚などへのひどい浸潤も見られますから、この後すぐ外科に行ってください。もう連絡はとってあります。今後のことは外科のほうでお願いしますね」

朝8時半、まだ動き出したばかりの皮膚科の診察室で、若い女医さんからストレートにそう言われた。そのとき、数名の看護師たちが立ったまま黙ってぼくを見つめていた。

これはいわば「ガン宣告式」である。そのとき、医師にも、看護師たちにも、その宣告に対するぼくの反応を気遣う優しさがあふれていた。

「間違いなく乳ガンなんですね」　念を押すぼくに女医さんは、乳ガンであることは疑いの余地がないと繰り返し語り、ぼくの乳首をつかみながらその大きさを測った。定規を使っての簡単な計測だったが、2.5×3.5センチくらいの大きさになっていたようだ。要するに、これはもう正真正銘のりっぱ?なガン、ということらしかった。

乳ガンであることを確認したぼくは、心の中で一瞬「しめた!」と思った。それと同時に、(乳ガンかぁ、男なのに…、人には言いにくいちょっと恥ずかしい病名だなぁ…)という、もうひたすら苦笑するしかなさそうな、なんとも情けない思いも湧き上がってきた。

乳ガンといえば、女性だけの病気とずっと思い続けてきた。ところが、友人の知り合いの男性が乳ガンで入院していることを聞き、「ええっ? 男にも乳ガンってあるの?」と、好奇心と驚きで思わず聞き返してしまっていた。無知と言えば無知で恥ずかしい限りだが、なるほど男にもちゃんと乳首なるものが残っており、その奥の残存乳腺がときどきガンにやられるのだという。あとで調べてみたところによれば、乳ガン患者のうち百人に一人近くは男性らしい。ということは、いま乳ガン患者が毎年4万人近く発生しているというから、その1パーセントの400人くらいの男性が毎年乳ガンにかかっていることになる。

いったいなぜなのだろう。インターネットの情報によれば、どうやらパソコンなどから発生する電磁波も大きく影響しているらしく、それに加えてストレスがある。そして、このストレスというやつこそが、細胞のガン化にとっては最高のご馳走のようだ。そこまで分かったところで、(待てよ? そういえばぼくもこの20年近くほとんど毎日パソコンの前で、締め切りのプレッシャーやストレスを背負いながら根を詰めた仕事をしてきたんだから、ひょっとしたら…）という思いが湧き、以前から乳首脇にあった小さなしこりを一応診てもらおうということになったのだった。もしも知り合いの男性が乳ガンになってくれなかったら、わざわざ病院を訪ねて診てもらおうなどとは思わなかっただろう。しかも実際に診てもらったところ、その（ひょっとしたら…）が、なんと本当に「ひょっとしてしまった」のである。

女医さんからの話は意外と簡単に終わり、診察室を出たぼくに一人の看護婦さんが「ちょっといいですか」と話しかけてきた。たぶんいきなりガン宣告を受けたぼくが、すっかり落ち込んでいると思ったのにちがいない。待合室の椅子に腰を下ろしたぼくに、看護婦さんは「大丈夫ですか？」とまず優しい言葉を投げかけてくれた。「大丈夫ですよ！」とぼくは笑顔で答えたのだったが、その言葉と表情を、あるいは「無理をして演じている空元気」と受け取ったかもしれない。実際、そのあとも、ぼくを優しく気遣う言葉がいくつとなく続いた。

その様子からすると、皮膚科の診察室で初めてぼくが乳首脇のしこりを見せたとき、女医さんも看護婦たちも、見ただけで即座に乳ガンと思っていたようだった。

ぼくが初めて皮膚科を訪ねたのは２００５年4月末のことだった。しかし、予約無しでいきなり出向いたこともあって、待ち時間が長くなると聞かされそのまま帰ってきてしまった。連休途中の5月2日にも病院を訪れてみたが、このときはさらに人が多くてやはりそのまま帰途についた。そして思ったこと、それは、（すごい人混みだなぁ。これだけ世の中には病人があふれているんだ…）という驚きの思いだった。

その1週間後の連休明け、5月9日にも病院を訪れてみた。予約せずとも朝早く出向いて待てば、診察くらいはしてもらえるだろうと思ったからだった。それまでは乳首の横にできたしこりを気にすることなどほとんどなかったが、「男の乳ガン」を知ったのに加え、時々痒さも感じられたため、妻の勧めに従って一応病院で診てもらうことにしたのである。

何時間か待たされはしたものの、三度目の正直でこの日ようやく皮膚科で診察を受けることができた。そして、(看護婦さんかな?)と思うほど若い女医さんに診てもらった結果、「乳管癌とパジェット病の疑いあり」と言われてしまったのである。「疑い」を「確定」するには検査が必要だという。確かに見た目だけで断定するのは乱暴すぎるというものであろう。となると、また改めて病院での検査が必要になる。病院嫌いのぼくとしては(わずらわしいなぁ)とは思ったが、その場で一週間後の日に予約を入れ、乳首の細胞を取り出して検査することに同意した。

乳管癌とパジェット病の疑い?

5月16日の午後、乳首のしこりから細胞を摘出する小さな手術が行われた。あえて「手術」と呼ぶのは、麻酔を打ち、メスを入れ、乳首の深部から細胞を取り出して傷口を何針か縫うのだから、たとえ簡単な作業ではあっても、これは手術と呼ぶにふさわしい。そして、この細胞検査が、「ガンの疑い」に明確な結論を与えてくれることになる。その意味でこの「手術」は、グレイな状況から白か黒かへとジャンプする、一つの決定的なステップと言えた。

「小さな手術」はあっという間に終わった。最初の麻酔注射でチクリと痛かった以外、痛みも不快感も全くなかった。なのに、女医さんや看護婦さんたちの気遣いは、大げさすぎるくらいに優しく親切だった。この病院は患者サービスで非常に評判が良いのだそうだが、それがガン宣告の入口ともなる検査だっただけに、よけいに気遣ってくれたのだろう。細胞摘出の手術が終わったあと、いくつかの検査を勧められはしたものの、それについては「改めて後で連絡する」ということにした。ガンであることがまだ確定したわけでもないのに、検査をする必要はないと考えたからだった。

しかし、女医さんは、そのときすでに遠隔転移を疑っていたようだ。ここまでしこりが大きく成長している以上、転移があっておかしくないと…。検査を促すその口調からすれば、細胞検査の結果を待たず、一刻も早く検査を受けるべきという思いが言葉の端々に現れていた。女医さんは、ガンそのものよりも、遠隔転移を懸念していたのだ。というのも、女医さんは最初の検診で、患部を一目見ただけで「乳管癌とパジェット病の疑いあり」と判断していたからだった。そのことを妻に伝えると、妻はさっそく「パジェット病」をインターネットで調べてみてくれた。すると、パジェット病には次のような説明がなされていた。

> パジェット病は、皮膚内部あるいは皮下にある腺に発生するまれなタイプの皮膚癌で、主に乳首に発生します。これは、乳管の癌が乳首の皮膚に転移したものです。男性にも女性にもみられます。乳首に発症したパジェット病の治療は、乳癌と同様に行います。

サイトでのさらに詳しい説明によれば、パジェット病を発症した皮膚は、「赤くなってジクジクし、硬くなり、かゆみと痛みを伴って、見た目は炎症を起こして赤い発疹ができた皮膚炎のように見える」ため、「確定診断には生検が必要」ということだ。女医さんはどうやらこの「まれなタイプの皮膚癌」を見破ったらしく、さらに「皮下にあるにちがいないガン」にも思いを馳せ、乳腺ガンと他臓器への遠隔転移を懸念したのだろう。だからこそ「一刻も早くエコーやCT、MRI等の検査を受けるように」と勧告したのにちがいない。

皮膚科から外科に回され

細胞を摘出してから一週間後の5月23日、検査結果を聞くために皮膚科を訪れた。その結果「ガン宣告」が下されたのだったが、ガンだと判ってしまうと治療はどうやら皮膚科から外科に回されるものらしい。しかも外科での面談はかなり急がれているらしく、皮膚科では殺到する人混みをかき分けてすでに外科への緊急予約を済ませてくれていた。

「ガン宣告」のあと看護婦さんがかけつけて、「落ち込んでいるにちがいないぼく」を優しく激励してくれたことについてはすでに述べた。そしてそのあと、今度は外科の看護婦さんがやってきた。そして言うには「ご家族の方もごいっしょですね？」

なるほど、ガン治療の面談では、家族同伴が相場であるらしい。しかし、その日は一人で出向いていたために、妻がかけつけるのを待ってから面談、ということになった。

検査結果が分かるこの日の朝、妻は「いっしょに病院に行きたい」と言っていたのだったが、ぼくは一人で病院に出向いていた。女医さんや看護婦さんの予測とは反対に、ぼく自身は「ガンであるはずがない」という思いが強かったからである。というのも、そのしこりはもうかなり前からぼくの右乳首横に現れていたもので、ぼくにとっては単なる「愛嬌のある変わったイボもどき」くらいにしか思えていなかったからだ。しかも2000年に全身の湿疹で生まれて初めて入院した際についでに診てもらったところ、医師から「別に心配ないですよ。もし気になるようだったら取ってあげましょうか」と言われたことがある。つまり、少なくても5年以上も前からそれはそこにあり、しかも医師はその時点で、「大丈夫、決して怪しいものではない」と保証してくれていたのである。

またその「大きなイボもどき」とは長い付き合いながら、別に悪さをするわけでもなく、しこりがあるがゆえに体調がおかしいとか、痛みや痒みに襲われるといったこともほとんどなかった。もっともたまにその部分に何かがぶつかったりしようものなら、異常な感覚の痛さは感じたが、ぶつかって痛いのは当たり前のこと。というわけで、ぼくにとってその「イボもどき」は、個性の一部としか思えていなかったのである。そんなことから、「ガンであるはずがない」と思い続けてきた。乳首のしこりといえばまず乳ガンを疑うが、乳ガンは女性だけのものという思い込みもあった。そんなぼくがあえて皮膚科を訪ねたのはたまたま男にも乳ガンがあることを知り、しかも時々痛痒さを感じるようになったからである。そのことを黙っていればそのままだったろうが、うっかり妻に言ってしまったため、妻は執拗に病院に行くようにと勧めた。それで仕方なく病院に出向くことになったのである。

ガン告知は家族にするもの？

皮膚科から外科に回されるのは仕方ないとも思ったが、どうして一人だけの面談ではダメなのだろう。ぼくとしては仕事が待っていたから少しでも早く外科に出向き、早く家に帰りたかった。しかし、「家族の同伴がなければ面談できない」と看護婦さんは言う。それを聞いてふと思った。（そうかぁ、昔はガン宣告は直接本人にはしないで、家族にこっそりするものだったんだ）と…。それくらい、いまなおガンは恐ろしい病気と思われているのである。

「ご家族が到着したらお知らせください。すぐに先生に診てもらいますから」

外科の看護婦はそう言い残し、診察室に消えていった。外科での面談に「家族の同伴」が義務づけられたとあって、ぼくは病院の外に出て携帯電話から妻に連絡した。電話に出た妻は小さな声で「どうだったの？」と心配げだった。それに対して「正真正銘のりっぱな乳ガンだと言われたよ」と笑って答え、急いで妻に病院まで来てもらうことにした。

やがて妻が到着し、外科の診察室に呼ばれたぼくは、細胞検査の結果を見た医師からさっそく次のように申し渡された。

「このあと急いで検査を受けてください。まず採血。その後は胸と腋《わき》の下をエコーで調べます。さらにＲＩ（骨シンチ）、ＣＴ、ＭＲＩ、腹部のエコー等々の検査も必要になりますが、今日だけでは全部できませんので、できなかった検査はできるだけ早めにやってもらって、そのうえでもう一度お話することにしましょう」

どうやらその医師も、乳ガンの遠隔転移を疑っているらしい。というのも、ぼくの乳首のしこりを触ってみた後で、腋の下も指で触り、「うん、ここにも硬いものがしっかりある」と、リンパ節への転移を確認したからのようだった。そして言った。

「検査が全部終わってみないとはっきりとは言えませんが、場合によっては乳ガンの手術ができないこともあります。この状態から察するに、肝臓、肺、脳、骨などへの転移が予想されますので、その場合には、手術してガンを摘出しても意味がないからです。まずは一刻も早く検査することが先決ですが、たぶん6ヶ月くらいの抗ガン剤治療がまず必要になると思いますので、一応そう思って今後のことを考えてください」

(ほら来た)ぼくはそう思った。細胞検査の結果「乳ガン」を宣告され、腋の下を手で触って「硬いリンパ節」が確認され、そのうえ「遠隔転移の疑いが濃厚」などと申し渡されると、ガンが妙にリアリティをもった魔物として現れ出てくる。そして、ここから本格的な「ガン呪縛」が始まり、やがてその呪縛がどんどん強まっていく。こうして多くの人々がガンという得体の知れない魔物の餌食となり、恐ろしくて不気味なガン獄舎の囚人と化していくのであろう。それはともかく、その日はさっそく採血と、胸部、腋の下などのエコー検査を受けた。その他の検査についてもできるだけ早く受けることを約束し、その日は帰った。

妻はさすがにショックを受けたようだった。しかしぼくは、(よおし、ここからがドラマの始まりだぞ！）と、密かに「あるたくらみ？」を巡らし始めた。

「ガン獄舎」の門

その「たくらみ」を一言で言えば、医師の治療計画には決して乗らず、自力でガンを完治させてしまうことである。というのも、医師は当然のごとく入院を勧め、遠隔転移があれば末期ガンと診断して化学療法を施すにちがいないし、また他の臓器への転移が認められなければ、まず手術、そして抗ガン剤投与や放射線照射を施すことになるだろう。

それが医師の良心に基づく医師の使命であり、ガン治療は一刻も早く開始する必要があり、それには病状に応じて手術、抗ガン剤治療、放射線治療を施すことがベストであると医師たちは考える。それが現代医学のガン治療の基本方程式である限り、医師はひたすらこの道を突き進んでいくことになる。その結果、患者は往々にして「最悪の結末」を迎えることになりかねない。早い話、ガンにではなく、ガン治療に殺されてしまうことも多いのだ。

このことは『患者よ、がんと闘うな』の著者、近藤誠医師も明らかにしていることであって、近藤医師が強調するように、

「手術はほとんど役に立たない。
抗ガン剤治療に意味があるガンは、全体のわずか一割にすぎない。
ガン検診は百害あって一利もない」

というのが、残念ながら現実のガン治療の実態のようである。

にもかかわらず、多くのガン患者が医師の指示どおり入院し、医師の治療計画に従順に従って、結局はいつの日か亡くなっていく。もし手術、抗ガン剤治療、放射線治療に本当に効果があったならば、この20年間でガン死亡者が二倍にも膨れ上がり、年間30万人以上もの犠牲者を出すというようなことなどありえないはずだ。この事実を見るだけでも、明らかにどこかがおかしい。にもかかわらず、患者はガンと宣告されるや、妙に従順に、「ガン獄舎」におとなしく収監されてしまう。いったいなぜか。そこに摩訶不思議な「ガン呪縛」があるからである。つまり「ガンは怖い」。「ガンは死に至る病」にして、たとえ治療で一時的にガンから解放されたとしても、「再発」や「転移」という死の影に脅かされ続ける呪縛がそこに厳然と存在しているのだ。

この「常識」は、いったいいつから、そして、なぜ社会を覆い尽くしてしまったのだろう。このテーマを追っていくと、生物学、医学の根幹に突き当たる。要するに、現代医学はその基本からして、とんでもない錯覚と誤謬に陥っているのである。

実はぼくは、この問題についてぜひいつか書いてみたいと思っていた。というのも、最先端の量子物理学は宇宙や生命の神秘を徐々に解きほぐしつつあるというのに、生物学や医学は、いまなお古めかしくて荒っぽい古典物理力学的なものにしがみついているからである。生物学はともかくとしても、これでは人間の命に直接関わる医学に出口はない。それどころか現代医療は、ますますたくさんの「犠牲者たち」を拡大再生産し続けていくだろう。実際この数年、ぼくの親しい友人たちもガン治療によって「殺され」続けてきた。殺されたというのは過激すぎるかもしれないが、「もし病院でガン治療を受けなかったら亡くならずに済んでいたはず」というケースをたくさん目にしてきたのである。その「犠牲者たち」の何人かに、ぼくはそれとなく「ガン呪縛」の怖さを示唆し、「ガン治療を始めたら殺されるよ」「そもそもガンという病気は…」などと説明してみたが、著名な医師でも医療専門家でもないぼくの言葉に耳を傾ける者は少なかった。そして、結局は医師の勧めに従って「ガン獄舎」に入り、その挙げ句、苦しみながら亡くなっていった。しかしここ数年の動きを見ると、ガン呪縛から解放されうる気運もなんとなく感じられ始めていた。そこで、この機会に一冊の本を書いてみようと考えていたその矢先、なんとぼく自身に「ガン宣告」が下されてしまったのだ。

5月23日の「ガン宣告」の際に、一瞬「しめた！」と思ったのは、そのためだった。ぼく自身が晴れてガン患者になれたのだから、患者として発言し行動する資格が生じたことになる。それにしてもいざ医師から、「入院して即刻ガン治療に専念すべし」などと強い口調で勧告されると、それをはねのけるのに非常に大きなエネルギーが必要であることを思い知らされた。よほどの何かがない限り、この圧倒的な圧力を押し返すことはできないだろう。かくしてほとんどのガン患者が「ガン病棟の囚人」と化す。実際、ぼく自身にも、絶対的な威力を持つガン呪縛のそのパワーが、その後も周りから粘っこくまとわりついてきた。

ぼくのステージは「Ⅲb期」

医師に勧められた諸々の検査は、ガン宣告から10日後の6月3日に実施した。その日は朝一番に病院に駆け込み、まず骨シンチグラムのための注射をした。そしてそのあと、CT、MRI（頭部）、エコー、RI（骨シンチ）という順番で検査が進められていった。

骨シンチとはアイソトープ（弱い放射能を持つ同位元素）を注射して骨への転移をレントゲン写真で観察する方法で、特に乳ガンや肺ガンなどでは全骨転移例が多いため、遠隔転移が疑われたぼくもこれを義務づけられていた。しかし、大事な検査とはいえ、放射能を持つ同位元素を体内に注入するのだ。それだけでも体のどこかがおかしくなるような気がした。

実際、注射をした瞬間、腕に射した注射針の周辺が異様にスーッと涼しくなり、やがて腹部や胸などが熱くなった。注射の痛みは大したことなかったものの、体内に注がれた異物が体内で明らかに異常な反応を引き起こしている。その後もやはり注射により、CT、MRIのための異物（造影剤）を注入をしたのだから、ぼくの体内には3種類の異物が注ぎ込まれたことになる。それは体内でいったいどんな反応を引き起こすのだろうか。そんなことを考えながらも、とにかくすべての検査を無事に終えた。

検査結果を見た上で、その日のうちに医師の判断が下されることになっていた。その場には、もちろん妻の同席も求められていた。検査結果が告げられるまでの時間はどこか厳粛で、その儀式が始まるまでのぼくは、「判決申し渡しの法廷に臨む被告人」ごときものとなった。

診察室に呼ばれて入ると、医師の前の壁にはさまざまなフィルムが貼り並べられていた。それらに目をやりながら、厳かな口調で医師は言った。

「胸と腋の下のリンパ節には異常が見られるものの、今日検査したフィルムには、特にはっきりとした異常は確かめられません。これならまだ手術が可能ですから、すぐに入院手続きをして手術ということにしましょう」

断定的にそう言いながらも、医師は遠隔転移が認められなかったことを意外に思っているようでもあった。それはともかく、医師はごく当たり前のことのように、ぼくに乳ガンの摘出手術を提案したのである。

ぼくがたぶん入院などしないだろうと思っている妻は、恐る恐る医師にたずねた。

「病期のステージは、何期と考えていらっしゃるでしょうか」

「浸潤型乳管癌で、病期はIII期です」

乳ガンの場合、しこりの大きさや乳腺の領域にあるリンパ節転移の有無、遠隔転移の有無などによってステージが決められており、ちなみにIII期は「局所進行乳ガン」と呼ばれ、IIIa、IIIb、IIIc期に分けられている。あとで調べてみたところ次のように説明されていた。

IIIa期：しこりの大きさが2cm以下で、わきの下のリンパ節に転移があり、しかもリンパ節がお互いがっちりと癒着していたり周辺の組織に固定している状態、またはわきの下のリンパ節転移がなく胸骨の内側のリンパ節がはれている場合。

IIIb期：しこりの大きさやわきの下のリンパ節への転移の有無にかかわらず、しこりが胸壁にがっちりと固定しているか、皮膚にしこりが顔を出したり皮膚が崩れたり皮膚がむくんでいるような状態です。炎症性乳ガンもこの病期に含まれます。

IIIc期：しこりの大きさにかかわらず、わきの下のリンパ節と胸骨の内側のリンパ節の両方に転移のある場合。あるいは鎖骨の上下にあるリンパ節に転移がある場合。

III期からさらに進んだIV期は他の臓器に遠隔転移しているケースで、要するに末期ガンである。が、ぼくには乳ガンが転移しやすい骨、肺、肝臓、脳などの臓器への遠隔転移がはっきりと認められなかったため、医師はIII期と判断したのだろう。

ちなみに、後でいただいた診断書には、「病期：IIIb期」と書かれていた。

転移する悪魔？

乳ガンが恐れられている理由のひとつに、骨に転移しやすいということがある。ガンが骨に転移するとひどい痛みに襲われて、それがますます患者を衰弱させ、やがては死に至らしめる。骨転移は乳ガン、肺ガン、前立腺ガンの3つだけで全骨転移例の80％以上を占め、これらのガンが転移をした場合、その50％以上が骨転移をもたらすというのだ。

そんなことから乳ガンの手術では、転移を恐れて患部をごっそりと取り去る手術が行われてきた。患部ばかりか、リンパ節、ときには筋肉の一部も取り去ってしまう。それでもやがて再発し、あるいは後に遠隔転移が起こったりもする。医師はぼくに対して手術を勧めたが、それは乳首のしこりを除去するだけでなく、リンパ腺の除去もやってのけるにちがいない。特にぼくの場合は腋の下に硬いリンパ節が確認されていただけに、いざ手術となったら、それこそ無実の体の一部までがごっそり犠牲になるのはほぼ明らかだった。

しかし、「転移」の危険性を考えると、「それもやむなし」と思ってしまうのだろう。それくらいガンでは「転移」が恐れられている。「転移」がイメージするものは、体内に突如出現した「悪魔」が、折りを見て全身のあちこちに縦横無尽に移動して、そこで再び過激な破壊活動を開始するというものであろう。となれば、悪魔は徹底的に根絶しなければならない。毒々しい姿を見せている悪魔そのものを根絶することはいうまでもなく、悪魔が潜んでいそうな隠れ場所や、悪魔の気配を感じるものすべてを容赦なく根こそぎ破壊して、二度と悪魔が現れ出ないようにしなければならない。このように「ガンの転移は恐ろしい」ということから、過激な手術や抗ガン剤治療、放射線治療等々が容認されてきたのである。

それくらい「転移」という言葉には恐ろしい響きがある。いやそれ以前に「ガン」という言葉そのものが不気味な魔力を持っている。ひと昔前、ガンの宣告は「死刑宣告」にも似たものだった。ガンになったらまず助からない。ガンは苦しく、痛みが伴う。しかもガンを取り除いてみても、それは決して根絶せず、亡霊のようにまた現れ出る（再発）。さらに全身のあちこちに「転移」して、凶暴に猛威を振るうというのだからたまらない。

そこで以前は、「あなたはガンです」とは決して言わず、「あなたのご主人（あるいは奥さん、お母さん、お父さん、お子さん）はガンです」といった具合に、ガンは本人以外に告知されるものとされてきた。なぜならガンと知らされたそのとたん、ショックで多くの人々は混乱、落胆、絶望して、一気に生命力が萎えてしまうことになったからであろう。

余談だが、ガン告知にはさまざまなエピソードがある。その一つ、フランスの新聞「ルモンド」のジャーナリスト、ロベール・ギランさんの妻ヨシさんの場合はとてもユニークなものだった。ヨシさんは自らがガンの検査を受けたとき、医師に次のようにお願いしたという。

「主人はとても気が弱いので、もし私がガンだったら、主人には私がガンであることを絶対に知らせませんように。きっとひどくショックを受けるにちがいありませんから」

これはヨシさんから直接聞いた話だが、それくらいガンという言葉にはショッキングな響きがあった。それこそ人によっては致命的なダメージが与えられてしまう。だから、ヨシ・ギランさんは何よりも夫に気遣い、医師に「あなたの奥さんはガンです」とは言わせずに、「あなたはガンです」と自分にだけ告知してほしいと懇願したのである。そんなヨシさんは、パリから東京に定期的に通って、丸山ワクチンをもって快方に向かっていったのであった。

そのごとく、ガンそのものも恐ければ、転移という言葉もまた恐い。だから「恐いガンが恐い転移をしないように」と、ガン以上に恐い手術やガン治療を受け入れたりもする。ここに「ガン呪縛」があり、いったん呪縛に捕まったらそれはどんどん強まっていくばかりで、その呪縛から解放されるためには、そもそも「ガンが何であるか」を知り、「ガンはそんなに恐いものではない」ということをはっきりと知らなければならないのだ。

拷問つき終身刑？

かつての医師は「あなたはガンです」とは決して言わなかったが、10年ほど前からは本人へのガン告知がポピュラーになってきたようだ。もっともアメリカでは１９７０年代にすでに１００％近くガン告知がなされていたというから、それに比べれば日本でのガン告知はかなり遅れたことになる。が、いまや国立がんセンターはほぼ１００％本人に「あなたはガンです」と直接告知しているという。そして告知することの意味を、次の5点に置いている。

１　患者は真実を知る権利がある。
２　つらい治療（手術・抗癌剤）に耐えるため。
３　仕事や財産の整理。
４　今後の生き方を考えるため。
５　医療紛争をさけるため。

これに対して告知された患者は、主に次のような反応を見せるという。

第1相：初期反応期／一時的な否定
第2相：苦悩・不安の時期／苦悩、不安、抑鬱、不眠、食欲低下、集中力低下

第3相：適応の時期／立ち直りに要する時間は、病期や予後と必ずしも相関しない。

このような資料を見せられると、ますますガン呪縛が強まってしまうにちがいない。というのも告知の彼方には、まぎれもなく「死の影」が見え隠れしているからだ。特に「つらい治療（手術・抗癌剤）に耐えるため」とか「仕事や財産の整理」などというのは、早い話、患者に「死の覚悟」を迫るものである。ということは、告知は決して希望の火を灯さない。だからこそ患者は「苦悩、不安、抑鬱、不眠、食欲低下、集中力低下」などといった、まるで死刑宣告をされた囚人のような精神状況に追い込まれてしまうのであろう。

このくだりを書きながら、つくづく思う。ぼく自身がガン宣告されて本当に良かったと。もしそうでもなければこれから書くことに対して、「あまりにも無責任で軽々しい他人事の評論」と受け止められ、感情的な反発と批判を食らうにちがいないからだ。つまり、「ガン患者の苦しみも分からずに無責任なことを言うな！」と、そう一蹴されておしまいである。しかし、幸い？なことに、ぼく自身も正真正銘のガン患者になれた。だからこそ、ガン患者を金縛りにして苦しめる「死を覚悟させる告知と治療」に、堂々ともの申すこともできるのだ。

「ガンの宣告は死刑宣告にも似ている」と書いたが、それは実際には「終身刑」の宣告に近いものかもしれない。それも「拷問つき」の終身刑だ。もしもガン治療という拷問がなければそれなりの余生を過ごすこともできようが、入院して医師にガン治療を委ねてしまうと、それはまさに「拷問つき終身刑」そのものとなる。というのも拷問（ガン治療）が命を蝕み、徐々に生きる気力さえ萎えさせていき、本来の寿命はあっても、拷問の痛みと苦しみと絶望感が死期を早めさせてしまいがちだからである。

ガン病棟からの退院は「仮釈放」

ちなみに『ガン病棟の九十九日』の著者児玉隆也も、国立がんセンターからの退院を「仮釈放」と称していた。彼の場合は九十九日の獄舎生活の果て、なんとか「仮釈放」にはなったものの、それから2ヶ月足らずであっけなく亡くなってしまった。このように、いったん終身刑としてのガンが宣告されるや、たとえガン獄舎で模範囚としておとなしく拷問に耐え、やがて無事に仮出獄できたとしても、それは刑から完全に解放されたわけではない。

そのことを、児玉は次のように書いている。

退院を告げるとき、何かが欠けていた。「おめでとう」という言葉がないではないか。再発や転移という可能性がある限り、「おめでとう」はお預けだ。つまり私の退院は、一種の保護観察処分付き仮釈放で、刑期満了ではない。

児玉隆也がガン病棟に囚われたのは、1974年（昭和49年）の暮れのことだった。その当時は中東戦争が勃発して石油危機が高まり、「ゼロ成長、狂乱物価、便乗値上げ、節約は美徳」などという言葉が流行語となっていた。また田中金脈問題で政局が混迷し、ついに田中首相は退陣に追いやられるが、その一つの引き金ともなったのが児玉隆也の書いた『淋しき越山会の女王』であった。田中本人をさえ感動させたというその名作品が文藝春秋読者賞を獲得したその日に、児玉の妻は「あなたのご主人はガンです」と告げられたのである。

1974年といえばいまからほぼ30年前のこと。当時はガンという言葉にいまよりもはるかに恐ろしい響きがあり、ガン治療の総本山「国立がんセンター」でさえ、ガンという言葉を口にすることはタブー視されていた。もちろん本人告知などありえない。そのためこの「獄舎」に収監された「ガン囚人」たちは、絶えず猜疑心にさいなまれ続けていた。

もっとも、それはがんセンターが設立されて12年目のことで、本格的なガン治療が緒についたばかりだったたから、ガンに対する姿勢や治療法がまだはっきりと定まっていなかったこともあったと思う。初代総長の田宮はツツガムシ病と細菌学の世界的権威で、初代病院長の久留は消化器ガン手術の権威。外科医ががんセンターの現場のトップともなれば、ガン治療の基本方針が「切って切って切りまくる」ということにもなりかねない。しかし、久留病院長はある学会発表のとき、「ガンを切りとって治ると考えるのは間違いではないか」と質問され、「ガンが全身的疾患であることはよく知っています」と答えたそうだから、ガンは切っても治らないことを実は知っていたことになる。

余談だが、初代総長の田宮は就任まもなく胃ガンと診断されて久留の執刀で手術を受け、手術自体は成功したものの、翌年の再発で亡くなった。二代目総長の比企は喉頭ガン、四代目総長の塚本は胃ガン、六代目総長の石川も肝臓ガンでそれぞれ亡くなり、そんなことから

「がんセンターの総長は代々ガンで死ぬ」と囁かれたりもした。

あらかじめ断っておくが、本書のキーワードは「ガン呪縛」である。そしてぼくがこの言葉の重大さを最初に直感したのは、児玉隆也が書いた『ガン病棟の九十九日』を読んだときだった。そんなことから児玉の著書に触れてみたわけだが、以来この30年、「ガン呪縛」はますます強まり、巧妙に複雑化し、いよいよ巨大化し続けている。要するに30年という歳月を経ても、ガンはいまなお「死に至る病」として人々を呪縛し続けているのだ。

自分自身を素材として書いた『ガン病棟の九十九日』というこの本のことを、後に児玉の妻は「ガンの患者学」と称している。そしてそれは児玉自身がそう位置づけていたものでもあった。それだけに、そこにはガン患者の繊細で複雑で微妙な心理がありありと描き出されており、特にその当時は患者本人にガン宣告がなされなかったから、「ガンの患者学」は不安と猜疑心、恐るべき絶望の心理で色濃く塗り込められることになる。そしてそれがガン患者を「拷問つき終身刑」に服させる強力な磁場を形成しているのである。

ガン病棟で知った「神様」

児玉隆也はぼくが密かに尊敬するルポルタージュ・ライターだった。そんなこともあり、児玉の作品はことごとく読み、新しいテーマの作品を待ち続けていた。ところが突如『ガン病棟の九十九日』が絶筆となり、児玉の偉業もやがて忘れられていくこととなった。

ということから、児玉が最後に取り組んだのは「ガンの患者学」だったことになる。しかもその内容は「恐ろしいガンによる金縛り物語」だった。彼もまたガン呪縛にしてやられたのだ。しかし、それも無理はなかったと思う。なにしろガンに関する情報のほとんどが、「巨大な錯覚」から次々と生み出されたものばかりだったのだから……。

児玉は絶筆となったその作品を、まず病院のトイレで見た落書きから書き始めている。

夜なかになって、私は小便をしに起きた。放尿をしながら、もう「きのう」になったが、がんセンター病院の外来患者用トイレで見た落書きを思いだした。

薄い水色に塗ったドアには、駅や公園の便所にもあるその種の稚拙な落書きにまじって、ひときわ大きな籠文字があった。「神様、私の癌を治してください」

その横に別人の字で「歳をとったらもうだめだ」とか細く弱い筆圧で書かれていた。

そうだ、私は好奇心のあまり、いや、怖いもの見たさで、といった方が正確かもしれない、用を終えたのにわざわざ隣の便所にも入ってみたのだった。すると、あった。

「先生、早く薬を発見してください。お願いです、早く！」

そして入院から九十九日目の仮釈放（退院）の日、つまりこの作品の最終章で、彼は次のように綴っている。

死の話ばかりを書いてしまった。誤解を招くといけないので、今日……退院の日に、

O先生から聞いた数字を書いておく。それを書くことは、私自身を勇気づけることでもあるので。肺癌の場合、五年前の治癒率は六〇パーセントだそうだ。五年後、つまり私や戦友の場合の予想治癒率は、七二パーセントだろうという。数字の上では、私は、生きる確率の方が、死より高いのだ。だが、こればかりは、私は神様におまかせしよう。

癌を病む前と後で、私の中に明らかに変わった点が一つあり、それは神様という言葉を知ったことだ。私は、初めてこの病院の患者になった日のトイレの落書きの主はどうしただろうと、何かのひょうしに考えてしまう。「神様、私の癌を治してください」と書いた癌患者の生命に、「神様」はどんな匙加減《さじかげん》をお与えになったのだろう。

退院する児玉に、医師は言ったらしい。「肺ガンの予想治癒率は72パーセントである」と。

１９７４年当時、それは本当だったのだろうか。ちなみにがんセンターのウェブサイト「がんの統計'03」から「肺がんの臨床進行度別5年相対生存率」を見てみると、1期52％、2期14.8％、3期8.3、4期2.1となっている。しかもこれは決して治癒率などではなく、5年間の生存率にすぎない。児玉の場合、実は4期の末期ガンだったから、「予想治癒率が72パーセント」というのは、医師が希望を与えるためのウソだったにちがいない。それとも30年前に比べて現在は、5年相対生存率が逆に極端に低下したとでもいうのだろうか。いずれにしても、手術や抗ガン剤、放射線治療等々の治療でガンは治せない。だから結局は、児玉自身もそうしたように「神様」におまかせするしかなくなってしまうのだろう。

児玉隆也の実際の余命は、入院からわずか5ヶ月ほどのものだった。しかし、彼はそれを知らされていなかった。だからますます疑念や猜疑心が高まって、神経の針が絶えず極端（希望）から極端（絶望）へと振れていた。そして、心の底から願った。「神様、せめてあと20年ほどの生命を下さい」と…。そのとき児玉は、まだ38歳だったからである。

実際には「余命5ヶ月」しかなかった彼は、次のように書いている。


私は病棟の老人たちを見ているうちに「同病相憐れむ」という言葉は美しすぎる、と思った。私のいら立った神経では「同病目を背ける」というのが、正直な実感だった。そして、あの歳までは生きたくないが「神様、せめてあと二十年ほどの生命を下さい」と言ってしまう。癌病棟に入ってみると、十年という歳月が、気の遠くなるとしつきに思える。健康でいる時は「十年しか生きられない」のだろうが、ベッドで、四角くちぎれた空をゆっくり落ちていく鳩の羽毛を眺めていると「十年も生きられる」という思いに変わるのだった。そして、六十代の患者が二人寄ると、きまって語り合うことになるあの言葉を、私は聞くことになる。彼らは必ずこう言った。

「若いときは戦争で、戦争が終わってからは子供を育てるのに苦労して、孫ができたと思ったらこのざまだ。せめてあと十年は生かして楽をさせて欲しいねえ」「ほんとうに」

私は老人たちの「せめて十年」を聞きながら、「この人たちの十年をこっちへ下さい。私にはまだこれから大きくしなければならない子どもがいるのです」と「誰か」に祈っていた。そんな私は、まるで、「蜘蛛の糸」の、一番上を這い上がっている男のようだ。
私のなかの「誰か」は、その後、次第に影を大きくしていくことになった。

この30年のガン治療

児玉隆也の『ガン病棟の九十九日』は、最初から最後まで「ガンの恐ろしさ」を浮き彫りにしている。ガンのその恐さに身震いし、怖いガンに冒されているのではないかと猜疑心をかきたて、疑心暗鬼におののき、「神様、私の癌を治してください」「先生、早く薬を発見してください。お願いです、早く!」とトイレに書かれた落書きを自らの祈りに溶かし込んだ。だが、「神様」も「先生」も児玉のその祈りに応えてはくれなかった。そして、彼の心はますますガンという悪鬼に縛られていった。ガン呪縛のあがき…。この言葉こそ、ぼくが児玉隆也の最後の作品を読んだとき、ガン患者を襲う心理的光景として見たものだった。

そのときからすでに30年…。もしもガン治療の目指したベクトルに間違いがなかったとしたら、「私の癌を治してください」という大勢のガン患者の願いは、この30年で「神様」にまで届いていたにちがいないし、「早く薬を発見してください。お願いです、早く!」と「余命」を数えながら懇願した膨大な数のガン患者の悲願に、世界中の多くの「先生」たちの30年も、それなりの成果を挙げてくれていたにちがいない。

しかし、「医学の進歩」の現実は、当時の「ガンによる死亡者13万人」がいまや「32万人」にも膨れ上がり、いまだにガン患者は「拷問つき終身刑」から解放されることがない。30年前の児玉がそうだったように、ガン獄舎からの仮釈放はありえても、「再発」や「転移」という悪魔からは逃れることができず、ガンはいまなお「死に至る病」のままなのである。

「ガンの患者学」を書いた児玉隆也は、入院からわずか5ヶ月後に亡くなってしまったが、彼は死の直前、『この三十年の日本人』という本の「あとがき」を書いている。そこには「昭和五十年初夏」と記述されているから、その日から今年（2005年）でちょうど30年になる。もしも児玉がその後も生きながらえていたとしたら、あるいは『この三十年のガン治療』という本を書きたいと思ったかもしれない。すなわち、「30年という歳月は流れたものの、ガンを治す薬も、治療法も、ついに発見することができなかった」と。実際、ガン治療が無力だった証拠に、児玉が亡くなった6年後、ガンが日本人の死亡原因の第1位に踊り出た。それまでのわが国の主要死因が感染症から成人病、いわゆる生活習慣病へと移行していくなかで、1981年に、ついにガンが日本人の死亡原因のトップになったのである。

ちなみに国立がんセンターの統計によれば、1981年のガン死亡者数は16万6399人、それが20年後の2001年には、死亡数30万4286人とほぼ倍増するに至った。これは総死亡の31％、つまり3人に一人がガンで亡くなっている計算である。

この上昇曲線はこれからもますます勢いを増していくらしく、試算によれば10年後の2015年には毎年74万人が新しくガンにかかり、その多くが亡くなるだろうという。そんなことから政府は「対がん10カ年総合戦略」を策定し、その政策予算を1993年に約20億円、1997年にはその倍の約40億円とした。また日本の医療費はいまやすでに30兆円を越えていると言われるが、その多くがガンに費やされていると言ってもいいだろう。

　こうして児玉隆也の絶筆となった『ガン病棟の九十九日』のテーマ「ガンの患者学」の主人公たる患者たちは、いまなお恐ろしい金縛り状態に置かれている。それだけにガン治療に殺された児玉は、「この三十年のガン治療」を「不毛」と書きたいところだろうが、事実は、決して不毛だったとも言えない。ガンを悪魔と決めつけて、手術、抗ガン剤治療、放射線治療という恐るべき武器でガンのテロに立ち向かってきた現代医療にとっては「不毛・敗北」であっても、その一方でまぎれもなく新たな変化と希望が芽生え出しているからである。

　そもそもガン患者の仲間入りをして、本来ならガンの恐怖におののいていなければならないはずのぼくが、このような本を書いていること自体、それを物語っているとはいえまいか。それも、「ガンは決して怖くない」「ガン呪縛は必ず解ける」、ようやくそんな希望が鮮明になり出してきたからである。

第1章「ふたつの風景」

「光の風景」と「闇の風景」

ガン治療に関して「ふたつの風景」がある。ひとつは、恐ろしいガン細胞を攻撃し、徹底的に殺しつくそうとする「戦争の風景」、そしてもうひとつは、ガンの発生理由に思いを馳せ、ガンの存在基盤を消し去ろうとする「平和回帰の風景」…。しかしいまガン治療の世界で見られるのは、圧倒的に「戦争（闘い）の風景」だ。ガンは怖い、ガンは悪魔だ、ガンをそのまま放っておいたら殺されてしまう。その不安と恐怖心が、医師も、患者も、そしてその家族たちをも、ガンとの戦いでの徹底抗戦にかきたてているからである。

戦争の風景から見えてくるガン治療は、暗い闇夜に出没するテロリストにおびえながら武力攻撃する軍隊のようであり、そこには絶えず強い緊張感（ストレス）がある。テロ集団（ガン細胞群）を一刻も早く見つけ出し（早期発見）、敵の勢力が大きくならないうちに、そして敵が他の場所に移動拡散（転移）しないうちに、総攻撃して殲滅せよ。それが「戦場」での思考と行動の原理原則になっているのである。

これに対して「平和回帰」の世界では、なぜ彼ら（ガン細胞）が登場してきたのか、そのことをまず根源に立ち返って考える。というのも、彼らは決して外から侵入してきたテロリストではなく、もともと体内にあった細胞が、何らかの原因で異常化（ガン細胞化）したにすぎないからだ。健康な細胞をガン化させたその原因とは何か。何がその異常化を引き起こしたのか。そう考えていくと、ガン細胞をやっつけてみても意味がない。テロとの戦争に突進していくのではなく、むしろ彼らがテロ行為を止め、自らテロ組織を解体してくれる環境に変えていくことこそが大事であると考えるのだ。

「戦争の風景」には、猜疑心や疑心暗鬼から発生する不安と恐怖のおどろおどろしい空気が満ち満ちているが、「平和回帰の風景」にはそれがない。そこでは「ガン細胞も自分の一部」と考えて、その異常化した心身の環境風土を平和的に変えていこうと出直すのである。

このように、「ふたつの風景」には全く違った表情がある。そしてそれは、ガンというものに対する全く異なった考え方に由来している。

この「ふたつの風景」をさらに別の言葉で言い表すとしたら、「光の風景」と「闇の風景」と言えるかもしれない。太陽の光に照らし出された明るく暖かい風景と、その光が消え失せた闇夜の孤独で不安な寒々しい風景だ。同じ場所でも、昼と夜では気配や心象が全く違う。昼なら安心できる世界でも、暗い夜には不安と恐怖に襲われてしまうのである。この章ではガン治療に対する、その「ふたつの風景」をまず覗いてみることにしたい。

「ガンサイト」の世界では…

毎年30万人以上もの人々の命を奪うガンは、現代人にとってすっかり「身近な死の影」になってしまっている。家族や友人たちをガンで失った人はきっと多いにちがいないし、自らがガンで苦しんでいる人もたくさんいることだろう。

30年前、児玉隆也の作品を通して知った壮絶なガンとの闘いは、その当時のぼくにとっては「他人事」でしかなく、どこか遠い世界の出来事としか思えなかったが、しかし、その後多くの友人知人たちをガンで失った昨今は、ガンがごく身近に感じられるものになってきた。そしていま、なんと自分自身にガン宣告が下されてしまったのだ。こうなると、仕事にも増してガンが緊急で重要な問題に思えてくる。ということから、これまで以上にガンや医学に関する本を読むようになり、またインターネットをサーフィンして、あちこちのサイトを覗いて見るようになった。

ガンが現代人の身近で深刻な問題になってきたためか、ネットには数えきれないくらいのガン関連サイトが立ち上がっている。しかもその多くが自らの経験を公開していて、その「ガン患者サイト」をたくさんの人たちが見ているようだ。驚くのはそのアクセス数で、数万、数十万というのはいうまでもなく、なかには百万単位のカウント数を誇るサイトもある。それくらいにガンサイトは、多くの人々の不安と関心を吸収し続けているのである。

それもたぶん、ガン宣告を受けた本人や家族たちが、必死の思いで治療法を模索しているからにちがいない。すなわち、病院でのガン治療の効果や副作用はどうなのか。ガンに効く何かいいものはないだろうか、ガン患者はどんな気持ちで治療に努めているのだろう、そしてその経緯と結末は？　そういった思いが、多くの人々をあちこちのガンサイトへのサーフインを誘っているようだ。その意味で、インターネット上の数々のガンサイトは、あるいは隠れたベストセラーと言えるのかもしれない。

そんな数々のガンサイトの中から、Ｎさんの事例を紹介させていただこう。そこには必死でガンと闘う「戦場の風景」が実にリアルに描き出されていて、これがほぼ一般的なガン治療の風景であり、ガン治療の現実が鮮明に浮き彫りにされていると思われるからである。

生検を勧められガンを発見

Ｎさんは毎年人間ドッグで精密検査を受けていた。そんななか１９９９年、超音波検査で左乳房の乳腺に影が発見されたため、マンモグラフィ（乳房Ｘ線撮影）を受け、さらに医師から穿刺《せんし》吸引細胞診を勧められた。穿刺吸引細胞診というのは注射器でしこりを刺し、細胞を吸引して顕微鏡で検査する方法である。その結果はシロで何も出なかったが、医師からは「どうも形が気になるので、生検をうけてみないか」と強く勧められた。

だがＮさんにはしこりの自覚症状が全くなく、痛みはもちろん、その他の症状も全くなかった。それればかりか穿刺吸引細胞診の結果で「異常なし」と出たのだから、これ以上の検査はもう不要と思っていた。しかし、医師から「しこり部分の周囲がはっきりせず、形としてかなりガンの疑いが濃い」と指摘されたため、ついに生検に踏み切った。生検とは細胞を取り出して顕微鏡で組織検査をすることで、それさえすれば白黒がはっきりするとあって、不承不承受け入れることにしたのである。

その結果、なんと「乳ガン」が宣告された。Nさんの病期はステージ1（1期：初期ガン）で、約1センチのしこりがあり、ガン細胞が乳管等を包む基低膜を破って外に出る浸潤ガンと呼ばれるものだった。

Nさんが医師から説明された治療方法は、まず手術だった。生検でしこりの一部は切除していたから、そこを中心にさらに切除し、同時に腋下リンパ節も切除する。いわゆる「乳房温存術がNさんには可能だったのだ。だが、温存した場合には、再発予防のための放射線照射やホルモン療法、化学療法（抗ガン剤）等が必要になる。つまり、手術で乳ガンが完治するわけでも治療のすべてが終わるわけでもなく、その後も抗ガン剤治療を含めて最低1年間は治療を受けなければならず、「完治まで10年」と医師に言われた。

Nさんは入院し手術をした。だが、術後の痛みがひどく、手術箇所が腫れていた。そこで、内出血が懸念され、再び手術をした。再手術で辛かったのは、胃の内容物を出すために鼻から管を通し、気道確保のために管を通す一連の処置だった。辛く苦しい再手術が終わった後、傷は順調に回復していったものの、人工呼吸器を付けていたためにのどが痛いし手術の傷も痛い。さらに頭痛、胃、背中、腕とあちこちが痛く、しびれや違和感もかなりあった。また肩から手首にかけてはブタのように厚ぼったくむくみ、リンパ節を取り去ったために体液やリンパ液の流れが極端に悪くなっていた。しかもまだ貧血が続いていた。が、やがてNさんは退院の日を迎えることができた。

退院後Nさんは外科を受診し、医師と今後の治療方針について相談する。そして、「温存した乳房にガンが再発する危険性がある」ということで、続けて放射線治療を施すことになった。こうして放射線照射が月曜から金曜までの週5回、それが5週間の全25回続いていくが、その途上、Nさんはひどく副作用に悩まされる。

放射線治療が終わると、今度は抗ガン剤治療が始まった。抗ガン剤は1週目2週目に点滴と薬を服用し、その後2週間は薬を休む。この4週間を1クールとして6クール受けることになったのだ。しかし、副作用が心配になったNさんが医師にたずねると、「生理が止まり、更年期症状がでることがある。吐き気、食欲不振、白血球の減少等が考えられるが、体質や症状によってかなり違いがあるので、始めてみないとわからない」という。

Nさんは「抗ガン剤は吐き気や脱毛、倦怠感等の副作用が強いもの」だとは知っていたものの、「私はきっと大丈夫」と自分に言い聞かせて病院に通い続けた。

さて、抗ガン剤投与の副作用はどうだったのだろう。

肩こりと動悸に悩まされ、不快感は収まらなかった。その症状が軽くなったと思ったら次に動悸が始まった。夜中に息苦しさで目覚める。動悸と胸の圧迫感があり息苦しい。

そのまま緊急入院。ついに当初6クール受ける予定の抗ガン剤を3クールで中止。

「私、元気だったのに……」

1999年に「乳ガン宣告」を受けたNさんは、こうして入院、手術から始まって、以来まる5年に及ぶガン治療を受けてきた。その内容は、「25回の放射線治療・CMF療法・ゾラデックス2年・ノルバデックス5年」であり、医師が予定した治療計画を2004年6月末に終え、その後は経過観察を受けているという。

医師が勧めた生検から初期がんを発見したNさんは、「早期発見・早期治療」に基本的には感謝しているようだ。だがその一方で、ふと思うことがあるという。「私、元気だったのに…。手術を受けるまでの私は、何ともなかったのに」と。

ガン治療を巡る2つの風景で、まずNさんの事例を紹介したのは、そこにいまのガン医療の基本姿勢と平均的な治療プロセスが鮮明に浮かび上がっているからである。すなわち、まず「ガンは恐い。ガンは悪魔」といった社会通念による圧倒的な呪縛があり、だからこそ、Nさんは毎年人間ドッグで精密検査を受けていた。そして、その検査で左の乳腺に「影」が発見されたことにより、医師からマンモグラフィ、穿刺吸引細胞診、生検等々の検査をさらに勧められていった。そこには、小さな影にさえ鋭く疑いを向け、密かに潜んでいる悪魔を徹底的にあぶり出そうという現代医学の姿勢が鮮明に見てとれる。

その結果、ほぼ1センチの乳ガンが発見され、乳房温存術を受けたわけだが、手術を受けるまでのNさんには、痛みも、痒みも、不自由さも、自覚症状が全くなかった。ところが手術をした結果、急に深刻な状態に追いやられ、肉体的にも精神的にも今までと違う自分に、かなり落ち込んだという。

これに対して周囲の人々は、「あなたは疾患を早期に知るために検診を受け、その結果、幸いにも早期にガンが発見できた。あなたはとても運がよかったのだ」と激励し、慰めてくれた。しかし、心のどこかにある「なんだか理不尽な思い」は消えなかった。それも、「手術をして本当に良かったのか」、そんな思いが、Nさんに繰り返し湧き上がってきたからである。

Nさんのこの思いは、たぶん多くのガン患者の心の奥底に時折頭をもたげてくる疑念だろうと思う。ただNさんは初期ガンだったから、「再発」と「転移」がない限りは普通の暮らしを営むことができる。それでも「闘病」で苦しんだ記憶はいまなお鮮明で、この先も「再発と転移」の不安を抱えながら生きていかなければならない。その意味で「ガン宣告」からの6年あまりのNさんの歳月は、人生に決定的な影響力を与えたと言っていいだろう。

ガンを放置したほうが生存率は高い⁈

Nさんの場合は、毎年人間ドッグで精密検査を受けていたからこそ「影」が発見されたのだった。もしNさんが精密検査を受けなかったとしたらどうだっただろう。いや、たとえガン宣告を受けても、入院や手術をしなかったらどうなったことだろうか。これに対して、医師は言うだろう。「そんなことをしたらガンがどんどん進行して大きくなっていくだけでなく、やがてあちこちに転移して取り返しのつかない大変なことになる」と。

これが社会の常識であり、現代医療の基本的な考え方になっている。「ガンをそのまま放っておくなんてとんでもない」、圧倒的多数の人々がそう考えているのである。

しかし、それは本当だろうか。『患者よ、がんと闘うな』の著者近藤医師は、「がんを放置したらどうなるか」の章で、1805年から1933年にかけて調査したイギリスのある病院での乳ガン患者250人のデータを紹介し、「ガンを放置しても、そうすぐには死なない」ことを紹介している。それどころか、放置したほうが遥かに生存率が高い事実をそのデータは示している。イギリスの病院のデータは1805年からのものだから、いまからちょうど200年前に始められた調査だが、その当時はほとんどの乳ガン患者が末期状態にあって、当時は直径8センチのガンが「小さい」と表現され、またその約7割が、ガンが皮膚を食い破って乳房の外に露出していたという。ちなみにガンの進行度を表す病期分類では、1期はゼロ、2期が2%、3期が23%で、4期（末期）がなんと74%も占めていた。それほどの超進行ガン、末期ガンでありながら、5年生存率が18%、十年生存率が4%、なかには末期ガンでありながら19年も生きながらえた者もいたのである。

200年前といえば、早期発見・早期治療のためのガン検診などなかったから、ほとんどの患者が自覚症状を得て初めて医師に診てもらったのだろう。だから、そのときにはすでにガンが皮膚を食い破って露出し、そのほとんどが末期ガンだった。

乳ガンが増大していく速度に関する知識からすれば、1期2期の乳ガンが成長して自覚症

るからと現代医学では考えている。

状を覚えるようになり、医師に診てもらいにいくまでには、ふつう数年から数十年かかると推測されている。ということは、200年前のその資料を1期2期状態からの生存率で計算したとしたら、遥かに高い数値を示すことになるはずだ。要するに、初期ガンを放置しておいても数十年の生存率が望めることになる。

これに対して「早期発見・早期治療」を目指し、手術でガンを切除した場合はどうだろうか。これに関してもハルステッドとその弟子たちが1889年から1931年までの期間に手術した420人の生存率データが残されている。それによれば、5年生存率が18％、十年生存率が6％で、その結果は放置した場合とほとんど変わらない。しかもこの手術は「治癒を目指した手術だった」ということから、恐らく末期（4期）の患者はほとんど含まれていなかったはずと推測されている。ということは、ガン検診などせずに放置しておいたほうがはるかに生存率が高いということになる。

このデータが示すさらに大きな問題は、手術そのもので死亡した患者が6％もいたという事実である。もっとも、今日では技術の進歩により、乳ガンの手術で死亡する患者はほぼ皆無と言われてはいるものの、手術が成功したからといってガンがすっかり治癒したことにはならない。というのも、せっかく手術をしていながら、手術の合併症、後遺症の影響でジワジワと死亡していく患者が相次いでいるからだ。その理由は、手術をしても原発病巣を完全に抑え込むことができず、やがて「再発」そして肺や肝臓などへの「遠隔転移」が起こってくるからと現代医学では考えている。

そこでNさんも経験したように、手術に加えて再発予防のための放射線照射や、ホルモン療法、化学療法（抗ガン剤）等が必要になってくる。だが、それでも乳ガンが完治するわけでなく、その後も「再発」「転移」の不安が続いていく。だからこそ、

「私、元気だったのに…。手術を受けるまでの私は、何ともなかったのに」

と、ふと愚痴っぽくつぶやいてしまいたくもなるのであろう。

その愚痴に秘められた思いを突き詰めて考えていくと、ガン検診で早期発見、早期治療に走るのは本当にいいことなのだろうか。そんな疑問も湧き上がってくる。

これに対して近藤医師は、数々のデータを客観的に徹底検討した結果、次のように言う。

「早期発見が有効という証拠はどこにもない。

むしろ、内視鏡での感染や、医療被爆による発ガンのほうが問題だ」と…。

もちろんその他にも、早期発見、早期治療から始まる放射線照射や化学療法（抗ガン剤）等の生体への甚大な被害も、当然そこに含めなければならない。

ガン検診は全く無意味？

「ふたつの風景」の内のひとつ「闘いの風景」は、ガンを悪魔視することから来る恐怖呪縛の光景だ。怖いガンは一刻も早く発見し、一日も早く治療しなければならない。そんな不安と恐れから、早期発見のためのガン検診が日本全国で盛んに行われているのである。

これに対して近藤医師は、「がん検診を拒否せよ」（『患者よ、がんと闘うな』第8章）と声

高に呼びかけている。その理由は単純明快、「早期発見が有効という証拠はどこにもない」からだ。それどころか、肺ガンや乳ガン、大腸ガンなどでは、検診の無効性が、むしろ逆にはっきりと証明されてしまっているのだ。要するにガン検診は、「してもしなくても結果はほとんど変わらない」のである。といってもなかなか信用してもらえないだろうと考えたのか、近藤医師は肺ガン、乳ガン、大腸ガンに関する調査データを、同書でこと細かく紹介している。「調査」というのは、くじ引き割り付け試験の追跡調査で、これは多数の健康な人々にくじ引きしてもらい、「検診するグループ」と「放置するグループ」とに分けて十数年という歳月をかけてその後の成り行きを観察したものだ。

で、その結果はというと、アメリカのメイヨークリニックでのヘビースモーカー9000人に対する肺ガン調査では、死亡数はむしろ検診したグループのほうが多くなる傾向を示した。この他にもアメリカでは肺ガン検診に関する2つの割り付け試験が実施され、そのいずれも検診群の死亡数が減らない結果となってしまったため、結局は肺ガン検診の有効性が否定され、ついに欧米では肺ガン検診を取りやめてしまったのである（アメリカでは1987年に検診を断念）。

乳ガンの場合もほぼ同じで、スウェーデンのマルメ市で45歳以上の女性4万2千人を二群に分け、一方にはマンモグラフィという乳房のレントゲン撮影を定期的に受けさせ、他方は放置してガンの症状が出たときに検査するといった調査をしたところ、検診群の総死亡数は2万1千人のうち84人、放置群のほうは85人という結果が得られた。この程度の僅差ではとうていガン検診が有効とは言えない。

大腸ガンに関する調査では、アメリカのミネソタでのくじ引き試験の結果が報告されているが、4万6千人に対する13年に及ぶ調査の結果の死亡数は、放置群と毎年検査群の結果がずばり同じ216人だった。だとしたら、毎年大便検査をさせられた人々は、その時間と手間とわずらわしさがあったぶんだけ損をしたことにもなる。

こうして世界のあちこちでガン検診のくじ引き割り付け調査が行われてきたものの、そのいずれも検診の有効性を証明することができなかった。ちなみにこの他の割り付け試験結果の事例を紹介すると以下のようになる。

【試験名】	【試験の規模と内容】	【放置群総死亡／検診群総死亡】
チェコ肺癌試験	喫煙男性6千300人	293／341
カナダ、乳がん試験	50〜59歳女性3万9千人	13／13
カナダ、乳がん試験	40〜49歳女性5万人	16／17
デンマーク大腸がん試験	6万人	204／201
イギリス大腸がん試験	15万2千人	164／165

つまりガン検診に有効性が認められないのだ。だとしたら日本でも検診が取り止められて当然なのに、なぜか日本ではいまだにガン検診キャンペーンが大々的に展開されている。ま

た、検診の有効性が認められず断念したはずのアメリカでも、その後も実際にはガン検診が行われている。それについて近藤医師は、かなりの皮肉を込めて次のように記している。

マルメ市での乳がん試験は、乳がん死亡も総死亡も減らせなかったのですから、論文の結論は「乳がん検診は無効」とか「有効ではない」とするのが素直なはずです。ところが研究者たちは、さまざまな統計的手法を駆使して、「マンモグラフィによる乳がん検診は、乳がん死亡を減らすことができるかもしれない」という結論を導いているのです。

「かもしれない」という表現は、なんとも小ざかしい。しかし、アメリカは日本に比べまだ正直ということができるだろう。というのも日本では、自らがまだ一度もくじ引き割り付け試験などしたこともないのに、さも検診の有効性が証明されているかのごとく「早期発見・早期治療・ガン検診のススメ」を絶えず繰り返し大合唱しているからだ。

ちなみに国立がんセンターのホームページを開くと、最初に「がん検診」のメッセージが掲げられ、「がん検診の利益と不利益」に関する説明が次のようになされている。

がん検診の最大の利益は、がんの早期発見・早期治療により救命されることであります。
そのためには、より精度の高い方法で早期のがんを発見することが重要です。
一方、がん検診にも不利益な側面があります。

第一は、検診によってがんが100％見つかるわけではないという点です。どのような優れた検査でも100％の精度ではありませんし、病気になる個々人の差があります。従って、がん検診にはある程度の見逃しがつきものといえます。

第二は、過剰診断により、過剰な検査や治療を招く可能性があることです。検診によって「がん疑い」が増加すると、そのための精密検査が増加します。また、治療の対象とはならない微小ながんが発見された場合でも、手術や薬物治療が行われることがあります。こうした過剰診断や過剰治療は、医療費の増大を招くことになります。

第三は、受診者の心理的影響をもたらす点です。精密検査が必要ということで不安を感じることもあります。

第四は、検査に伴う偶発症の問題です。たとえば、胃内視鏡検査では出血や穿孔などの可能性があり、極めて稀ですが死亡に至ることもあります。検診の不利益としてよく取り上げられる問題に、放射線被曝があります。検診による放射線被曝は、機器の開発・改善により、その影響は最小限に抑えられるようになりました。検診の放射線被曝によるがんの誘発や遺伝的影響は極めて低いと考えられますが、全く何も起こりえないと断定はできません。

以上の説明をそのまま素直に読めば、「検診にはさまざまな不利益があるんだよ」というものだろう。が、その一方で、「それ以上に大きなメリットがある」という思い込みも誘発させせ

てしまう。で、いったいどんなメリットがあるのだろうか…とさらに読み進めていくと、

がん検診の効果が本当にあるかどうか判定する指標としては、死亡率が用いられます。がん検診を実施することで、対象となるがんの死亡率の減少が証明されることが、がん検診の効果があるといえる第一条件です。

とある。ここまで書く以上は、その「がんの死亡率の減少」を証明するデータを示して当然なのに、どこを探してみても「死亡率の減少」を証明したものは全くない。それもそのはず、日本ではこれまでに一度もくじ引き割り付け試験をやったことがないのである。

にもかかわらず「検診は有効」と錯覚させ、「ガン検診のススメ」が横行する。しかし、これに水を差すニュースが、２００５年7月17日の毎日新聞朝刊の一面トップを飾った。そこには大きな見出しで、「厚労省　有効性に疑問」「X線検診を廃止」等々の文字が踊っていた。

「有効性に疑問」とし「X線健診廃止」へ

7月17日の毎日新聞一面トップの、7段組記事で大きく報道されたその記事から、まず「リード文」を紹介してみよう。

胸の病気の早期発見を名目に毎年1回、職場の健康診断で実施されている胸のエック

ス線検査について、厚生労働省は法的義務付け廃止の検討に入った。検査の有効性を示す証拠がないためだ。すでに専門家による検討会（座長・工藤翔二日本医大教授）を設置しており、結論次第で来年度にも廃止する。しかし廃止で1000億円規模の影響が出るとみられる業界は、検討会で「有効だとの証拠はないが、有効でないとの立証もない」と猛反発。日本医師会の委員も同調しており、最終調整は難航しそうだ。

この記事が伝えるものを一言で言えば、「検査に有効性を示す証拠がないから法的義務づけを廃止する」となるが、さらに記事中では、「エックス線被爆の影響で発ガンする人も出ている」とし、その危険性についても触れている。

つまり、効果がなく、むしろ危険性があるのだからエックス線検査を義務づけるのは意味がない。厚生労働省はそのように判断したのである。厚労省がガン検診に疑問を持ったのは、実はこれが初めてではない。同省は1998年4月にも、市町村の検診実施義務をなくしてしまっていた。それまでは乳・肺・子宮頸部、子宮体部・胃・大腸の五つのがん検診の実施を老人保健法で市町村に義務づけていたのだったが、同法の告示を改正してその義務づけを廃止してしまったのである。

このときも毎日新聞は、一面トップでこの5種類の検診の有効性に関する研究班の報告を報じており、その内容は以下のようになっている。

1　（現行のままの検診で）「有効性の証明がある」とされたのは、大腸がんと子宮頸がんの検診だけ。

2　乳がんについては、「（医師が目と手で検査する現行の）視触診による検診は有効性の根拠が十分でない」と明記。欧米で実施されている乳房のエックス線撮影による検診を検討すべきと主張。

3　肺がんについても「世界的にみた場合、有効性について否定的な成績が多い」「検診の効果はあっても小さい」と断定し、各国で効果が立証されている喫煙対策を推進すべきとした。

4　子宮体がんの検診については「死亡率減少効果について報告はない」と、有効性の評価さえされていない現状を指摘。

5　（X線直接撮影による）胃がん検診では「有効性が強く示唆されている」としたものの、検診でのがんの見落としが10～40％あることなどを指摘し、検査の限界を受診者によく説明するべきと提言。（毎日新聞より抜粋）

このように日本でも実はガン検診の有効性が、かなり以前から疑問視されてきていたのだ。そして今回、ついに厚生労働省は「胸部X線検診の廃止」を打ち出したわけだが、肺ガンに関してはすでに1998年段階で「世界的にみた場合、有効性について否定的な成績が多い」としていたのだから、それも当然の判断だったにちがいない。

ところが、この厚生労働省の姿勢に対して医療業界は猛反発している。そしてその言い分は、

「有効だとの証拠はないが、有効でないとの立証もない」

というものである。これにはアメリカでの、「マンモグラフィによる乳がん検診は、乳がん死亡を減らすことができるかもしれない」というおかしな言い方と共通したものがある。要するに、ガン検診がなくなってしまっては、業界は経営的に困ってしまうのである。

業界の利益のために人命軽視する？

実際、毎日新聞が報道するところによれば、業界を代表する連合会の梶川専務理事は、

「廃止は健康診断料金の大幅値下げや受診者の急減につながりかねず、死活問題だ」

と、思わずその本音を吐露してしまっている。

なにしろ現在の職場検診の受診対象者は５９００万人にものぼり、その費用は推定で年間３０００億円から４０００億円というから、確かにこの市場がなくなっては大変と思う気持ちが分からないでもない。しかし、業界の利益のために不要なガン検診を強要され、しかもＸ線で被爆して発ガンするというのではたまらない。

この医療被爆（Ｘ線被爆）に関しては、厚生労働省による専門家の検討会で矢野栄二委員（帝京大学医学部教授）が、次のように述べている。

「Ｘ線被爆の影響で発ガンする人が延べ数万回から10万回の受診に一人出ると推計される」

しかし矢野委員のこの推計には明解な根拠がなく、どちらかといえば業界サイドからの推

計の匂いが強い。というのも、国際放射線防護委員会が推定した危険率から計算すれば、「日本では毎年1万3千5百人ずつが医療被爆による発ガンで死亡する予測結果になる」と指摘されているからだ。

ちなみに矢野委員が言うように「数万回から10万回の受診で一人が発ガン」したとしたら、受診者5900万人の中から発ガンする者は、10万回で一人として見積もって毎年590人、また「数万」を1万として計算すれば5900人である。これに対して国際放射線防護委員会が日本に対して推定するものは、「ガン死亡者」1万3千5百人である。矢野委員の「推計」からX線被爆による「発ガン者」を計算すれば590〜5900人となるが、これは国際放射線防護委員会が言う「死亡者」1万3千5百人から見ればあまりにも少なすぎる希望的な観測だ。いやたとえ発ガン者が年間590人だったとしても、危険性があって効果のない検診をそのまま放置するというのは無責任すぎる。これだけ大変な危険を抱えながらなおもX線検査を義務づけるのは、まさに「国家的犯罪行為」と呼ぶべきだろう。

それに、発ガンにまでは至らずとも、X線は免疫力を低下させるから恐い。しかも「有効性が認められない」というのだから、今回の厚生労働省の決断は当然だったというべきであろう。実際、「検診したために発ガンした」という証拠もすでにあちこちで上がっている。

その一つ、カナダの事例では、40歳から49歳の女性5万人にくじを引かせて二群に分け、一方は乳房の触診だけにしてそのまま放置し、他方は触診のほかにマンモグラフィを定期的に繰り返したところ、8年半後の乳ガンによる死亡は、放置組が18人に対して検診組は29人という結果が出た。なんとマンモグラフィを受けた検診組が、6割増しで乳ガンになり死亡してしまったのだ。

「マンモグラフィですらそうなのだから、胃や大腸や肺の撮影はもっと心配」と言うのは近藤医師である。これらの臓器の検診では被爆線量も膨大で、発ガン率が乳房の4～5倍はあるからだ。だから当然ガン検診は危険ということになるが、特に集団検診では間接撮影装置を使うため、その危険度が直接撮影に比べて3～10倍になってしまうのだ。

X線の間接撮影では一本のロール状のフィルムで数十人の撮影が可能なため、職場や市町村などの集団検診ではまず間違いなくこの効率的で経済的な間接撮影が行われているという。アメリカではその危険性から間接撮影をとっくに止めてはいるものの、日本はまだそれが行われているらしい。そして、この事実を近藤医師は「日本の恥」と批判する。

このように、危険でありながら効果がない。残念なことながら、それがガン検診の実態なのだ。だから厚生労働省もついに「X線検診の廃止」を打ち出すこととなった。

日本は世界最初で唯一の原爆被爆国であり、それだけに「被爆」に敏感であると思いきや、それが全く逆なのだ。いとも簡単にX線撮影を受けてしまう日本人は「世界一の医療被爆国」であり、国民一人当たりの医療被爆がイギリスの8倍にものぼるという。なぜそれほどまでに医療被爆が多いかといえば、集団検診が横行してきたからだ。その意味で、ようやく厚生労働省が「X線検診の廃止」を打ち出したことは高く評価したい。ただ、業界から猛烈な反発が出てきているだけに、結果が果たしてどうなるかは残念ながらまだ分からない。

なぜマスメディアは真実を伝えないのか？

第1章を「ふたつの風景」としながら、まだ「闘いの風景」しか書いていない。それもガン治療では圧倒的に「闘い」が主流になっているからだ。「ガンは恐い。ガンは悪魔だ。だからガンを一刻も早く見つけ出してやっつけてしまおう！」……。そうした「ガン呪縛」が早期発見に拍車をかけていて、職場での健康診断の法的な義務づけもその流れの中にある。

しかしここにきて、厚生労働省は「X線検査の廃止」に踏み出した。その理由は、「X線検査には害あっても益なし」と判断したからだ。これだけ明解な理由がありながら、しかし「早期発見のススメの流れ」にほとんど変化はない。それもそのはず、「害あっても益なし」の事実が全くといっていいほど伝わっていないからである。

実際、7月17日の朝刊トップで毎日新聞は、厚生労働省が「X線検査の廃止」に踏み出したことを大きく報じたが、そのほかのマスメディアはどうだったか。あるいは他紙も報道していたかもしれないが、少なくてもぼくにはその事実が確認できなかった。毎日新聞では一面トップで報じたからこそ読者の目にも止まった。しかし、それがもし小さなベタ記事、ゴミ記事的な扱いにすぎなかったら、多くの読者が見過ごしてしまったことだろう。

実を言えば、毎日新聞のこの記事は、ぼくのメルマガの読者がメールで教えてくれたものだった。そのメールが届かなかったとしたら、ぼく自身その事実を知らなかったことになる。その意味で、毎日新聞のその記事を教えてくれた読者にはただ感謝だが、それにしてもマスメディアが厚生労働省のこの動きを無視、軽視するのはなぜだろう。その理由は、記事の中で業界を代表して連合会の梶川専務が言っていたのと同じように、それが「死活問題にもつながっていくから」であろう。

早い話、その構図はこうだ。ガンは恐い。毎年ガンで30万人以上もの人々が亡くなっている。だから、早くガンを発見するために、進んでガン検診や職場検診をしようという空気が社会全体を覆っている。その結果、職場検診だけでも年間3000～4000億円の市場が維持でき、市町村などによるガン検診や、人間ドックなどでの精密検査なども含めれば、検診のための巨大な市場が日本社会にできあがっているのだ。

しかしもしここで、「検査には害あっても益なし」などと報じてしまったらどうなるか。それはそのまま医療産業を直撃し、それこそ医療業界の死活問題にもなってくる。

マスメディアは広告という収入で経営が維持できているのだから、巨大な医療産業に甚大な影響が及べば、それは回り回って「自らの死活問題」にならざるをえない。なぜなら、医療産業はテレビや新聞などの大切な広告スポンサーであり、だから医療産業を窮地に追い込むような報道はできない。広告に全面的に依存しているテレビやラジオは特にそうなのである。

そんなこともあってか、毎日新聞が一面トップで報じたニュースは、テレビでは全くお目にかかれなかった。もっとも、すべてのテレビをウォッチングしていたわけではないので断じることはできないが、テレビを含めた毎日新聞以外のマスメディアが、この問題を完全に軽視し、無視したと言わざるをえない。その結果、厚生労働省が「X線検査には害あっても益なし」と打ち出した事実は、社会にほとんど伝わらなかったと言っていいだろう。事実があっても、マスメディアが伝えなければ、なきに等しい。それは「ガン検診（職場健診）の真実」だけに限らず、ガン問題に関するすべてで全く同じことなのだ。

厚生労働省がいまさら言うまでもなく、ガン検診には有効の証拠がないばかりか医療被爆の危険性があり、また大腸検診の内視鏡検査では事故の心配もある。ちなみに全国１３００余りの医療施設に対するアンケート調査では、１９８８年からの5年間で約５００人前後の死亡事故があったと言う。これを全国の病院で計算すれば、大腸検診で毎年２００人くらいが内視鏡検査や麻酔ミス、筋肉注射ミスで死亡しているらしいというから、この点からもガン検診は危険ということができるだろう。

さらに、ウィルスや細菌感染の心配もあれば、たとえ検診が安全だったとしても時間やお金の負担もバカにはならない。このように「害あって益なし」のガン検診が、なぜいつまでも行われているのだろうか。これに関して近藤医師は次のように述べている。医療現場からの勇気ある生の声だけに、鋭いその指摘には非常に強力なインパクトがある。

専門家たちががん検診を死守する理由は、歴然としているように思います。自分たちの生活です。がん検診は、いまやおおぜいの人たちの生活を支えています。病院は検査の部分で稼ぐだけではなく、発見したがんを治療するところで二重に稼ぐことができますから、いまやがん検診は病院の大きな収入源になっています。

人間ドッグや職場健診も、がん検診に意味がないとなれば、受診者ががた減りします。がん検診を統計的に解析する学者も、検診の無効が明らかになれば、研究対象がなくなってしまい、研究費を打ち切られる立場にいます。

行政も、保健婦や技師たちをかかえていますし、検診専門の施設をつくってしまった自治体もあります。ことに厚生省は、老人保健法などという法律をつくって、がん検診をそのなかに書き込んでしまいましたから、検診の無効を認めたら、法律作成に携わった先輩たちの非を認めることになるわけです。

こういう構造がある場合、だれが自分たちの不利益になることを言い出すものでしょうか。みなさんはここでも、専門家に頼らずに自分の頭で判断する必要があるわけです。

近藤医師が『患者よ、がんと闘うな』を書いたのは1996年のことだった。そのなかで近藤医師は、「厚生省は老人保健法という法律をつくってがん検診を義務づけたから、先輩たちの非を認め、自分たちの不利益になる検診の無効性を認めるようなことはしないはず」と書いているが、ところが同省はその2年後の1998年に、老人保健法で市町村に義務づけていた検診実施義務を廃止してしまった。しかもさらにこの7月、職場健診の廃止にまで踏み出したのである。

この事実は、厚生労働省が恥を忍んで自らの非を認めたことを物語っている。最近アスベスト問題が社会問題化してきたこともあって、ここでようやく医療業界の利益よりも国民の健康を優先する選択をしたということか。しかし、いまだに多くのマスメディアは、どうやら「国民の健康」や「事実報道」よりも「死活問題」を優先しようとしているかのようだ。

「ガンだったんだから仕方ない」

ガンを悪魔のように思ってガン検診に走り、いざガン宣告を受ければ医師の勧めに従って、多くのガン患者が手術、化学療法、放射線療法に身を委ねている。それがごく普通のことであり、最もポピュラーで代表的なガン治療の風景である。

ガンサイトから紹介したNさんの場合も、そんな壮絶な闘いの5年間を過ごし、いまは元気に暮らしているようだ。しかし、病院でのガン治療に従順な戦士すべてが健康回帰できるわけではなく、闘いの途上で無念の戦死に追いやられる者も非常に多い。そして、その多くはガンそのものに殺されたというよりは、ガン治療とガン呪縛で命が尽き果てたというケースのほうがはるかに多いような気がしてならない。

ぼくがガン宣告を受けたその一週間後、メディアは二子山親方の訃報でわき上がった。死因は口腔底ガン。元大関貴ノ花はまだ55歳、若すぎる「角界のプリンス」の死であった。報道によれば、平成15年12月に舌と下あごの歯ぐきの間にガンが判明したというから、その後わずか1年半足らずの戦いの果ての死であった。

ガン宣告を受けた二子山親方は、さっそく抗ガン剤投与と放射線治療を受けた。しかし、昨年6月に再発して入院し、8月にいったん退院はしたものの、薬の副作用で話すのも辛いほどの状態が続き、今年1月に再び都内の病院に入院したという。入院中の1月30日には元大関貴ノ浪（音羽山親方）の断髪式に病室から駆けつけてまげにはさみを入れたが、そのときの映像は、まるで別人のような痛々しい表情を映し出していた。

土俵に上がることすら辛そうで、すっかりむくんでしまったその顔を見たとき、ぼくは改めてガン治療の副作用のすさまじさを知らされた思いだった。が、メディアはもっぱら「若貴兄弟のいざこざ」を報じるばかりで、誰もガンやガンの副作用については論じない。しかし、二子山親方もまたガンに破れたのではなく、ガン治療に破れたというべきだろう。

二子山親方の死があれだけ大きな話題になりながら「あの顔」や「その治療法」が全く論じられなかったということは、「ガンだったんだから仕方ない」という空気が支配していたからであろう。それくらいに「ガンだったんだから…」という言葉には威力と呪力がある。そこには「水戸黄門の印籠」のような絶対力が秘められているのである。

しかし、それは本当だろうか。ガンだったら「死んで当然」なのだろうか。第1章でここまで述べてきた「風景」には、「ガンは死んでも当然」という空気がみなぎっている。その「空気」のもとで多くの者は寡黙になり、本当に死んでしまっても「仕方ない」と諦めてしまう。そして、これこそがまさしく「ガン呪縛」の成せるわざなのである。

これに対して「もうひとつの風景」がある。それは「ガンは消えうるもの」という大らかな光が注ぐ風景だ。本書のテーマはそこにあるだけに、この章では簡単なスケッチだけで終わらせたい。というより、「ガンとの闘い」には人々の感動を呼ぶ壮絶なドラマがつきものだが、「ガンと闘わない」自然治癒のほうは、実にあっさりと物語が済んでしまうのである。

たとえば、こんな具合である。「もうひとつの風景」を描き出す露払い的な事例として、友人の趙曽茂さん（上海音楽学院教授）から聞いた、彼の友人の極端とも思える治癒例をまず紹介してみよう。

上海に住む趙さんの友人Bさんは末期の大腸ガンと診断された。彼はまだ独身で若かったため、「余命が短いんだとしたら、働いて蓄えておいた金を使って思いっきり旅行しよう」と思い立ち、それっきり病院には行かずに、行ってみたいと思っていた場所を転々と旅し続けた。最初のうちは体調が思わしくなく、ときどき辛さや不安に見舞われはしたものの、旅をしているうちにだんだん面白くなってきてしまったのであった。

そんな旅の日々が半年も続くと、さすがにお金がなくなってきた。しかし、そのころになると、彼はもうすっかり旅行の魅力と楽しさに憑かれていた。いつのまにか体調も良くなってきて一つの旅が終わるとまた次の旅がしたくなる。しかし、もうそのためのお金がない。そこで、Bさんは友人たちに頼み込み、借金をしながらさらに旅行を続けて行ったのである。

Bさんは二度と病院に行かなかったから、ガンが消えてしまったかどうかは確認しようもないが、なぜか体調はすっかり良くなり、以前あった体内の違和感もなくなったという。

で、ガン宣告から2年以上が経った時点でどうしていたかといえば、友人たちから借りた旅行資金を返すために必死になって働いていたという。そして、借金を返し終わったら、再びお金を貯めてまた旅行に出かけたいらしい。もしBさんがガン治療のために入院してしまっていたら、「余命半年」の宣告がそのまま現実のものとなってしまったかもしれない。

以上はかなり極端な事例であり、ともすれば「ウッソー!」と笑われてしまいそうな話だが、これに似た事例は意外とあちこちにあるものなのである。というわけで、もう少し丁寧に詳しく、ごく身近で起こった治癒物語を続けて紹介してみたい。

検査してみたら「末期ガン」

以下に紹介する治癒物語は、同じ札幌に住むぼくの友人に起こった事例である。

Fさんが「体調異変」を自覚したのは、2003年秋のこと。便秘がひどく、痛みもどんどんひどくなっていた。「おかしいなぁ、ひょっとしたら…」と、頭の中に「ガン」の文字が浮かんだりもしたが、必死でその思いを打ち消す日々が続いた。それだけは、絶対に自分で認めたくなかったからだった。そこで、以前から知っていた民間療法を始めたところ、ひどい痛みがしばらくは治まった。が、やがてまた痛みと便秘に悩まされる。そんな「だましだましの暮らし」が数ヶ月続き、ついにとうてい我慢できないところにまで至った。

「痛みのサイクルは1ヶ月に1回くらいだったのに、それがだんだん狭まってきてほぼ毎日のように痛くなった。女房からは病院に行くようにとやかましく言われたけれど、やっぱり行きたくない(笑)。要するに、ガンを宣告されるのが怖かったんです」

Ｆさんのその思いは、誰にも共通するものであろう。しかし、あまりにもひどい激痛と便秘に苦しめられ、のっぴきならない状態に追い込まれたＦさんは、ついに「もはや自分をごまかすことはできない」と思うようになった。が、それでも病院には行きたくない。そこでインターネットを使っていろいろ調べてみた果てに、ある公的検査機関でまず検査だけしてみようと決意した。「病院に」ではなくて「公的検査機関」に足を運んだことには、二つの理由があった。ひとつは、「そこは検査の腕が良いらしく、検査で死亡した例がなかった」こと。そしてもうひとつが、「ガン宣告から緊急入院というベルトコンベアに乗らなくて済む」ということであった。それくらいＦさんはガンを恐れており、同時に「きっとガンに違いない」という確信めいたものもあった。だからこそ「ガン宣告」の日をあたかも「死刑宣告」のごとく恐れ、その日を延ばし続けてきたのである。

「ガンと分かったとしていったいどうなるんだといった気持ちが強かったんですが、やっぱり白黒をはっきりさせなくてはいけないと思い、まず潜血検査を受けました。その結果プラス反応が出ましたので、仕方なく内視鏡検査ということになったんです」

運命の内視鏡検査は、10月31日に行われた。普通なら30分ほどかかるはずの検査なのに、Ｆさんの検査はわずか10分足らずで打ち切られてしまった。内視鏡を肛門から突っ込んではみたものの、Ｓ字結腸に大きな腫瘍ができていて、それ以上カメラを奥に入れることができなかったからである。しかも腸が破れてひどく出血していたようだ。こうして検査は軽く簡単に終わったものの、Fさんは重々しい気分に沈みきった。

「すぐに切らないと腸が塞がって腸閉塞になる危険性がありますから、優先的に手術してもらえるよう、先生に電話してあげます」とその公的検査機関で言われ、紹介状を持ってすぐに病院に行くようにとFさんは勧められた。手術は急を要するようだった。

公的検査機関からの帰途、「やっぱり…」という思いに沈み込みながらも、どうすべきかとFさんは考え続けていた。紹介状を持って病院に行くならば、即刻手術、入院、抗ガン治療等々のシナリオが待ち受けているにちがいない。そしてその終着駅は、「死」だ。

その夜、悶々と過ごしているうちに、Fさんはふと紹介状の内容が知りたくなった。いったい何が書いてあるんだろう？「この人はもうダメだ。すでに手遅れ」とあるのか。それともまだ多少の希望は残っているのか。とにかくそれが知りたかった。その内容を知った上で考えてみるのも一案かと思ったのである。そこで、スパイ映画もどきに、熱湯の蒸気を使ってこっそり封を開けてみることにしたが、開封の痕跡が残らないようにと慎重にことを進めたにもかかわらず、封筒の表に書いてあった文字が不覚にも蒸気でにじんでしまった。


「しまった！と思いましたが、もう後の祭りです。これでは開封したことがバレてしまいますので、あとは大胆にハサミでジョキジョキ切って開けました（笑）。そしたら、こんな写真が出てきたんです。もちろん症状に関するコメントもありましたが、詳細は理解できませんでした、しかし末期ガンであることだけははっきりと分かりました」

Fさんが見せてくれた数枚の写真には、不気味なガンがトグロを巻いてはっきりと写っていた。そして、写真に添えられた手紙には、「早急の加療が必要」との所見があった。

さて、どうしよう？　やっぱり手術すべきか、開き直るべきか。開封した果てのFさんには、さらに難問が待ち受けていた。普通なら、たぶん選択肢などないだろう。内視鏡で検査をして、これだけはっきりとガンが確認でき、しかも専門医が「緊急手術」を促して、優先的な手術依頼を病院の医師にしてくれているくらいなのだから、急いで病院に駆け込んで緊急手術をするのが当たり前である。しかし、Fさんは、もう一つの選択肢として残っていた「開き直り」のほうにしだいに気持ちが傾いていった。

「やっぱり手術するしかないのかなぁとも思いましたが、まてよ?·とも思ったんです。というのも、私の知り合いで腹を切って良くなった人は一人もいませんでしたし、それにガンがある場所は、絶対にS状結腸だけじゃない。違和感からくる私の自覚症状では、ガンはS状結腸部分だけでなく、その上のほうにもどっかりあぐらをかいているはずだと、自分ではっきり実感できたからです。だからもし手術で切り取るとしたら、大腸をごっそり切って小腸を直腸に直接つなぐことになる。大事な大腸を全部切ってしまったら大変なことになる。だから、絶対に切りたくないと思ったんですよ」

そう思ったFさんは、とにかく自分なりの方法で対処してみることにした。というより、その手が残っていたからこそ、病院に行くことも手術することも断念できたのであろう。とは言っても、不安はあった。病院に行って手術をせずに「そんなこと」にかけて本当に大丈夫なのだろうか。取り返しのつかない、とんでもない間違いを犯すことになるのではなかろうか。そういった不安と迷いが、Fさんに波のように押し寄せてきたのである。

40日後に「山を越えた!」

Fさんが開き直って選んだ「奥の手」とは、微量ミネラルを大量に摂取することだった。Fさんは苦しかったときにミネラルを摂取することでなんとか体をだまし続けてきていただけに、ここにきて微量ミネラルを大量摂取して免疫力を高めることにかけたのである。

ということで検査直後の11月の初めから、Fさんはとにかくミネラルの多量摂取に踏み切った。本来の5倍の量を毎日摂取することにしたのである。しかし11月中はやっぱり二日三日と便秘が続き、ものすごい腹痛に襲われた。4~5時間も続くその激痛が抜けたかと思うと、今度はひどい下痢になる。そして下痢が治まるとまた便秘…、そんな繰り返しに苦しめられたのである。

そんなとき襲ったのが、「とんでもない勘違いをしているのでは?」という不安だった。末期ガンであり、便秘と下痢の苦しさに襲われ続けているというのに、こんなことをしていて本当にいいのか。取り返しのつかないことになってしまうのではないかと…。いったん腹は決めたものの、心のどこかにそんな思いがよぎるのを禁じえなかったのである。

しかし、入院して手術やガン治療をするのを拒んだFさんとしては、ただ不安に翻弄されているわけにはいかなかった。そこで、ミネラルの摂取と同時に、イメージ療法にも取り組んだ。すなわち腸内で働く小人たちの絵を描いて枕の下に置き、小人たちがせっせとガン細胞の修復作業をしてくれているイメージを思い描いたのである。

そんなのは子どもだましのようなものと思うかもしれないが、イメージ療法には不思議なくらいに劇的な効果がある。たしかテレビの「アンビリーバボー」でも、末期ガンに冒された少年が同じようなイメージ療法で完治したことが報じられていた。Fさんも不安を打ち消すかのようにイメージ療法に熱中したのである。

多量のミネラル摂取とイメージ療法、それがFさんの選択したガン治療であったが、それと同時に「明るく考えること」にもこれ努めた。というのも、「ストレスが引き金になってガンができたのではないか」と本気で思っていたからである。「あっ、あのときのあのことが、きっとガンの引き金になったんだな」。Fさんにはそれがはっきりと分かるという。

もしそうだったとしたら、ガンを恐れ、ガンに悩んでいてはストレスは高まりばかり。自分のネガティブな精神的な問題でガンになったのだとしたら、ものごとをポジティブに明るく考えることによってこそ、ガンを消し去ることができると考えたからだった。

そう思うと、どんどん考え方が変わっていった。最初のころは落ち込んだり深刻なったりして、夜中に眠れなくて悶々としていることも多かったが、「ま、ええわ」と腹を決め、ガンを受け入れてからはだんだん気持ちが変わってきた。そうこうしているうちに、40日後に「山を越えた」という実感が持てたという。

「おやっ?と思ったのは、12月に入ってから。しだいに通じが良くなってきて、1日に2、3回、中指くらいの太さの便が出るようになったんですよ。以前の便はうどんくらいに細く、キシメンみたいにねじ切れていたんですが、それがどんどん太い便になってきた。ですから、急激に回復してきていることが実感として分かりました」

そして12月10日くらいには、「もう山を越えたな」という実感があった。12月に入ってからは「おや、なんか調子がいいぞ」と希望が抱けるようになっていたのだったが、やがてそれが確信に変わっていったのだ。便の状態がどんどん良くなっていくのと同時に、さまざまな好転反応も出てきていたからである。

ガンが毒々しくトグロを巻いていた10月末の写真の状態から2ヶ月も経てば、普通ならガンがさらに大きくなり、腸が閉塞して当然だろう。ところがFさんの場合、「山を越えた」という実感が生まれるに至ったのだ。太い便が出るようになったということは、ガンが小さくなってきたことのまぎれもない兆候である。

ぼくがFさんに会って話を聞いたのは「ガン宣告から50日後」であったが、そのときのFさんの顔には自信と希望があふれていた。

ガンから解放されたFさん

２００３年秋に体調異変を覚え、10月末の内視鏡検査で末期ガンと分かり、それなのに病院には行かずに「イメージ（意識）」と「ミネラル」にかけたFさんは、12月中旬には早くも「もう山を越えた」と実感した。

こういったたぐいの話は、巷ではよく「奇跡的」と呼ばれる。そしてそこには、普通では決してありえない、たぐい稀な幸運なケースという強い思い込みがある。たしかにそう思って当然だろう。なぜならほとんどの人々は、末期ガン宣告を受けたらあわてて病院に駆け込んで何らかの治療に飛び込んでしまい、Fさんのように病院治療を蹴飛ばすことなどまずありえない。だから、希有に思えるのであって、末期ガンの治癒そのものが希有というのでは決してないのである。それはともかく、その後のFさんはどうなっただろうか。そして、なぜこのような「奇跡的なこと」がFさんに起こったのか。治癒の理由に関しては章を改めてじっくり考えてみたいが、結論から言えば、Fさんはガンから解放されてしまった。

末期ガンを放置しておけば、普通なら体全体に転移してやがて死というのが相場にちがいないが、Fさんは S状結腸のみならず、自らが「ほかにもあるはず」と確信していた他の部位のガンも消えてしまっていた。上海のBさんの場合は医師から診てもらったわけではないので「ガン消失」の証拠はないものの、Fさんの場合は一年後に病院で診てもらった結果、「ガン消失」が明らかになったのである。

しかし、それでもなお「そんなバカな。そんなはずがない」と思われるにちがいない。そう思うのも現代医学からすれば当然であって、ガンが恐いとされている点は、ガン細胞が恐るべき勢いで増殖し、かつ転移することにあるとされているのだから、手術も抗ガン剤治療も放射線治療も受けずにガンが消失してしまうなどというのは、どこかオカルトじみたものに思えてしまうだろう。しかし、そう思うのはガンを誤解しているからであって、ガンの消失は決して珍しいことではないのである。

かといって、ガンになってもそのまま放置しておけばいいと主張するわけではない。また、ガン患者の「弱み」につけこんで、高価で悪質な「健康食品」があふれ返っている現実も、正直ぼくとしては憂いざるをえない。しかし、よくよく考えれば、現代医療でガンが治らないことを心のどこかで知っているからこそ、多くのガン患者がそれらに群がり、健康食品産業がここまで大きく育ってきたのである。そして実際、そこにはそれなりの効果もあるようだ。

いったいなぜか。それが本書のテーマであるが、この章では、ガンに「ふたつの風景」があることをまず知っていただきたい。「ふたつの風景」とは言っても、実際には「ひとつの風景」しか目に入らない。「ガンと闘ってやっつける」がそれである。しかし、そこには本当の「勝利」はない。ガンと勇敢に闘って勝利したかに見えても、一度は敗退したはずのガンがやがて「再発」し、あるいはどこかに隠れていたガンがいつのまにか「転移」して、再び出てきてキバをむくことも多いからだ。その意味で、いったんガンになったら死ぬまで警戒し続けなければならない。そこには絶えず不安がある。そして、不安や心配や警戒心から解放されることのない人生に、本当の「勝利」はないのである。

これに対する「もうひとつの風景」は、上海のBさんや札幌のFさんのように、末期ガンでさえ消えてしまう「秘策」があるということだ。いやこれは「秘策」などと呼ぶべきではなく、本来はこれこそが医療と健康の王道だった。しかし残念なことながら、躍進目覚ましい現代医学によってすっかり蹴散らされてしまい、「もうひとつの風景」は単なるおぼろな幻影としてしか見られていない。BさんやFさんなどの事例は、「偶然、幸運、たぐいまれ、特殊例」などといった言葉で軽くあしらわれ、ときには「オカルト、とんでもない錯覚、勘違い、悪鬼の仕業」などと逆にののしられてしまうのである。

しかしここにきて、免疫力や自然治癒力、ホリスティック医学等々の言葉が社会に広がるようになった。鍼灸や指圧、整体、ヨガ、呼吸法、ハーブ（生薬）療法、アロマテラピー、食事療法、アーユルヴェーダ等々の古来からの中国医学、インド医学などが見直されてきたのも新しい動きであるし、さらにはイメージ療法、ホメオパシー、ヒプノ（催眠）療法、ハイドロセラピー（水療法）、ナチュロパシー、霊的治癒等々の、ともすればちょっと怪し気にも見える波動系、潜在意識系の治癒も盛んになってきた。そして、これらのすべてが「もうひとつの風景」の中に芽生え出している。

ただ残念ながら、そこには現代医学が描き出すような鮮明で明快でリアルなものが欠け、どこかおぼろでパワフルさに乏しいようにも見えている。しかも中にはいかがわしいものも混じっているから、「もうひとつの風景」はなかなか市民権を得ることができない。

これではガン呪縛はどこまでも続いていくであろう。「ガン呪縛を解く」ためには、現代医学をただ批判するだけではいけない。批判をするのではなく、なぜガンが発生し、どうしたらガンが自然に消えていくようにすることができるのか、その科学的、医学的、生物学的な根拠を明解に示していかなければならない。それなしに、いくら「もうひとつの風景」をたくさん見せたところで、命をかけてまでその風景の中に飛び込むような危険なことをする者はいないだろう。たまたまBさんやFさんは、開き直ることによって現代医学とは別の方法でガンの劇的な治癒が現実のものとなった。しかしよく見ると、その足元には明解な医学的・生命科学的な根拠がまぎれもなくあった。詳しいことは改めて説明したいが、彼らはガンを非常に真っ当な方法で治癒してしまったのである。

もうかなり昔の話だが、ラジオ番組で「末期ガンから生還した医師」が自らの体験を語っていた。そのポイントだけを紹介すれば、末期ガンが判明したときに、彼はそれまでの人生を振り返り、さまざまな出会いや出来事を思いだしては感謝して、涙がとめどなく流れたという。そして、すっかり自分が空っぽになったあとで、検査をしてみたらガンが消えてしまっていた。このような話はそれこそどこかオカルトじみ、医師が語るというのが不思議なくらいの内容だが、そこにもれっきとした科学的な根拠がある。ただ「科学的」とは言っても、現代医学が根拠とするニュートン力学的、古典物理学的な科学ではなく、量子論的、複雑系的な最先端を走る科学ではあるが…。

ということで、本書は「光の風景」「闇の風景」という「ふたつの風景」の中から、「光の風景」について論じてみようというものである。いや、単に論じるだけではなく、ガン宣告を受けたぼくはその風景の中に飛び込んだ。というのも、「闇の風景」の中ではガンを恐れ敵視して、やがてはその強力な武器で自らを殺してしまうことにもなる。不安や恐れ、疑い、闘いの姿勢では、まさに死ぬか生きるかの日々になる。それよりは、ぼくは「光の風景」のほうが好もしく思えた。だからぼくは、5月末から「光の風景」の中に溶け込もうとしたのである。

第2章　呪縛の仕掛けと空気

ガン治療の拒絶は確信犯的な選択

　生検の結果「Ⅲb期のガン」と宣告されたぼくは、迷わず「光の風景」に飛び込もうと決心した。決心などというと、いろいろ考えあぐね、悩み抜いた果てに、勇気を奮い起こして決断したようなイメージが浮かんでしまいそうだが、ぼくの場合は決してそういうものではなかった。文字どおりほとんど迷わず、ごく自然にその方向へと進んでいったのである。

　そこにははっきりその根拠があった。ひとつは、実際に周りで展開したいくつもの「ガンとの闘い」を見てきたことで、ガンと闘った人たちの末路はあまりにも哀れであり悲惨だったからだ。その多くがすでに亡くなってしまったが、それはガンとの闘いというよりは、ガン治療との闘いの果ての戦死と言うにふさわしかった。

　また、ぼくの体そのものが、メスで切り裂かれたり、抗ガン剤という猛毒を受け入れたりすることを潔しとせず、「そんなことしないでよ！」と主張しているように感じられたことも、ガン治療を拒否したもうひとつの理由である。

体というのは正直なもので、必要な処置ははっきりと自らが主張する。これがもし大腸ガンで、ひどい便秘の苦しみにのたうち回っていたのだとしたら、ぼくはそこに素直に「体からのメッセージ」を受け取り、それなりの処置を病院にお願いしていたかもしれない。

しかし、ぼくの場合はそういった苦しみや不具合が全くなく、熱いシャワーを浴びたときに痛痒さを感じるくらいのものだった。「痛痒さ」という症状は、ぼくには「切除して！」という切実な叫びには聞こえず、むしろ「ほら、ここに異常が出たよ！」と、健康異常を教えてくれるありがたいメッセージだったのである。

しかし医師は、乳ガンが遠隔転移しやすいことを危惧していたし、しかも最初から遠隔転移を疑っていた。一刻も早く検査するようにと強く勧めたのはそのためだったろう。それは医師としての当然の判断だったとぼくも思う。もし「転移」が見られたとしたら病状はすでに末期にあり、現代医療ではそれこそ希有な「劇的生還」に望みを託す以外にないからだ。

医師のその強い勧告に従って、ぼくも遠隔転移の有無を知るために、検査だけは受けてみようと考えていた。しかし、たとえ遠隔転移が認められたとしても、そのまま入院、手術、ガン治療というエスカレーターを進んでいくつもりは全くなかった。その理由は、ガンは部分的な異常ではなく、「ガンは全身病」と考えていたからである。

そして、これが病院治療から離れて「光の風景」に飛び込もうと考えた3つ目の理由だった。ガンが「全身病」であると思ったのは、もちろんぼくのいい加減な素人推理によるものではない。そこにはキチンとしたある確かな医学的根拠があった。そして、それこそが本書のメインテーマなのであるが、それについては第4章以降で詳述してみたい。

このように、ガン治療に関して周りで起きたことを実際に見てきたこと、自分の体からの直感的なメッセージ、そして、ガンに関する医学的根拠…、以上の3つの理由から、ぼくは「光の風景」の方向に進んでいこうと考えたのである。

ここでは「光と闇」などと二つにはっきりと分けてしまっているが、このように二極分解して論じるのは実は決してぼくの好むところではない。ものごとはそう単純ではなく、強引に二極分解などしようものなら、かえって真実が見えなくなってしまうことが多々あるからである。それを承知の上であえて「光の風景」などと称するのは、そこに心を乱す不安や恐れをほとんど感じないからである。その意味で、「闇の世界」のような不安や苦痛、恐れ、闘いを強いられる病院でのガン治療を拒絶したのは、ぼくの確信犯的な選択と言えた。

「先生にお任せします」とは言いたいが…

さて、5月23日にガン宣告を受けたぼくは、とにかく迷わず自己治癒の道を選んだ。ということは、病院での手術や抗ガン剤治療、放射線治療にノーを突きつけることである。とは言っても、医師から「一刻も早く入院するように」と強く勧められ、「入院できる状態になったらすぐに連絡してほしい」と言われていた以上、それをそのまま無視してしまうのは非礼とも思っていた。医師も看護婦さんたちも心からぼくのガンの状態を心配し、その良心と使命感に従ってぼくを思いやってくれていることが伝わってきていたからである。

　しかもぼく自身、「即刻手術すべし」という勧告に対し、そのときはっきりとノーとは言っていなかった。その場の空気と医師たちの善意に配慮して、「いまは忙しいので、仕事に区切りがついたら」とあいまいな返答をしてしまっていたのである。そのように約束してしまったからには約束を破るわけにいかず、いずれはキチンと返答しなければならないと思っていた。それが礼儀であり、人間としての道理でもあるからだ。そこで入院勧告から1ヶ月後の7月4日、医師に電話を入れ、妻といっしょに病院に向かった。面談を希望する理由としては、「病院での治療計画を詳しく聞き、そのうえで具体的に考えたい」ということにした。

　7月4日の午後4時、ほぼ一ヶ月ぶりに診察室に入ったぼくは、「あれ以降もずっと仕事に追われていたもので…」と、すっかり連絡が遅れてしまったことを弁解がましくまず詫びた。それに対する医師の反応は、言葉こそ丁寧で紳士的だったものの「仕事と命とどちらが大事なのか」と鋭く問うような響きに満ちていた。確かに、「あなたはガンです。それも3期の…」と宣告され、「早く入院して手術するように」と強く勧められているのに、それを1ヶ月も放っておくのは非常識というものであろう。しかも素直に「入院します」とは言わずに「治療計画を聞きたい」と願い出た。これには医師が頭にカチンときたとしても不思議ではない。

　こういうとき、患者としては「医師を怒らせてはいけない」とまず考える。そして、それには「先生にすべてをお任せします」というのがベストであろう。そう言うことで患者の医師に対する信頼感がはっきりと伝わって、それが伝われば「よし、任しておきな！」と医師も気分が良くなってやる気を出してくれることにもなるからだ。実際、仕事でのぼくのやり方は原則的にこれだった。細かいことをいちいち言われず、ぼくのクリエイティビティを信頼して任してくれる仕事だけを基本的に選んでやってきたのである。

その意味では、これがもしガンでなかったとしたら、最初から「お任せします！」と言っていたかもしれない。しかし、それが今回に限ってはできなかった。そんなことをしたら、それこそ「ガン獄舎で拷問付き終身刑に服する囚人」になってしまうと思ったからだった。

余談だが、「先生」という呼び方は、ふだんのぼくは基本的にしない。しかし、医師にその気になってもらうには、やっぱり「先生」と呼んだほうがいいにちがいない。なぜぼくが「先生」と呼んだり呼ばれたりすることを避けるのかといえば、そう呼ぶことで余計な上下関係が生まれてしまいがちだからだ。明確な上下関係や強弱関係からは、ともすれば自由でフラットなコミュニケーションを阻害するおかしな空気が生まれやすい。だから、すべてから解放されるには、そんなおかしな空気の支配を受けない自由な立場を確保する必要がある。そこで心から尊敬する人に対しては先生と呼んでも、形式的に先生と呼んだり呼ばれたりすることをできるだけ避けてきたのだった。

手術するしか助かる道がない？

治療計画を問うたぼくに、担当医はこう答えた。

「1ヶ月前のCT、MRI、エコー、RI（骨シンチ）の検査で遠隔転移は認められなかったものの、いつ転移が起きても不思議ではない状況にある。突然状況が変わって、深刻な事態に進むことも十分にありうるし、その可能性のほうがはるかに高い。だから治療ではまず手術をして乳腺を切除し、かつ周辺のリンパ節を全部摘出することが不可欠で、さらに詳しく調べてみたうえで補助的な治療をすることになるだろう」と。

補助的な治療とは、抗ガン剤投与、ホルモン治療、放射線治療などのことで、抗ガン剤の投与は自宅からの通院で可能であり、2種類の抗ガン剤を3週間で3回、それを8回行うので合計24回（24週）、つまり半年間にわたる抗ガン剤治療が予定されているという。また放射線治療に関しては、乳ガンは鎖骨リンパ節に再発しやすいため、やはり胸壁に照射したほうがいいという。要するに、これが一般的、標準的なガン治療であり、一言で言えば、「助かる道はこれしかない」ということのようだった。

医師が説明してくれた内容は、あえて聞かずともほぼ予測できていたものだった。が、もうひとつ、手術の内容が気になったので聞いてみたところ、手術によってガン部位の切除はいうまでもなく、リンパ節も周辺のものは全部ばっさりと切除してしまうという。で、その後遺症はと聞くと、生きている限りは一生手を保護することが不可欠で、たとえば日焼けなどにも細心の注意を払わなければならないらしい。手術後に手が腫れることもありうるから、そのときにはマッサージするしかないとのこと。「しかし、そんなことよりも何よりも、命と後遺症のいったいどっちが大事なのか」と、医師は説明しながら、その一方でぼくを問いつめるようなニュアンスも滲ませた。

診察室ではすぐ側に一人の看護婦さんが寄り添い、少し離れて立ったまま4名の看護婦さんがぼくを見つめていた。彼女たちもたぶん医師と同じように思っていたのだろう。「仕事とか後遺症とかよりも命のほうが大事なんじゃないの」と…。実際、命は仕事やお金よりも大事である。大事だからこそ病院治療は受けたくない、それがぼくの結論であった。

病院治療は受けないが、そのまま放置しておくというわけでもなかった。体内にガンという生体異常が発生している以上は、これまでの生活を改めてその原因になったものを消し去らなければならない。それにはいくつかの方法があるだろうが、とにかく必要なことは免疫力を高め、できるだけストレスから解放されることだ。とは言っても、そうあわてたり急ぐ必要もないだろう。医師は「このままにしていたら遠隔転移する危険がある」と警告したが、ぼくは「体内環境さえ変えればその心配はまずないだろう」と考えていた。

ぼくがガン宣告を受けたとき、さすがに妻はショックを受けたようだったが、ぼくの考えを基本的には理解してくれていた。しかし、「手術してガン治療を受けるしか助かる道はない」という医師の確信に満ちた言葉を受け、かなり動揺を覚えたようだった。特に「いつ転移しても不思議ではない」という言葉には非常に強力な威圧を感じていたらしい。

そこで妻は医師に、「最近では、免疫力を高める代替医療のことをよく耳にしますが、それについてはどう思われますか」とたずねた。この質問に、医師は鼻で笑いたくなる衝動が抑えられなかったのであろうか、ややムキになった感じで言った。

「それで治った例というのはほんのわずかしかありません。だから奇跡と言われ、社会の話題になったりもするのです。実際にはほとんど効果がないからこそ、その事例が珍しがられるということです。

ガンというのは、そんなに生易しいものではありません。全く何の医学的な根拠もないそんなリスクの高いものに頼るよりは、すぐに手術をすべきだと思いますよ」

そこには「呆れはてた」というニュアンスが滲んでいた。外科医としてはそれも当然のことだろう。すぐ目に見えるところに明らかに皮膚浸潤した大きなガンがあって、それを除去しさえすればとりあえずの危険が回避でき、再発や転移を防ぐために抗ガン剤治療を受ければ生存が望めるというのに、この場に及んでまだわけの分からない民間療法に触手を動かしている。専門家の目から見れば、ぼくらの質問が愚かに思えたとしても不思議ではない。

医師は妻の質問を頭からバカにしたわけではなく、それなりの誠意をもってかなり言葉多く「民間療法の危険性」を説明してくれたが、それを一言で言えば、「民間療法に頼るというのは自殺行為のようなもの」ということに尽きた。そして、その言葉も最初から想定していたものだった。それにしても医師の言葉には強烈な説得力、呪縛力がある。「ガンは恐い」から手術できるものはさっさと切除してしまう。これがガン治療の常識になっているのである。

「ガンの壁」と「ガン呪縛」

この章のテーマは「ガン呪縛の仕掛けと空気」であるが、その呪縛はいうまでもなく「ガンは恐い」という常識から始まる。恐いものだからできるだけ早く見つけ出し、徹底的にやっつけようとする。ここに壮絶な「ガンとの闘い」が開始され、闘い疲れてついには亡くなってしまうのだ。この場合の死は、ガンとの闘いにおける戦死である。もしもガンと闘わなかったとしたら戦死はない。ガンを患って死ぬことがあったとしても、それは病死ないしは自然死だ。「戦死」と「病死ないしは自然死」とでは、同じ死ではあってもその質が全く違う。

いったいどこがどのように違うのか。これに関して養老孟司との対談集『自分を生ききる』に登場した中川恵一医師は、『週刊ポスト』で次のように述べている。

実はがんは「穏やかな病気」なのです。自然な死といってもいい。「がんで死ぬ」と分かってから、まだ時間がある。その間に人生の総決算なり、幕引きも自分でできる。

それは美しくなくてもいい。例えば好きなことをやる。おいしいワインをがぶ飲みするのでもいい、何でもいいのです。それをできる時間があるのに、その時間を苦痛だらけにしてしまうのは不幸です。

にもかかわらずガンと宣告されるやいなや、多くの場合すぐ手術、抗ガン剤治療、放射線治療というお決まりのコースをまっしぐらに進んで行く。そのさまは、あたかも「そこにしかもはや助かる道が残されていない」かのようだ。多くのガン患者をそう思わせてしまうくらいに、ガン呪縛は骨の髄まで染み込んでしまっているのである。

これに対して「バカの壁」で知られる養老孟司さんは、『週刊ポスト』(05・8・12号)で非常に面白い発言をした。「諸行無常を忘れた日本人のガンの壁」というのがそのタイトルで、養老さんが言う「ガンの壁」とはまさに「ガン呪縛」そのものである。すなわち、いざガンと診断されるや多くの患者はたちまち金縛りに遭い、一挙に思考停止に陥ってひたすらガン治療にひた走っていく。そのさまをして養老さんは「ガンの壁」と称しているのである。

そして養老さんはその「ガンの壁」のおかしさを、次のように言う。

まず医者のほうで必ず「治さなきゃいけない」と思い込んでいることが間違い。すぐに手術をして、がんを完全に摘出しなければ気が済まない。でも僕は「医療=治療」とは思っていない。医療は「手入れ」なんですよ。

手入れとは毎日、毎日、患者の全貌が見えるわけではないけど、なんとか思うようにしようと努力すること。がんのような老化で起こる「自然現象」に対して医者ができることは、それしかない。それなのに医者が「潔癖性」だから、どうしても切らなきゃならないと思い込んでしまう。同じ意識は患者の側にもある。潔癖性の医者と患者が集まると、すぐに「手術しましょう」ということになる。でも、治らないのなら緩和ケアで痛みを和らげるとか、何もしないという選択肢だってある。

要するに、ガンに対する選択肢はいくらでもあるのに、日本人の潔癖性が「バカの壁」を作り出し、たちまち「ガン呪縛」に陥ってしまうというのである。「恐いガン」に呪縛されてしまったら、ほとんどの人々がまず間違いなく手術、ガン治療へと突っ走る。それしか選択肢が見えなくなってしまうからだ。そして、「ガンとの闘い」で戦死したり、戦死とまではいかなくても「再発」や「転移」の不安におののいて、多くの戦士たちがその後の人生を痛々しいものにしてしまう。ガンはそれくらい強力な呪縛力を持っているのである。

潔癖性の日本人はとかく「ガンとの闘い」に直進してしまいがちだが、「選択肢はいろいろある」と言う養老孟司さんは、50代のころ検査を受けて「肺に影がある」と言われたとき、「がんでもまァいいや」と思って、それで済ませたという。そして言う。

結局、日本ではがんは暗い話になりすぎてるんですよ。だから皆、触れるのを嫌ってしまう。そういうタブーみたいなのは作らないほうがいい。どんな病気だって死ぬ可能性はあるし、生まれた以上、誰だって死ぬんだから。がんを告知されても、「えー、がん？　あっ、そう」で済ませればいいんですよ。

養老さんのこの姿勢には、ガン呪縛は見られない。ガンであろうがなかろうが、どんな人間も必ずいつかは一人残らず死ぬ。人間の死亡率はずばり100%。そのように腹をくってしまえば、ガンもその強烈な呪縛力を発揮しえないのだ。

末期ガンを宣告されたFさんの場合もそうだった。

「いま生きている人も、100年後にはほとんどの人が死んでしまっている」

と思ったとき、なんとなく気が楽になったという。養老さんが指摘するのはまさにこのことで、「生まれたときから死ぬことは決まっている」のである。なのに、いざガン宣告を受けると、なぜか「ガンでだけは死にたくない」と思ってしまう。しかし、中川恵一医師が言うように、ガンは本来が「穏やかな病気」であることから、死ぬまでにはそれなりの時間がある。だから残された人生を楽しんだり、人生の意味を反芻することも可能になるのだ。

がんのことをよく知っている医者は、脳卒中や心筋梗塞なんかより「がんで死にたい」と思う。それは死ぬ準備ができるからです。もちろんいつか死ぬことは生まれた時からわかっているんだけど、それがすごく具体的になる。

戦争中は若い人も「いずれ死ぬ」と当たり前の感覚でいたけれど、それが戦後60年の間に大きく変わった。死から逃れることが医療の役割のようになってきて、今度は「死なないのが当然」みたいな時代になった。でも、がんの場合は、必然的に自分が死ぬことを考えなければならなくなる。でも生まれたときから死ぬことは決まってるんだから、そんなこと考えたって本当は何も変わらない。（養老孟司）

この養老節は、あくまでも「ガンで死ぬ」ことに関するコメントであるが、もしもガンが治癒できたとしたら、その意味がさらに鮮烈に光ってくる。つまり、死がいつか間違いなくやってくることは、ガンになるならないに限らず当たり前のことで、ましてガンが治癒できるものだと分かったら、ガン宣告を受けても「あっ、そう」で済ませばいいわけだ。

しかし、ここまで言い切ってしまうと、ガン呪縛社会からは大きく乖離してしまうだろう。なぜなら養老さんもまた「ガンは恐い」ことを前提として死を語っているのであって、「ガンは恐くない」という考え方は、いまの社会では、たわごと、非常識にすぎないからだ。

たしかに、毎年30万人以上もの人々がガンで亡くなっている現実を見れば、ガンの恐さはすでに証明済みと言えるかもしれない。また、ガンの痛みや苦しみも多くの人々が身近で見聞きしているところであろう。しかし、くどいようだが、それはガンそのものの苦しみというよりは、そのほとんどがガン治療によるものなのだ。乳ガンで5年間もガンと闘い続けてきたNさんの例を見るまでもなく、「手術を受けるまでは何ともなかった」のに、手術を受けガン治療を受けるに及び、「夜中に目覚めるほど動悸と胸の圧迫感が息苦しく、そのまま緊急入院」するほどの状態に陥ってしまった。これはまぎれもなくガン治療による苦しさである。

病気に対する恐れは人類が古来から抱いてきた感情で、「呪縛」はある意味で運命づけられているものかもしれない。14〜15世紀初頭のヨーロッパでは黒死病（ペスト）により全ヨーロッパ人口の4分の1が亡くなったと言われているし（日本にも1899年に侵入して大小の流行を起こした）、また幕末（1858年）の江戸ではコレラが大流行して、江戸人口の約

3％に当たる2万8千人が死亡したと言う。その後も肺結核やハンセン病（ライ病）が「悪魔の病気」のごとく思われ、その中で患者に対する不当な差別が湧き起こった。病気に対する不安と恐怖のその感情は今日でもエイズ（HIV）、狂牛病、SARS等々に向けられている。その意味で人類史は、まさしく奇病・難病・疫病との闘いだったとも言える。

こうした疫病に対して画期的な成果を上げたのが現代医学（アロパシー）であった。だからこそガン治療に関しても現代医学への信仰と期待が高まっているのだろうが、だが、ガンは疫病とは明らかに違う。その証拠に、これだけ莫大なお金、人材、エネルギー、時間をかけながら「ガン撲滅」も「勝利宣言」もいまだにできず、逆にガン死亡者は年々増え続けて、いまや死因の3分の1の年間30万人以上もの人々が「ガン死」しているのだ。

その比率、その人数からすれば、これはかつてヨーロッパで猛威を震ったペスト以上に深刻な社会問題である。ペストの場合は発病から死までの時間が非常に短かったが、ガンはそれが多少長いだけだ。こうしてガンには「悪魔のごとき病気」というレッテルが貼られることになった。ここにまず呪縛の出発点があり、さらにそのうえにさまざまな大量の情報が折り重なり、「呪縛の構造」がすっかりできあがってしまったのである。

「早く入院して手術を！」の大合唱

その「呪縛の構造」を解き明かすために、ぼく自身の事例で考えてみよう。

何を隠そう、ぼくもかつては、実はガン呪縛にかかっていた。30年前の児玉隆也の『がん病棟の九十九日』もその引き金になっていたし、その後も親しい人たちを次々とガンで亡くしていたからである。特に後輩のHさんが悪性リンパ腫（細網肉腫）と診断され、あっという間に亡くなってしまったのは非常にショックだった。１９７９年9月から化学療法と放射線療法が開始されたものの、Hさんは一年足らずで他界してしまったのである。そのときの彼女はまだ29歳、結婚してまだまもないころの非業の死であった。

ほぼ時を同じくして、尊敬していた大先輩もまたガンの犠牲になった。彼の場合はその最期があまりにも悲惨であり、見舞いに行くたびにぼくの手を強く握りしめながら「無念だ！」と言っては男泣きに泣いた。そのときの彼はまだ40代に入ったばかり、ガンが経済的にも困窮をもたらしたため、遺される家族のことがもう一つの痛みになっていたのである。

その他にも親戚や友人たちもガンに冒され、ガン治療で苦しんだ果てにことごとく亡くなっていった。こうした体験が繰り返し刻まれると、ガンは本当に恐いものだとつくづく思う。実はそれ以前から「ガンの真相」を解き明かした千島学説を知っていたのだったが、そのころのぼくは「理論や理屈」よりも「悲しい現実」に圧倒されていたのである。

いま思えば、ガンの苦しさとその無念の死が、実はハードなガン治療によるものだったことに気づいたりもする。しかし、その当時はガンの恐さのみが浮き立って見えていた。実際、ガンに関する情報のことごとくが「闘いの記録」であり、出版物においてもその傾向が圧倒的に強かった。こうして「恐いガン」「ガンとの闘い」「ガン戦死」等々の情報の雨が絶えずあくことなく降り注ぐと、それはやがて激流となり大河となる。そしてあらゆる事象を飲み込んで「ガンは悪魔」という一方向に奔流し続けていくのである。

「ガン悪魔説」の情報の雨は止むときもあるが、そこに自分の周辺で起きる「悲惨なガン」の実感的な体験が加わると、大河が今度は氷河のような固定的なものに変質してしまう。すなわち「悪魔のようなガン」というイメージが単なる知識や情報に留まらず、固くて厚く、強烈で巨大な信念と化してしまうのだ。こうなると、その絶大なパワーの前にはどんなものもたちまち圧倒され、ガンに対する感情的な恐れがますますガンを悪魔視していくようになる。こうなってしまっては、もはやこれに異論を唱えるのは不可能だ。

その結果、実際には乱暴なガン治療で殺されても、「ガンだったんだから仕方ない」と諦めてしまう風土がすっかり醸成されてしまった。要するに、骨の髄までガン呪縛が染み通っている。だからこそ「ガン宣告」が死刑宣告にも近いショックになってしまうのだ。

ぼくが病院の診察室でガン宣告を受けたとき、看護婦さんたちが優しくぼくに気遣いながらも厳粛な面持ちでじっと見つめていた光景は、そこにまぎれもなく「ガン呪縛」があったからだろうし、また医師が熱心に入院と手術、ガン治療を勧めてくれたのも、医師自体がガン呪縛にかかっているからであろう。そして、医師が医師としての信念と良心と使命感とに基づいて「即刻入院して手術すべし」と、はっきり言葉にするとき、患者にはその言葉が呪いのごとく絶対化される。そこには「それ以外に助かる道がない」というメッセージが強烈に刻印されているからである。

ぼくが初めて外科を訪ねたそのときに、待合室のベンチには一人の婦人がすっかり沈み切った面持ちで座っていた。そこに看護婦さんが駆けつけて、しゃがんでヒソヒソと話をしてあげていたが、あれもたぶんその婦人が「ガン宣告」を受けた直後の光景だったのだと思う。そしてその婦人の家族らしいもう一人の女性もまた、慰める言葉も見つからないくらいに沈み込んでいた。ガンはそれくらい人の心を暗くし、絶望に追い込んでしまうのである。

このことはすっかり「社会の空気」ともなっており、ガンと聞くとみな一様にまず驚き、「すぐに治療を！」と条件反射的な反応を見せる。ぼくの周辺もそれは同じで、みんながみんな一刻も早い入院と手術を勧めた。以下はぼくが「ガン宣告された」と伝えた友人からのメールであるが、ある程度理解があったその彼でさえ病院治療にこだわっていた。

ありゃあ、大丈夫なんですか？　稲田さんは、医療関係にもお詳しいのですから、すぐ病院へ行って下さい。ご家族もご心配されていると思います。稲田さんおひとりの身体ではないんですからね。病気には戦っていきましょうよ。

義母からはさらに色濃い心配の反応が返ってきた。それもそのはず、義父は肺ガンで亡くなっていたし、親戚にもたくさんのガンの犠牲者がいたからである。しかもちょうどそのころは義母の義姉が乳ガン手術をしたばかりで、その印象がまだ鮮烈だったためか「すぐ入院して早く手術を！」と繰り返し熱心に勧めた。妻はそんな義母とぼくとの狭間にあって、かなり混乱し苦悶したようだ。ぼくの生き方、考え方に一応の理解は示しながらも、医師や義母を含めた周辺すべてから押し寄せてくる「早く手術を！」の大合唱を、一人で真っ正面から受け止めていたからである。

多感な時期の二人の娘たちも、ぼくがガンと知ってからはなんとなく言動に変化が現れた。妻には「入院しなくて大丈夫なの？」と何度も語りかけるようになったらしい。それらはすべてぼくのことを心配してくれる思いからのものだけに、家族や周辺からのその風圧を押しのけて進んでいくことは大変なことだった。もし妻もみんなと同じように「手術路線」に加担したとしたら、ぼくは完全な孤立無援状態に置かれたことだろう。しかし幸いにも、妻はぼくが意図していたものをそれとなく分かってくれていた。そんな確かな足場があったからこそ、ぼくも病院でのガン治療の勧めを蹴飛ばすことができたのである。

人体に埋め込まれた治癒のプログラム

家族が病気になったとき、「早く病院へ！」と言うのが当然だろう。それが家族の愛情の証であり、健康回復への確かな一歩にもなりうるからだ。しかしぼくには、そのことへの抵抗感がかなり以前からあった。病院治療に対する疑問と不信感めいたものが、早くも高校時代から芽生えていたからである。余談になるが、そのことについて少し触れてみたい。

ぼくが高校2年の秋、二歳歳下の妹に対して「余命半年」という診断が下った。病気は腎臓病。中学三年の夏休みに、音楽部のサイクリング合宿で遠出をしたその直後、ひどく疲れて倒れ込み、緊急入院した妹だった。そして医師の予告通り、妹は中学卒業間近の3月10日に息を引き取った。それはぼくが初めて体験した身近な死だっただけに、その余命宣告から死までの半年間、そしてその後のぼくの生き方に、妹の死はとてつもない影響を与えることになった。高校時代といえば、たぶん人生で最も多感な季節と言えるだろう。そんな人生の季節のある日、ぼくは兄から「妹の余命」のことを聞かされた。そのときのことはいまも鮮烈に記憶に刻まれている。色鮮やかな秋の風景が、「余命半年」という言葉を耳にしたとたん、一気にすべて色あせてしまったのだ。

それ以来、生命とは？　死とは？　人生とは？　と考え続ける日々が続いた。高校二年の秋といえば大学受験ももう間近である。しかし、妹の死を宣告されたぼくにとって、生命と死以外のことなど、もうどうでもいいもののように思えていた。

病院の治療に苦しむ妹が、カソリックのシスターたちと出会ったことで洗礼を受け、マリアという洗礼名を得たこともあって、やがてぼくも密かに聖書を読むようになった。このとき初めて「神様」という言葉に切実な思いを寄せたものだったが、しかし、「神様」は妹を救ってはくれなかった。聖書から始まったぼくの読書遍歴はその後、ニーチェ、キェルケゴール、ヘーゲル、西田哲学、老子、さらには日本の古典へと、脈絡もなくはてしなくさまよっていった。その途上、ふと「医学」にも心奪われ、「医師になりたい」と思うこともあったが、しかし、妹を診る大学医学部の医師たちの言動は、ぼくの医学や医師への疑念を強めるだけだった。医師たちにとっての妹は単なる研究実験対象でしかなく、夢や感情を持つ生きた人間としての配慮がほとんど感じられなかったからである。

それまでのぼくはどちらかと言えば理科系志望で、もし妹の余命宣告がなかったとしたら、進路には間違いなく科学分野の何かを選んでいたと思う。しかし、妹はその病気と死によって、ぼくを哲学への道に誘い込んでくれたのである。病気や死に対して、医学的にではなく哲学的にアプローチするようになったのは、ぼくにとって幸いだったように思う。というのも、医学専門家ではなかなか見えないものが、死や生命を哲学することで見え出してくることもあるからである。たとえば、妹に触発されて聖書を読み始めたとき、旧約聖書の創世記でまず目に止まったのが、アダムとイヴに対する神からの次のメッセージだった。

「生めよ、増えよ、地に満ちよ」（第1章28節）

このくだりは、英語版の聖書によれば「生めよ」の部分が「Be fruitful」となっている。そして「fruitful」といえば「実り多い」という意味だ。ということは、人間（アダム&イヴ）には最初から「実り多い」方向へと向かう生命のプログラムが埋め込まれていて、人は誰もが自動的に健やかな果実を結実するように生まれついているのではないか。それがそもそも人間の本来の姿なのだと、その旧約聖書の言葉がメッセージしてくれているように思えた。

「ビー・フルートフル！」（すくすく成長し、豊かな結実をもたらせ！）…。

このメッセージが神（宇宙・自然）からプログラムされているからこそ、人は生まれ、健やかに育ち、そして実り豊かな結実を求めて生きたいと思うのだろう。その途上何かの事情でトラブルが生じたとしても、この生命のプログラムが自動的に自己修正、自己調整を施し、人はあくまでも豊かな結実に向かって進んで行く。ちなみに病気になっても体内には自動的に自己治癒力が働き、それが自然に治癒をもたらしてくれるのだ。

人間はいうまでもなく、すべての生命に仕込まれたこの「Be fruitful !」のメッセージこそが、まさに成長と生命進化のパワーの源泉であり、かつ人生を貫くダイナミズムであるにちがいない。ぼくにはそのように思われたのだった。

しかし、妹は「余命宣告」どおり亡くなってしまった。その後のぼくはますます書を読みふけり、山や自然の中を一人歩き回り、大学に進んでからも点々とあちこちの大学での聴講（盗講？・）を繰り返したが、その途上「自然食」「自然農法」「千島学説」などにも出会った。

そんな遍歴の中で思ったのは、宇宙も自然も生命も、いくら分析してみても理解できないということだった。この宇宙に存在するものは、エネルギー、物質、情報まで含めて、ミクロからマクロの世界まですべてが精妙・巧妙につながっている。そして、すべてが絶えず変化、流転、進化しながらも、そのベクトルは「Be fruitful」に向かっていると直感した。

漠然としたその直感は、その後、量子論やフラクタル理論、複雑系の科学、遺伝子の科学、糖鎖の科学等々を学ぶことによって徐々にぼくの頭の中に具体的なイメージを生み出していった。環境問題ひとつを考えても、つながりを無視しては解決の出口がない。すべてのものが絶妙につながり合い、相互に微妙に影響を与えあっている。しかもそこには神秘なくらいに絶妙なバランスがある。なのに現代医学は、自然や生命システムが本来的に内包するバランス機能を無視して損傷を負わせ、一方的に乱暴な治療行為を施していく。それもすべて「ガンは悪魔」という思い込みと、勝手な決めつけに呪縛されているからである。

「呪縛」は「空気」によってもたらされる

この問題は改めて別章で書くこととして、さて本章の「呪縛」のテーマに戻ろう。

「呪縛」の「呪《じゅ》」には「いのる・のろう」という意味があり、それは心や意識、思い、信念、感情などの精神的エネルギーを指している。そして、「縛《ばく》」には文字どおり「しばる」という意味があり、早い話、「捕らえて縛って動けないようにつなぎ止める」ということだ。

ということから「呪縛」は、心理的に縛りつけられてしまうことを意味するが、ここで重要なのは「心理的に」ということである。つまり、実際に自分を縛りつける縄や鎖があるわけでもないのに、社会の空気（常識）や専門家の忠告や信念、また家族や友人たちなど周りの人々からの心配の感情に縛られてしまい、すっかり身動きがとれなくなってしまうのだ。

いや、それ以前に、社会の空気による「自縛」もある。外の誰かから言われるまでもなく、さっさと自分で自分を縛ってしまうのだ。こうした「自縛」や「呪縛」はいったい何に起因するものだろうか。この問題を掘り下げるとしたら一冊の書物が必要になりそうだが、ここでは簡潔に「空気」と言っておきたい。しかり、呪縛は空気によってもたらされる。

ここで言う「空気」とは我々が呼吸している物質的な空気（エアー）ではなく、「呪」すなわち、心や意識、思い、信念、感情などといった精神的・心理的なエネルギーのことである。さらに突っ込んで言えば、旧約聖書などの古代文献の至るところで語られているルーア（ヘブライ語）、プネウマ（ギリシア語）、アニマ（ラテン語）ということになるだろうか。

アニミズム（物神論・物活論・汎霊説）はこのアニマから出た言葉であり、19世紀後半にイギリスの人類学者、E・B・タイラー卿が定着させたものであるが、これはすべてのものの中に霊魂もしくは霊が宿っているという考え方だ。日本でもこうした霊的な感覚は古代から息づいており、言葉の持つパワーを「言霊《ことだま》」と呼んでいる。呪縛を呼ぶ空気には、そういったスピリチュアルなパワーが潜んでいるのである。

ここまで話を突っ込んでしまうと、たぶんおどろおどろしいものを感じてしまうだろう。しかし「空気」には、まぎれもなく人々を呪縛する力がある。ある空気が社会を支配するとき、その中で人々は金縛りに遭ってしまうのだ。「空気」が非常にやっかいにして危険なものである点は、いざ空気支配が起こってしまうと、事実が吹っ飛ばされて排除されてしまうことだ。いやそれ以前に、ある種の空気に支配された社会や組織では、事実を事実として言葉にすることすらできなくなってしまう（自縛・自粛）。

身近な例を考えてみよう。企業で役員会議が行われたとする。そのときに自由な意見を出し合う前に、トップが「この企画をやろう」と最初から結論めいた発言をしたとしたら、それがその場に特殊な空気を生み出して、トップに逆らうような発言がしにくくなる。企画を「進めること」が会議の空気を支配してしまい、たとえそれが危険な賭けであることを示す事実が多々あったとしても、空気呪縛が自縛を誘って、発言の自粛が起きてしまうのだ。

最近のテレビ宣伝で、オペラを観て「どんでん返し」を言葉にした社員が、上司の「どんでんは返さないでしょう」という反論にたちまち言葉を失い、苦笑して同調するシーンがあるが、そこにも小さな空気支配がある。「どんでん返し」のシーン（事実）はあっても、上司の一言から生まれるその場の空気がその指摘を押し潰してしまうのである。

空気呪縛による心理的支配は、このような小さなシーンから大きな社会的問題に至るまでのすべてのレベル（位相）に存在している。ちなみに戦前の狂信的な開戦気運も、あの当時の空気支配がもたらしたものだったし、バブルもまた空気のなせる業だった。マスコミを通じて拡大されたバブルの空気の中で愚かな投資や買い物をした人は、「あの当時の空気ではそう考えて当然だった」と思うことだろう。つまりは、事実を見つめて自分の頭で判断することなく、空気に縛られ、空気に支配されて行動したということである。

このように空気は絶大な力を有し、人々の心理や思考を左右する。そして、その中でほとんどの人々が、身動きのとれない金縛り状態に陥ってしまうのだ。

このような空気支配から逃れる道はないものだろうか。これに対して『空気の研究』の著者山本七平は、「水を差す」ことこそがそれであると言う。

例えば、青年たちが集まって共同事業の夢を熱く語り合う。若いがゆえに夢がどんどんふくらんで、みんながみんなバラ色の未来を語り出すと、希望の空気がいよいよ強く大きく広がっていく。そんななか、誰かが小さな声でポツリとつぶやく。

「だけど、先立つものがないよなぁ」と。

すると、とたんにその場を支配していた空気が崩壊・消滅してしまうのだ。

この場合の「先立つものがない」というつぶやきこそ「水を差す」行為であり、事実が示されると空気はしぼむ。つまり、「事実を示す」ことによってのみ、異常にふくらんだ空気に水を差すことができるのだ。だから、危険な空気支配から逃れるためには、事実を事実として示し続けていくことが何よりも必要なのである。

だが、いざ空気が社会全体を強烈に支配してしまうと、「水を差す」ことすら困難になる。実際、戦前の日本には、「戦争するために先立つ金も石油もない」という事実があったものの、そのことを勇気を持って敢然と指摘する者は少なかった。ジャーナリズムこそ事実を事実として伝えるべきだったのに、当時の新聞や雑誌などのマスメディアは、逆に国民を煽って開戦の空気を強化する方向に突っ走っていった。こうして空気支配に「水を差す」者がいなくなると、空気は破裂の極限までどんどんふくらんでいく。破裂とは、「敗戦」そして「バブル崩壊」などのことである。

「呪縛」の問題を考えるとき、この恐ろしい「空気」の存在を考えずにはいられない。空気の支配が呪縛現象を引き起こすからである。そして、「ガン呪縛」もまた同じように、「ガンは悪魔」という強烈な空気支配の中で起きている。これを解くには具体的な事実を示すことによって「水を差す」しかない。地道に淡々と事実を事実として一つずつ提示していく以外に方法がないのである。しかしこの試みは、正直、絶望的ないとなみのようにも思える。なぜなら、日本の医学学会もマスメディアも、ますます「ガンは悪魔である」と「ガン呪縛」を強化しているように思えるからである。

「千島学説」とチョムスキー

そんななか、幸いなことに妻だけはぼくの考えに理解を示してくれた。とはいっても、医師や周辺から届く「早く入院して手術を！」という声に圧倒され、「病院にいかないで本当に大丈夫なんだろうか」と時々は不安な思いや迷いも生じたらしい。なにしろ世の中は圧倒的な「ガン呪縛の空気」で支配されているのだから、それも当然のことだったろうと思う。

妻がなぜぼくの考えに理解を示してくれたのか、そこにはそれなりの背景があった。

結婚前のことであるが、義父、すなわち妻の父が肺ガンで「余命1ヶ月」と宣告されたとき、ぼくはそれに対して小さなアドバイスをした。義父は病院に収容されてすでにガン治療を受けていたから、せめて延命をと願って、千島学説に基づく食事療法を勧めたのである。

しかし普通なら、それを受け入れるのはかなり難しいことだろうと思う。「余命1ヶ月」の末期ガンが、たかが食べ物程度のことで好転するなど、とうてい考えられないからである。それにいざ病院に囚われてしまうと、医師がそんなバカげたことを許してくれるはずもない。しかし、義父が入院した公立病院には義父のいとこが副院長として勤務していて、しかも義父の担当医でもあったために、病院内での勝手なわがままを許してくれたのである。

そんなわけで、義父は病院でガン治療を受けながらも、玄米食や酵素類の摂取、また義兄から送ってもらった丸山ワクチンなどさまざまなことを試みることができた。で、その結果は、余命1ヶ月と宣告されたのに、その後2年半以上延命することができた。義父のいとこである担当医は、強烈な抗ガン剤を使っているのに義父が副作用に負けないで生き続けていることを、ややいぶかりながらも喜んだ。たぶんそれを抗ガン剤の効果と思っていたのだろう。「余命1ヶ月」の宣告は、実はガン治療で体が弱り切ったのを見て宣言したものだったのに、ところが食事療法を始めたとたんに元気を取り戻していったのである。

それはともかく、なぜ妻は「千島学説」を意外とすんなりと理解することができたのだろうか。その理由をあとで聞いてみたところ、青学の英文科時代に英文法学者ノーム・チョムスキーの「変形生成文法」に出会い、その「有機的・生命発生的文法理論」にすっかり感動を覚えて夢中になって学んだことが、「千島学説」の理解を助けたという。

ぼく自身は「変形生成文法」の内容をよくは知らないが、妻の説明によれば、言葉が音声として現れ出るのはその深層に根源的な言語能力があるからであって、そこから表に無限に言葉が現れ出てくる。つまり、意味そのものは深層構造にあり、それが変形規則（受身化規則など）を経て、実際の言葉（文）として表層構造が現れ出るという画期的な文法モデルをチョムスキーは明らかにしたのである。いわば哲学の言う「現象の中に本質が潜み、本質は現象する」、また般若心経の言う「色即是空、空即是色」ということだろう。

この場合、それでは変形規則としてどんなものがあるのかということが議論の中心となるために、チョムスキーの理論は「変形文法」と呼ばれ、またこれは無限の文を生成するための理論という意味で「生成文法」と呼ばれているらしい。

ここで重要なことは、彼が表層的な言葉の構造だけを分析したのではなく、それを現象化させるに至ったその深層構造に触れたことだ。つまり「意味と構造の関係」に目を向けた。言葉というのは表層的な単語の単なる総合ではなく、すべてが深層レベルで絶妙につながりあっていて、だからこそ生命のあるひとつの文として意味と構造が一体になっている。要するにチョムスキーは、言葉を単なる機械論的、構造主義的なものとしてではなく、深層レベルからの発生と有機的つながりとしての文の構造を明らかにしたのである。

生命は複雑で高度な有機的なシステム

ややこしい話になってしまったが、確かに千島喜久男医学博士の「千島学説」とチョムスキーの「変形生成文法」は、ものごとの捉え方、発想の仕方が非常によく似ていると言えるだろう。それはものごとを単純に機械的に分解して表層的な構造を見るのではなく、人体や言葉などを有機的な生命システムとしてトータルに理解しようとする。人体も言葉もたくさんの部品の単なる総合といったものではなく、高度に絶妙に統合された生命のシステムとして見てこそ初めて理解できるものだからである。

しかし現代医学は、複雑な人体を構造的にそれぞれの器官や機能に分解し、それらの単品の異常を病気として考えてその部分を治療しようとする。これに対して「千島学説」は緻密な実験と観察に基づいた「生命弁証法」の立場から人体の生命システムを統合的に考察し、現代医学の根本を引っくり返す全く画期的な学説を発表した。これについては第4章以降で紹介したいが、そこには生命の神秘と驚異を解くカギが見事に提示されている。そして、それこそが「ガン呪縛」の社会的空気に「水を差す」ことのできる厳然とした事実でありながら、この革命的な医学理論は長い間すっかり封印されてしまったのである。

しかし、ぼくが妻にこの「千島学説」の話をしたときに、妻は意外とすんなりとその意味するものを理解をしてくれた。その理由は、それがチョムスキーの「変形生成文法」に酷似したものだったからだった。これら両者の内容は、「複雑系の科学」から見ればごく当たり前のものである。それだけに、いまなら多くの人々に理解されるであろう。生命というのは複雑で高度な有機的なシステムであるだけに、単に構造主義的な立場から単純な要素に荒っぽく還元して理解したと考えるのは非常に危険なことである。実際、現代医学のように分解すればするほど迷路にはまってしまい、治療でもたちまち悪循環に陥ってしまうものなのだ。

そろそろこの章を締めくくらなければならない。

すでに述べたことではあるが、ぼく自身がかつては「ガン呪縛」に陥っていた。その理由は、見るもの聞くもののほとんどが、「ガンは悪魔」というものばかりだったからである。その空気が厚く社会全体を黒雲のごとく覆い尽くしていたし、また周辺で見た数々の悲惨な知人たちの「ガン死」もその空気を強化した。こうなると、なかなかガン呪縛からは抜け出せない。しかし、幸いなことに「千島学説」に出会い、数多くの「ガンの自然治癒」の事例を知ることができたことが、ぼくをやっかいなガン呪縛から解放してくれたのである。

これはぼく自身のことであるが、妻のように「千島学説」を知らず「ガン治癒」を見たことがないケースではあっても、生命的なシステムや環境・生態系などに関心を抱いている人の場合、意外とガン呪縛から解放されやすいようだ。そこにそれを理解するための自分なりの根拠（事実・体験）があるからだろう。妻の場合はチョムスキーへの共感と「変形生成文法」の理解がその根拠だった。さらに「余命1ヶ月」のはずの父親が、食事療法などで3年近く生き延びたことも「呪縛」から解放される新たな事実として加わったことだろう。

このように、小さな事実を積み重ねていくならば、「ガン呪縛」から解放されるときが必ずやってくる。そのためにはしっかりとした医学的な根拠が不可欠となるが、それには「千島学説」がある。そして「現代医療によらぬガンの完治」の新たな事例の一つに、「ぼく自身の治癒例」も加えることができたらと思う。

とは言いながらも、これは決して「治癒しました！」という立場から書いているものではない。それだけにまだ不確かであり、完治の終着駅がはっきりと見えてきたわけでもない。しかしぼくにはいま、自然治癒への確かな予感と確信がある。だからこそ「早く入院して手術を！」と勧められても、自分の中の「ビー・フルートフル」のメッセージに素直に耳を傾け、「完治」という実を実らせようと思うのだ。そして、そこから頑強な「ガン呪縛」に、たとえ小さなものではあっても風穴を開けたいと思っている。

第3章　されどガンを侮《あなど》らず

たとえ「遠隔転移」があっても大丈夫

5月にガン宣告を受けたぼくは、医師や周囲の人々が勧める手術を拒否し、その後もそのまま仕事を続け、ほぼいつもどおりの生活を送ってきた。ただ数々の検査の結果、もしも遠隔転移が見られたなら、そのときは開き直って仕事に休止符を打ち、「究極の治癒の旅？」に出ようと思っていた。ストレスがガン化の最大原因と考えていただけに、絶えず締め切りに追われる仕事などから一時離れるのがベストと思ったからである。

万が一、脳や骨、肺、肝臓などへの「転移」があったなら、ぼくの体はかなり酷い状態に追い込まれていることになる。そのときは、まずは身体と心に休息を与え、そこから治癒への一歩を踏み出していかなければならない。それには仕事も断念しなければならないだろう。仕事を休んでしまえば経済的にも支障を来すが、それもある時期はやむをえない。

「3b期」のガン宣告に加え、さらに検査で「遠隔転移」が認められ、「末期」と再宣告されたなら、正直これは大変なことである。しかし、それでもぼくには「大丈夫」という確信があった。なぜならガンは外部から侵入した悪魔とは違い、細胞のガン化は、意味あって自らの内側で起こっているものなのだ。だから、その内なる環境を変えることができるなら、たとえ時間はかかっても「ガンの治癒」は起こりうる。大事なことは慌てて手術をしたりガン治療に走るのではなく、自らの内部環境を一変させることだとぼくは考えていた。

問題は、いったいどうしたらそれができるのか、そのことに尽きる。これに関しては追々書いていきたいが、まず必要なことは、自分の置かれている状態をできるだけ正確に知ることだった。果たして「遠隔転移」はあるのかどうか。それしだいでぼくの出方も決まってくる。その意味でも医師が勧めた数々の検査結果が、当初のぼくの最大関心事だった。

その結果は、すでに書いたとおりシロだった。乳首のガンは「3b期」ではあっても、他所への「転移」は見られない。それが分かったとき、正直ホッとすると同時に、心のどこかでちょっとガッカリする気持ちも湧いてきた。というのも、全身転移の末期ガンからの治癒のほうが「劇的」に思えたからである。それに、もしもぼくが絶望的な状態からガン完治を果たしたとしたら、多くの末期ガン患者に大きな希望を与えることができるだろう。そんな思いがチラリと心にうごめいたとき、ほんの一瞬ではあったが、「転移なし」の結論に小さな失望感を抱いたりもした。

「治療」でなく「治癒」への道

こんなことを書くと、たぶん強がりと受け止められるにちがいない。確かに、何の根拠もなくそう思ったのだとしたら、それは単なる強がりに過ぎず、さらに言えば無知からの脳天気な楽観、つまりバカでしかないだろう。しかし、ぼくには「千島学説」という確かな医学的根拠があった。これは30年以上も前からぼくが密かに関心を抱いてきた画期的な学説である。そして、いまこそそのことを一冊にまとめてみたいと思っていたその矢先、ぼく自身にガン宣告が下された。それだけに、どうせなら「末期症状」からの「劇的な治癒」を実証してみたいという奇妙な気持ちもあった。だからこそ「転移なし」に対して、小さな失望感がわずかながら顔をのぞかせたりもしたのだった。

それはさておき、「転移なし」の結論を得たぼくは、そこからその後の治癒計画を立てた。といっても「末期」ではないのだから、それほどあわてて一大決心をするまでもないだろう。このぶんなら仕事はこれまでと変わりなく続けることができるし、生活習慣を根本から大きく一新するまでもないだろう。ただ、食べ物だけは気をつけるようにし、かつてのような根を詰めた徹夜仕事はできるだけ避けるようにしようと思った。

この章では、ぼくが始めたガン治癒の概要について触れてみたいが、「治癒計画」を立てたのは、当然のことながらガンをそのまま放置してはいけないと思ったからである。病院での手術やガン治療は避けても、ガンを放置しておいていいわけではない。なぜなら、ガンが明らかに体の異常を知らせてくれているのだから、そのメッセージを軽視したり無視するわけにはいかない。そのまま放置しておいたら、それこそやがて死に至るだろう。「ガンは恐くない」とは言いながらも、その意味は「適切な治癒対策を施すなら」という条件付きのものである。そして、ここでのキーワードは「治療」ではなく「治癒」である。

問題は「適切な治癒対策」とはいったい何か、ということだろう。それが分かればガンも恐くはない。それこそ養老孟司さんではないけれど、「がん？　あっ、そう」で済ますことができるわけだ。しかし現実は、ガンを宣告されると、どうしてもあわてて病院でのガン治療にのめり込みがちだ。とはいえ最近では、手術の効果への疑問や抗ガン剤の恐ろしさが少しずつ浸透してきたためか、免疫力を低下させるガン治療はできるだけ避けたいと考える人も増えてきたようだ。そこには『患者よがんと闘うな』の著者、近藤誠医師の影響や、「免疫力」を重要視する安保徹医師、また帯津良一医師を初めとするホリスティック医学等々が果たした役割も非常に大きい。いまや日本の医療の現場でも、手術や抗ガン剤投与などへの疑問が徐々に広がり始めてきているのである。

「がんなんか笑っちゃえ！」

「ガンは恐い」と考えて、ガンそのものよりもっと恐いガン治療に走るのも恐いが、ガン治療が恐いからといって中途半端な治療でお茶を濁すのもまた恐い。要するに、「適切な治癒対策」を施さない限り、やっぱりガンは恐いのである。というわけでこの章は、「されどガンを侮らず」という視点からガン治癒について考えてみることにしたい。

まず紹介したいのは、インターネットで見つけた「がんなんか笑っちゃえ！」という「タッチーさん」のサイトである。この方は２０００年の春、不正出血に驚いて病院で検査したところ、子宮頸ガンの宣告を受けた。ステージは１b期の初期ガンだったため、医師からは手術することを勧められた。しかし「手術だけは絶対にいや！」と思ったタッチーさんは、『患者よ、がんと闘うな』の本に共感し、近藤医師の治療を受けるためにあえて病院を変え、放射線治療に取り組んでいく。ガン告知から1ヶ月後の6月初旬のことだった。

タッチーさんは通院治療するつもりだったが、副作用の下痢の恐怖に怯えて6月末に入院し、7月21日には放射線治療がすべて無事に終了した。そして、退院してＭＲＩ検査を受けたところ、ガンは元の大きさの8分の1にまで縮小していた。放射線治療は一応の成功である。

とはいえ、ガンのすべてが消えたわけではない。実際、その後、

「外陰部は痛痒くてかなり辛い。汗疹もひどくなっている。治ったはずなのに、組織診のあとの出血が長引き、ナプキンかぶれで尚更ひどくなったようだ」

とタッチーさんは書いている。それでも「放射線治療成功」ということから、タッチーさんは10月に「快気祝い」を持って職場に復帰し、退院から3ヶ月後に再びＭＲＩ検査を受ける。すると、組織に異形が見られたため、今度は別の医師から手術が勧められた。放射線治療

はもうこれ以上できなかったからである。失望したタッチーさんは、HPに書いている。

「ここまで来て今さら手術をしなくちゃならないなんて!

今までの半年は何だったの?ゼロからではなく、マイナスからのスタートだ」…と。

タッチーさんは「快気祝い」を「全快祝い」と信じたかっただけに、そのショックは当然のことながら非常に大きかった。

「全快宣言」はしたものの…

その後の体調は一進一退を繰り返し、翌2001年2月下旬に病院を訪ねると、MRIの結果は「ガンが増大している可能性がある」というものだった。放射線治療でいったんは8分の1まで縮小したガンが、再び大きくなってきているらしいというのだ。そして迎えた「ガン告知1周年記念日」に、タッチーさんは「手術」と「放射線治療」の心の問題を夫とじっくり話し合った。が、懸念していたガンの増大は、幸いなことに単なる杞憂に終わった。

「腫瘍は残存するも、大きさに変化なし。リンパへの転移もみられない」というのである。

しかし、それでもガンが完治したわけではない。だが、ガンにすっかり振り回されてきた1年間を振り返り、タッチーさんは次のように「全快宣言」をする。治療終了後の「心のあり方」が何よりも大切と考えたからであった。

ここに、高らかに全快を宣言します。
「わたしのがんは、治りました！　みなさん、ありがとう！」
少しだけ、気持ちが楽になりました。少しだけ、世界が色づいて見えてきました。
今まで「がん」に振りまわされていた時間を何にどう使ったらいいのか、
これからじっくり考えることにします。
（がん告知から1年目　２００1年5月20日　記）

そう宣言しながらも、タッチーさんはどこか後ろめたいものを感じていた。彼女は比較的楽といわれる放射線治療を選んだからである。そして言う。

「がん」とは苦しみながら闘って勝つものだという非難の声が、
どこからともなく聞こえてくるような気がしました。
もっと辛い治療に耐えなければ、「がん」は決してわたしを許さないだろう。
「がん」を甘く見すぎているんじゃないだろうか。
この治療法で、本当に良かったのだろうか。
取り返しのつかないことをしてしまったんじゃないだろうか。
そう思うと、情けなくて切なくていらだって、
不安な日々を過ごすことになってしまったのです。

ふと迷いも生じてきたりして

『患者よ、がんと闘うな』の本を読んで共感し、あえて病院を変えて放射線治療に運命を託したタッチーさんは、ここにきて「ガンとは、苦しみながら闘って勝つものではないか」と、ふと迷いが生じるようになったのだった。しかし、自らが行ったその選択を、「これで良かったのだ」と一方で確信するようにもなる。というのも、

「後戻りはできないのです。振り返らず、前を向いてしっかり歩いていこうと思います。再発や転移は怖いけれど、笑っていれば、きっと大丈夫・・・。

これからは、もっと自分に素直に、自然体で生きていきたい！」

「がん」を宣告されても、あした死んでしまうわけではありません。

じっくりと腰を落ち着けて、自分に一番あった納得できる治療法を、自分自身で選びましょう。後悔しながら残りの人生を送ることがないように・・・。

さあ、みんなでがんなんか笑っちゃいましょう。


しかしタッチーさんのこの「笑い」は、やっぱり空元気に過ぎなかったようだ。ＨＰを読み進めていくと、「全快宣言」をしたその日に口からの出血があり、それがだんだんひどくなっていく。そして6月に入るや右鎖骨リンパに腫れを発見、リンパ節が腫れていたのだ。

7月に入ると、今度は胸にしこりを感じた。さらに8月下旬には、

頭が痛い。右耳がスッキリしない。首が太くなってきた。あっちこっちに、しこりができてきたような気がする。胸のしこり、押すと痛い。前より大きくなっている。胸骨のリンパのしこりか、乳がんか。「転移かもしれない」って、忘れていたのに思い出しちゃった。ほんとに、死んじゃうのかなあ。いつなのよ。どういう風になるんだろう。少しずつ弱るのかな。いきなり倒れるのかな。どうしたらいいの。何も治療できないの。夫が、可哀想過ぎる。早く知りたいけど、怖い。から元気も、ちょっぴり、疲れちゃった。

密かに死を覚悟して「おれいの章」

その後のタッチーさんは、心のどこかで密かに死を覚悟したようだ。実際、夫婦で旅行に出かけたり、大学時代の友人と会ったりもした。それから迎えた秋は、メランコリックな気分がいっそう深まっていったようだ。タッチーさんは不安にさいなまされながらさまざまな検査をし、そしてその結果がついに10月10日に明らかになる。

検査結果は、「両肺に小結節影が多発しており、肺転移の所見。気管前リンパ節が腫大しており、リンパ節転移を示唆。左仙腸関節に強い集積を認められ、転移が疑われる」というものだった。「それで、これからどうすれば？」という質問に対して医師は、

「今の段階で考えられることは3つ。治癒のための治療、延命のための治療、そして対症療法です。まず、治癒は見込めません。1ヶ所だけ治療しても意味がありません。延命となると抗がん剤ですが、それはやめた方がいいでしょう。苦しんで長く生き続けても、辛いだけだと思います」


と、つれなかった。これは、タッチーさんが現代医学から見放された瞬間だった。

10月10日に絶望的な検査結果を受け、その後のタッチーさんは猛烈な寂しさに襲われたり、たまらなく心細くてなってパソコンの前から動けなくなったりもした。そんななか家族で食事に出かけたり、カラオケで久しぶりに歌ったりもしたが、それもただ寂寥感を深めるだけだった。そのころから代替療法に関心を寄せ、講演会に出かけてささやかな希望を抱いたりもしたのだが、何かがあるとまた憂鬱になる。

そして11月を迎えるや、タッチーさんはHPに「おれいの章」を書き込んだ。


生き様や死に様を、大勢の人が見守っていてくれる。ただそれだけのことがとても大事。

わたしを絶望や孤独の淵から救い出だしてくれる。ありがとう。ありがとう。

…HPをご覧になっている皆様へ…みなさん、ご心配をおかけしてすみませんでした。

掲示板やメールでのたくさんの励まし、ありがとうございました。

おかげ様で、こんなわたしでも、冷静に現実を受け止めることができました。

「終わらなかった日記」の転移騒動は、残念ながら、「治る見込みはない」という最悪の形で、一応、幕を閉じようとしています。本当に悲しいです。これでは話が違います。作者は大喜劇を書くつもりだったのですから。でも、まだまだこれからです。

わたしは、何も後悔していませんし、何も諦めてはいません。

HPや掲示板は、今までどおり続けていくつもりです。自分のために、そして誰かのために。みなさん、これからも、ずっとおつきあいくださいね。よろしくお願いします。

あっ、それから、今はとっても元気です。(2001年11月7日　記)

自分のホームページの読者に「おれいの章」を書き込んだタッチーさんが亡くなったのは、翌2002年7月22日。それは「ガン宣告」を受けてから2年2ヶ月後のことだった。

しかし、タッチーさんのHPは今もそのままアップされていて、この2年余りのタッチーさんの不安や希望や苦しみや喜びの心に記録が、いまなお多くの人々に読み続けられている。

そのトップページを飾るのは、タッチーさんの娘さんによる代筆である。


このHPへお越し下さりありがとうございました。

残念ながら、2002年7月22日午前6時、こちらの世界とはお別れしました。

突然のことで驚かれた方もいらっしゃるかと思います。

私のホームページをご覧いただければ、私が考えていたこと、たくさんの思いがお伝

えできることと思います。美人薄命とはよく言ったものです・・・笑
正直まだ生きていたかったですが、充分すぎるほどの幸せを与えて下さった仲間、友達、家族にとても感謝しています。

悔いはありません。私らしくいさぎよく逝きます!!

皆様も今日は私のために泣いて、明日からはケロっとして下さい。

でも、たまには思い出してね。ありがとう・・・

1b期の初期ガンだったタッチーさんは、手術を拒み放射線治療を選んだ結果、ついに帰らぬ人となってしまった。これに対して多くの医師たちは「初期ガンなら手術をすれば治ったのに…」とその死を悔しがるだろう。タッチーさん自身も、そう思うことがあった。「とりかえしのつかないことをしてしまったんじゃないだろうか」と…。この場合「適切な治療法」とはいったい何だったのか、手術か、抗ガン剤か、放射線治療か。現代医療では選択肢がわずか3つしかない。しかもそのすべてが「ガンとの闘い」の武器選びの範疇のものである。

「戦争思想」に立つガン治療

ここにタッチーさんの無念の死を長々と紹介したのは、彼女が「ガンとの闘い」を避けたいと願い、「がんなんか笑っちゃえ！」と大らかな気持ちでガンと向き合ったにもかかわらず、わずか2年余りで悲しくも戦死してしまったからである。その闘病ドラマは、胸が絞られる

ほどに心が傷むブラックユーモアだ。「闘いたくない」というのに結局彼女は闘わされ、そして、無惨にも闘いに破れた。それもそこに、大変な錯覚があったからである。

その錯覚とは、たとえばメスで体を切り裂き、ガンを除去する手術が刀やマサカリで戦う戦闘方法だとしたら、抗ガン剤治療は手当たりしだいに毒ガスを撒いたり、空から絨毯爆撃をするようなもの。そして放射線治療は、レーザービーム銃であっという間に敵を焼き殺すようなものといったイメージから発生したのかもしれない。つまり、マサカリや毒ガスで戦うのは野蛮で残酷きわまりない戦争だが、最新鋭のレーザービーム銃やコンピュータを使ってのピンポイント攻撃なら、敵にさほど苦しみも与えずに瞬間的に殺せるから「人に優しい」といった錯覚があったのではなかろうか。

なるほど、ガン細胞の殺し方はそれぞれに違うが、たとえ放射線治療がガンを瞬間的に殺すとは言っても、だからといって「人に優しい」とは絶対に言えない。殺す方法は違っても、それはあくまでも「ガンを敵視して殺す戦争」なのだ。だからこちらが敵意をむき出してガンに総攻撃をかければ、手元が狂って罪のない大勢の市民まで間違えて誤射してしまう。そして戦闘に巻き込まれた多くの市民たちの激しいその恨みが、結局は体全体に広がってしまう（再発・転移）のである。

タッチーさんの戦死はまさにそのようだった。最初のガンは8分の1まで縮小したというのに、あっというまに肺や胸など全身に広がった。もしもタッチーさんがガンとの闘い（放射線治療）をせず、文字どおりガンと大らかに「笑って」付き合ったとしたならば、ガン宣告からわずか2年で亡くなってしまうというようなことはありえなかっただろう。というのも、タッチーさんは「1b期」の初期ガンだったからである。

ガンと闘いたくなかったタッチーさんが願ったのは、「おれいの章」を書いたころから関心を持ち始めた代替療法のような穏やかなものだったかもしれない。

「1期から一気に末期だなんて、ダジャレみたい」と10月末に書き込んだタッチーさんは、「きょうから体に悪いことはいっさいしないことにする」と決意して、HPの中で「代替療法とは」「わたしはベジタリアン」という新しい連載を始めた。しかし、その後も体の不具合と不安が続いたためか、２００２年4月に再び入院し、再び放射線治療が開始された。タッチーさんは心身ともに深く傷つきながら、なおも戦場に出向いて戦い続けたのである。

「1期から一気に末期」へとステージを飛躍させたものとはいったい何か。

それは「窮鼠《きゅうそ》猫を噛む」ではないが、強力な軍隊の有無を言わさぬ無差別攻撃に市民が憤り、一気にテロリスト化、ゲリラ化して反撃に出たようなものかもしれない。「戦場」では、怒れば普通の市民でさえ武器を持ち、やがてゲリラ化、テロリスト化して戦いに転じる。戦場とは、決着がつくまで敵と味方が殺し合いを続ける場なのである。

それが分かっていながら、なぜ現代医療は「ガンを殺そう」とやっきになるのだろうか。いまの病院医療を乱暴な言い方でたとえれば、マサカリや刀でやっつけられる相手なら勇猛果敢に斬り込んでいき（手術）、それが無理なら毒ガスや絨毯爆撃で「敵」が集まっていそうな場所を襲撃し（抗ガン剤治療）、時と場合によっては最新鋭の兵器を使ってピンポイント攻撃をする（放射線治療）といったものだ。

その基本的な戦略思想は、敵（ガン）を殺す「戦争」であり、その戦術にはいろいろある。

しかしいずれにしてもそのガン治療は、「戦って勝つ」というものだ。

ガン治療のこうした戦略戦術は、すべて「ガンは悪魔」という見方から生まれ出ている。ガンは疫病神《やくびょうがみ》にして危険な殺し屋であり武装ゲリラ、だから、その存在が体内に認められた以上は徹底的に攻撃して殲滅するしかない。しかし、それは本当だろうか。いや、その見方、考え方が根本的に間違っているからこそ、いまだにガンが「死に至る病」として君臨し続け、年間32万人もの戦死者という不幸を再生産し続けているのではなかろうか。

その証拠に、いつのまにかガンが消滅したという事例が多々見られる。すでに紹介した上海のBさんもそうだったし、札幌のFさんもそうだった。その他にもそれぞれの代替療法で数多くのガン完治がはっきりと確認されている。ということは、たとえガンが「悪魔」だったとしても、その悪魔にも「改心」の余地があるということだ。凶悪と思われているテロリストも、状況しだいでは普通の市民に戻ってしまうのである。

この事実は、「ガンは悪魔」という現代医療の大前提を根本から引っくり返してしまう。もし、「悪魔」に「改心」の余地があるとしたら、なぜ医療はその道を進まないのだろうか。いや実際には、さすがに「戦争思想」の愚かしさに気づいたらしく、ホリスティック医学や免疫療法など、さまざまなガン治療が社会にはあふれ出してきた。代替療法が広がってきたのもそれゆえのことだろう。とはいえ、そのほとんどがいまなお古典物理学的な古めかしい生物理論・医学理論に基づいている。だが、そこに足場を置く限り、急増するガン患者や難病患者に希望の出口はないと言わざるをえない。

それでは、いったいどこに希望の出口はあるのだろうか。それについては次章で論じることとして、ここではぼくが選んだ「治癒への旅」を簡潔に述べてみたい。

ぼく自身の「治癒への旅」

「されどガンを侮らず」のタイトルどおり、ぼく自身は「ガンは恐くない」と思い、逆にガン宣告を「ラッキー！」とは思ったものの、決してガンを侮ったわけではない。右乳首が大きくガン化したのは明らかに体内の異変を告げる症状であり、それだけにそれをそのまま放置しておいてはいけない。ガンはあくまでも治癒しなければならないのである。

そこでまず食事を切り替え、二十代にやったように玄米を食べようと考えた。ぼくがそう言うまでもなく妻も同じように思ったらしく、さっそく圧力釜で炊いた玄米が出てくるようになった。ただ、長い間歯がひどい状態になっていたために、十分に咀嚼することが難しい。そんなこともあって歯科治療が終わるまでは、粥のように柔らかく焚いた玄米がぼくの一応の基本食になった。正直、これだけでも時間をかけてやってさえいけば大丈夫と思ったが、数年前から分子生物学や「糖鎖の科学」に興味を持って調べてきた経緯もあったため、これを機に糖質栄養素や酵素などもできるだけ摂取するようにした。また微量元素（ミネラル）も生体に不可欠であることから、その補給にも努めることにした。このほか、そのころ仕事でちょうどラッキーな出会いがあり、プロポリスに関してもタイミングよく格好の情報やモノを入手することができた。そこでさっそく、これも同時に試してみることにした。5月下旬にガン宣告を受けたぼくは、こうして玄米食を基本としたいくつかのメニューを用意して、とにかく「治癒への旅」に旅立ったのだった。

以上は、危険信号が点滅している体内環境を徐々に変えていこうという試みであるが、これだけではやっぱりそれなりの時間がかかるだろう。もっとも、ぼくのは乳首の脇にできたガンであり、日常生活に別に支障があるわけでもなかったから、時間がかかったとしてもさほど大きな問題はない。しかし、ほとんど末期に近い「3b期」と診断されて「遠隔転移」が心配されているのだから、心配してくれている家族や周りの人たちのためにも、少しでも早く効果的に体内環境を変えていきたいとも思った。

そこで、その効果を高めるために、整体指圧をやってみようと思い立った。というのもぼくの日常は、取材で出かける以外はパソコンの前に座っていることが多く、いつのまにか姿勢がおかしくなっていることが多かったし、腰にかなり負担がかかっているとも思っていたからである。背骨が歪むと神経系にも支障が生じ、その結果、臓器や体の機能にも影響が及ぶ。これを正すには体内環境を整えることだけでは限界がある。そう考え、どこかにいい整体治療院あったら、この際ぜひ通ってみたいと思ったのである。

整体指圧に関しては、かつて不思議な人のやっかいになったことがある。その人小原弘爾さんは、交通事故で全身マヒという酷い状態に陥ってしまったものの、看護する人の手を借りて体を起こしてもらい、背骨に体重をかけながら柱の角に丁寧に押し付け続けた結果、見事に健康を回復したという強者《つわもの》だった。つまり、背骨を柱の角を使って矯正することで神経を回復させ、ついに普通の暮らしができるまでに健康回帰したのだ。

そんな小原さんは、「元気になれたのもすべて神仏のおかげ」と考えたらしく、その後北海道神宮で奉仕するようになった。その小原さんが札幌にいたときに、ぼくは体調がおかしくなるたび背骨の矯正をやってもらっていたのである。

小原さんが足や背骨に手をかけると、まず大きな生あくびがいくつも出る。それにつられる格好で鼻水や涙がどんどん誘い出され、さらには咳や汗、ときには腸に溜まっていたガスなども連発する。それはまるで、体内に深く押し込められていじけていたエネルギーが、あらゆる出口を求めて噴き出してくるかのようであった。そして、蓄積されていたものがいったん外に出されてしまうや、気分がすっきりして、体もぐんと軽くなる。小原さん流の気功整体は、体の悪い部分（患部）を治そうとするのではなく、足や背骨を矯正することによって、体内に蓄積された歪んだエネルギー（邪気）を外に吐き出させるものだった。

小原さんのその技術はやがて東京でも評判になったらしく、東京の知人から呼ばれて数年後に引っ越していった。そして、東京を中心に多くの人々を手がけるようになるが、そのなかにはたくさんの医師たちも混じっていた。要するに、現代医学ではどうしようもない病気に苦しむ医師たちが、なんと小原さんの手にかかって元気になっていったのだ。この事実は、背骨の矯正だけでもかなりの効果があることをはっきりと物語っている。それを知っていただけに、ぼくも札幌で誰かいい人を見つけて整体指圧をやってもらおうと思ったのである。

というわけで、ガン宣告を受けたあと、さっそく友人の写真家に電話を入れた。友人から「面白い人がいるよ」と、以前聞いたことがあったからだった。整体指圧は施す人によって効果が違ってくるから、治療院や人を選ぶ必要がある。そしてそれには、確かな人を紹介してもらうのがいちばんだ。そんなわけで友人に相談してみたのだったが、友人はぼくがガン宣告を受けたことを知って驚きながらも、自らが通っている治療院を快く紹介してくれた。

「足もみ整体」

「善は急げ」ということで、さっそくその治療院を訪ねてみることにしたところ、友人もいっしょに同行してくれた。地下鉄円山公園駅のすぐ近く、個性的でしゃれたビルの2階にその治療院はあった。広々とした室内には治療用の大きな椅子4セットと、整体用の個室等がレイアウトされていて、そこでは4人が黙々と足もみや整体などにいそしんでいた。

友人が同伴しての紹介ということもあってか、ぼくに対してはこの治療院の創設者、鈴木弘勝さんがまず対応してくれた。その看板「鈴足法治療院」の「鈴足《りんそく》」は、創設者の名前に由来する。しかしその流れは、台湾に発した「若石《じゃくせき》健康法」にしっかりと根ざすものだった。

若石とは、スイス生まれのカソリック神父、ジョセフ・オイグスターの中国名で、この健康法はジョセフ神父が中国古来の医療法を引き継いで新しく開発したものという。なのに「鈴足法」と称するのは、若石健康法を治療の軸としながらも、鈴木さん独特の気功術や体皮治療等がそれにプラスされていたからである。

「若石健康法」の特徴の一つは「新観趾法」で、これは足と脚部を見ただけでその人の健康状態を即座に判断するものである。実際、鈴木さんは黙ってぼくの足を触りながら、足に現れ出た兆候を克明にチェックし、紙に印刷された足の図にどんどん赤ペンで記入していった。そして、全部チェックし終わった後で話してくれた健康状態を聞いたとき、そのあまりもの的確さにぼくはすっかり度肝を抜かれてしまった。さらに驚いたのは、「足は体の窓・全身の縮図」と言われるが、乳ガン部分に対応する足の甲の部分が病的な色を帯びてむくんでいたことである。また、その足の甲や乳ガン部分とつながっているくるぶし上位も、やはり楕円を描いて半ば壊死《えし》状態になっていた。なんと乳ガンの異常状態がそのまま正直に足に現れ出ていたのである。この一例だけをとっても、体の臓器や機能がいかに緻密に巧みにつながり合い、全身の健康状態がいかに鮮やかにそのまま足に現れ出ているかがはっきりと分かった。

足による診断が終わったあと、さっそく足もみが始まった。まず左足から入念に鈴木さんが指や手を使って押していく。体の異常とつながっているポイントを押されると、悲鳴を上げたくなるくらいに痛い。しかし、変に悲鳴を上げては大人げないと思い、痛さを「痛快さ」に昇華して、頭のてっぺんから天空に向けて吐き出すようにイメージした。

足もみが終わったあと、右足上部の乳ガンに対応する部分がそこだけ鮮明に赤くなり、小さなブツブツがいっぱい現れた。またくるぶしの上位部分にもちゃんと変化が現れていた。そのぶん乳ガンにもそれなりの刺激が伝わり効果もあったのであろう。そのあと「鈴足法」

独特の体皮治療と整体、気功等々が施され、2時間以上にも及ぶ最初の治療が終了した。

鈴木さんが足もみと気功術、体皮治療でやろうとしたものは、「気と血の循環」を良くすることであった。気血循環が良くなれば、おのずと治癒力も高まっていく。それは免疫力を高め、その結果、体自体が異常なところを修復し始めていく。そうなってくれたらしめたもので、体内異常を知らせてくれたガンもやがてミッションを終えて消えていくことだろう。その意味で足もみは、ぼくがすでに始めていた「食」などによる内的環境の改善と相まって、一段と治癒効果を発揮してくれるにちがいない。それがぼくの目論見であった。

「気血」の正常化を目指して

ぼくが足もみによる「気血循環」にトライしたもう一つの理由は、それが千島学説にも深く合致するからである。千島学説については次章で触れることにしたいが、ガンはそれ自体が恐いのではなく、そこに気血の異常が現れているからこそ無視できない。そして、その異常を修復するには「気血の正常化」を促さなければならない。

ガンに対するこのような見方は、現代医学からすれば「とんでもない噴飯《ふんぱん》もの」と笑い飛ばされ侮蔑されるであろうが、千島博士は特に「血液」に関する画期的な学説と数多くの観察データを提示することにより、血液の重要さを訴えた。ただ千島学説はあくまでも医学理論であって、臨床での具体的な治癒方法を示したものではない。しかし、その理論さえ理解できれば治癒方法もおのずから導き出され、ちなみに断食によるガン治療が医師の指導のもとで行われていたりもする。実際、断食でガンが治癒した事例も数多く、また、「足もみ」だけでも驚くほどの効果が出ていることを知らされたが、それもきちんとした医学学説（千島学説）に裏付けられてのものなのだ。というわけで、千島学説を実証するためにもと、ぼくは「足もみ」にトライしたのだった。そして、そんな願いに鈴木さんもしっかりと応えてくれた。

本書は「若石健康法＆鈴足法」が主題ではないので詳しいことは省かざるをえないが、その後の「足もみ」でも楽しい発見、嬉しい兆候に次々と恵まれた。鈴木さんが他の患者にぼくのことを「この人、乳ガンです」と紹介することもあって、乳ガン患者3人が横一列に並んで「ガン論議」に花を咲かせたこともあった。もちろんぼく以外はご婦人である。「たかが足もみ」でありながら、「されど足もみ」であり、足もみが不思議なくらい自己治癒力を高めてくれることを、こうしてぼくはその治療院で体験することができたのである。

「若石健康法」については新たに別の本を書きたいくらいだが、ぼく自身が目撃した「されど足もみ」の、目を見張る事例を一つだけ紹介しておきたい。それは、ぼくにこの治療院を紹介してくれた写真家の友人のケースで、半年前の健康診断の時の病的なデータが、わずか1ヶ月の集中的な足もみですっかり大きく変わってしまったのだ。実際、「足もみ一ヶ月後」に実施したという検査結果を見せてもらったところ、血糖値をはじめすべての病的な数値がめでたくきれいに正常化していた。その人とは何度か治療院で顔を合わせたのだが、最初のころの顔つきや体つきが、一ヶ月後には見違えるように変わっていた。顔も体も凛々しく引き締まって、高々一ヶ月の集中治療でありながら体重も8.5キロ減になったらしい。

「論より証拠」とはよく言ったもので、「ビフォーアフター」には威力がある。いくら能書きをたれても「証拠」がなければうさん臭く思えてしまうが、「見た目」と数値がこれだけはっきり違ってくると、それが何にもましての証拠となる。そして、その「証拠」はその人の職場や友人たちに対して大きくものをいったらしく、その後同僚や紹介された人たちが次々と治療院を訪れてきた。

ぼくの場合の「アフター」は、いったいどんなふうになるのだろう。3.5×2.5センチの乳ガンは、果たして縮小して消えてくれるだろうか。それを見届けることができればハッピーだが、それまでにはいろいろな現象が現れてくることだろう。ぼくの場合は、まずその「治癒反応」を確認することである。

全身が見事な「湿疹の花畑」と化す

「足もみ」を機に、その直後から驚くほどの治癒反応（好転反応）が噴出した。どうやら糖質栄養素や微量ミネラル等による内部環境対策と、足もみ整体による外からの痛快な刺激が爆発的に相乗したらしい。特にそれがはっきりと現れ出たのは足もみ整体2回目以降のことで、6月からの1ヶ月以上にわたって、ぼくの体は全身が見事な「湿疹の花畑」と化した。

湿疹といえば、ぼくが生まれて初めて病院に入院したのは湿疹に襲われたからだった。それは2000年の夏のこと、有珠山が噴火して周辺の住民が苦しんでいるのを知り、激励のために小野田寛郎夫妻を現地に案内したときに、なぜか体に突然湿疹が噴き出したのである。

有珠山噴火見舞いのときはまだ予感的なものにすぎなかったその湿疹が、その後急激に全身に広がっていった。それはもうあまりにも酷い状態で、痒くて痛くてたまらない。掻けばさらに痛みと痒さが増し、ぼくはまるで旧約聖書のヨブのようにもがき苦しんだ。そして、ついに入院せざるをえない状態にまで追い込まれたのである。

病院治療では、毎日毎日全身にステロイド剤が塗り続けられた。ステロイド剤は皮膚病治療に飛躍的な効果をもたらしたと言われる薬剤だが、効果があるぶん副作用も大きい。それも時間を経て副作用が複雑に現れてくると言われていただけに、ぼくとしてはステロイド剤を使いたくはなかったが、いざ病院に駆け込んだ以上は医師の治療に従わざるをえなかった。

病院でのステロイド剤治療によって湿疹の苦しみからは解放されたものの、それは症状を体の深部に抑え込んだにすぎなかった。湿疹が突然噴き出したのにはそれなりの理由があったわけだから、本当はそれを見つけ出して原因の除去解消に努めるべきだったと思う。しかし、そのときはあまりもの痛みと痒さに耐えかねて、対症療法的なステロイド剤治療に身を委ねてしまったのである。そんな苦い経験があったこともあり、「足もみ整体」を機に全身に一気に湿疹が噴き出したとき、今度ばかりはそれを外に出し切ろうと心がけた。というのも、湿疹もまたある意味での治癒症状であり、内なる異常を外にすっかり吐き出してこそ、本来の健康体に帰り着くことができると考えたからである。

とは言っても、ひどい痒さと痛さに耐えるのは大変なことで、何とかそれを昇華できる方法はないものかと思案した。そんななか、友人にもらったグラファイトシリカを痛痒い部分にあてがうや、ひどい痛痒さがやがて穏やかに鎮まることに気がついた。グラファイトシリカというのは北海道の上の国という町で採掘されている真っ黒な岩石で、いまや岩盤浴などに盛んに利用されており、なるほどそこには不思議なパワーが潜んでいる。ただ、この方法では全身を同時に癒すことができず時間もかかるため、もっと簡単な方法はないものかといろいろ試してみることにした。

その結果、熱いシャワーを浴びると痛痒さがひときわ鮮明化し、思わず「ううーんっ」と唸らざるをえないほどの鈍く重々しい苦しみの感覚に襲われるものの、それにじっと耐えて越えると不思議なくらいに痛痒さが消え去って、爽快な気分になれることを発見した。

シャワーなら、温度調節も思いのままだし、体のどこにでも自由に浴びせ掛けることができる。ただ問題は、痛痒さが消えていてくれる時間に限りがあるために、再びたまらなく痛痒さを感じたらまた風呂場に駆け込まなければならない。しかし、それくらいのことはおやすい御用ということで、ぼくは一日に何度も風呂場に駆け込むことにより、湿疹の痛痒さを熱いシャワーとグラファイトシリカで越えていった。

こんなことを医師に話したら、それこそ笑われ、呆れ返られるばかりでなく、「危険なことをしちゃいけないよ」とむしろ本気で心配されたことだろう。しかし、ぼくの体は、湿疹が噴き出ることとの意味をちゃんと知っていた。実際、熱いシャワーの痛快感は全身にはっきりと心地よさを蘇らせてくれたし、やがて湿疹も徐々に消えていったのである。

それにしても、いきなり全身が湿疹の嵐に襲われたのは驚きだった。湿疹はガンのある右半身に特に激しく現れ出たし、顔ではその反対側の左目周辺が厚ぼったく腫れ上がり、目が開けられなくなるほどまでになったりした。神経系統は首を境に左右交差しているが、湿疹や腫れなどの現れ出方を見ると、なるほどなぁと思わず合点させられたものである。もちろんガン部分とリンクしている右足の一部やくるぶしの上位も、熱いシャワーを浴びるとくっきり赤く浮き出してくる。体全身はまぎれもなくリンクし合い、それぞれに反応し合い、刺激を与え合っているのである。

波状的に繰り返す好転反応

こうしてぼくは6月からの日々を、糖質栄養素や微量ミネラル、プロポリス等の摂取で内部環境を整えつつ、週に約一回の足もみ整体を続け、その掛け算によって出る爆発的な湿疹の苦しさを、熱いシャワーやグラファイトシリカで越えるといった具合に過ごしていった。

治癒反応、好転反応というのは面白いもので、一時期どーっと激しく現れ出てはやがて凪《な》ぎ、治まったかと思いきや、時をおいてまた現れ出る。そのさまはまるで海岸に打ち寄せる波のようで、一定のリズムをもって波状的に繰り返すのだ。だが、その波も時間とともにしだいに弱くなっていって、体からどんどん湿疹が消えていく。最初のころは熱いシャワーをかけると「ううーんっ」と唸るほどに苦しかったものだったが、いつしか気持ち良くシャワーが浴びられるようになっていった。

それも面白いもので、シャワーをかけたときの感覚具合で、自分の体の異常部分が自分で判断できるようになる。鈴木さんは足を見て健康状態を即座に判断してしまうが、ぼくはシャワー診断?で自分の健康状態をそれとなく知ることができたのだった。

「おかげさまですっかりシャワーの達人になりました」と話すと、鈴木さんはただ笑った。体全体の健康状態がそのまま足や手や耳や目等に正直に現れ出るように、皮膚にも体の症状が素直に出る。そのことを鈴木院長は誰よりも良く知っていたからだった。

もしぼくが、2000年夏の全身湿疹のときのように、病院に足を運んでいたらどうなっただろうか。皮膚科の医師は当然ステロイド剤治療を開始するだろう。確かにステロイド剤は湿疹という症状を抑え込んではくれる。それは湿疹に見事に「効く」のである。

だが、それも最初のうちだけで、だんだん効き目が薄れていき、さらに強い薬剤を使わなければならなくなる。こうして湿疹症状と薬剤のイタチごっこが続き、ついには打つ手がなくなってしまうだろう。しかもステロイド剤は免疫抑制剤でもあるから免疫力を低下させ、体が本来持つ治癒力を萎えさせていく。要するに、湿疹という症状をステロイド剤で一時的に抑え込むことはできても、それは決して治癒したことにはならない。それどころか、ステロイド剤を塗り込みことで湿疹のエネルギー源を体の深部に閉じ込めてしまい、それがさらに複雑でやっかいな症状をやがて引き起こしていくことになるのである。

問題は、いったいなぜ湿疹が皮膚に現れ出たのかということだ。それは決して皮膚そのものに異常があるからではない。皮膚は「脳の地図」とも呼ばれ「皮膚と消化管はストレスからくるアンバランスがいちばん現れやすい器官」と言われているから、皮膚に現れ出る表層的な湿疹を単に抑え込むだけでは意味がない。それこそチョムスキーの「変形生成文法」ではないが、湿疹は「深層部の異常」が皮膚という表層に「変形」して「生成」されたにすぎないからだ。だから、何よりも大事なことは、体の深奥部で起こっている異常を認め、その「言葉」に素直に耳に傾けてあげる以外にない。つまり、ぼくを襲ったその酷い湿疹というメッセージを、嫌だからといって拒否するのではなく素直に聞いてあげる必要がある。そして、彼らのメッセージを「聞いてあげる」には、湿疹が出るがままに任せる以外にないのである。

しかし、ぼくは2000年夏の入院で、全身に噴き出した湿疹の深層にあったものをステロイド剤で封じ込めてしまっていた。確かにステロイド剤は2週間余りの治療で湿疹を消してくれたものの、体の内部での異常はそのままであり、むしろその異常をややこしくしてしまっていたのだろう。自分ではあまり気がつかなかったものの、間違いなく免疫力が低下していたのだと思う。実際、それを証明するかのような出来事が、退院から数ヶ月後の12月の暮れに起こった。化学物質過敏症の取材の最中にシロアリ防除剤（クロロピリホス）にやられ、救急車で緊急入院するはめになってしまったのだ。

そのときの病院での検査結果は、まるでエイズ患者のごとく極端に免疫力が低下しているというものだった。前回の入院時のステロイド剤で免疫力が弱くなっていたときに、猛毒にやられて体内に潜んでいた異常が一気に外に現れ出たのであろう。こうしてぼくは、立て続けに2回も入院するはめになった。それまでは病院嫌い、医者知らずでまかり通り、不死身の野性人のごとく生きてきたのだったが、それ以後は体が全く変わってしまった。

湿疹はやがてすっかり消え去った

余談が長くなってしまったが、外に現れ出た症状を消して内部に抑え込んでしまっても、決して本当の治癒には至らない。そのことを2度の入院で身をもって知らされていただけに、足もみ整体を機に一気に噴き出した全身の湿疹を、ぼくは決して抑え込もうとはしなかった。その湿疹は、あるいはステロイド剤で体内に深く押し込められて凝縮化していたエネルギーが、治癒力がアップした結果解き放たれ、治癒反応として表に浮上してきたのかもしれなかった。また第1回目の検査ではまだ悪性ではなかった乳首のしこりが、クロロピリホスの猛毒に刺激され、極端に免疫力が低下した中で異常化（ガン化）していったのかもしれなかった。いずれにしても、内なる異常が表に現れ出たのはいい兆候である。それだけにぼくは全身に噴き出た湿疹を忌避するのではなく、それらを何とかすべて吐き出したいという思いにかられながら、毎日何度も熱湯シャワーを浴び続けたのである。

その結果はすでに述べたとおり、湿疹の嵐が一定のサイクルで波状的に現れ出ながらも、その現れ方がだんだん少なくなり、やがてすっかり消えていった。ただそれにはゆうに2ヶ月近くの時間がかかった。ガン宣告後の5月下旬から湿疹が現れ出し、7月中旬から10日間ばかりの遠出をしたときにも、まだその治癒反応の名残があったからである。

湿疹が消えていったからといってガンが消えたわけではない。ただガンにもなんとなく退縮現象が感じ取られ、また、ガッチリと筋肉に根ざしているようだったガンの感触が、手に違って感じられるようになってきた。なんとなくガン部分だけが体から孤立し出してきたように思えるようになったのである。それでもガンは、まだしっかりそこに存在している。だが千島学説からすれば、ガンは体の異常状態の結果であって原因ではない。ガンを生み出したそもそもの原因は、明らかに好転し始めているように実感できたのである。

　ガンのことはともかくとして、全身に噴き出した湿疹がすっかり消えてしまったということ自体が、治癒の妙、体の治癒力のすごさを教えてくれたのではなかろうか。病院に行けば薬剤で症状を抑え込むだけだが、体に任せておけば勝手に外に吐き出してくれるのだ。体が本来持つその治癒パワーを強化してくれたものは、食べ物など体内環境を整え直したことと、足もみ整体などの外からの適切な刺激であっただろう。ぼく自身の直感では、その中の一つだけであっても、治癒力の強化は十分に可能だったろうと思う。実際、それぞれがちゃんとそれなりの実績を誇っている。ちなみに糖質栄養素や微量ミネラルの摂取だけでも、見事に好転反応が起こってガンですら消失してしまうのだ。

　しかし、ガン宣告を受けたぼくは、ひとつだけでの治癒実験？はしたくなかった。それをやれば、ともすればひとつの「商品」のＰＲに終わってしまいがちだったからだ。ぼくがアピールしたかったのは「ガンに効く○○」といった商品ＰＲではなく、ガンや病気そのものの正体を浮き彫りにして、その医学的な根拠となる千島学説を身をもって実証することだった。それに、ガンにはやっぱり早く消えてもらったほうがいい。だから、治癒力アップの相乗効果を生み出すためにと、いくつかの良さそうなものを掛け算して試みたのである。

それにしても全身に現れ出たひどい湿疹を、病院に行かずに完治できたのはすごかったと思う。湿疹を噴き出させてくれたのは体内の異物や異常を外に出そうとする体本来が持つ治癒力だったが、その痛さ痒さを消してくれたのはステロイド剤ではなく、熱湯シャワーと黒い石だった。自然に秘められたパワーはすごいものだとつくづく思う。そこにはステロイド剤のような副作用がなく、さほどお金もかからないのである。

体は「治し方」を知っている

大急ぎでこの章を書き上げようと考えて、かなり乱暴に「ガン治癒への旅立ち」を書き進めてしまったが、ここで言っておきたかったのは「決してガンを侮ってはいけない」ということだ。ガンを恐れて金縛りに遭うのもいけないが、ガンは体の異常を知らせる重大なシグナルでもあるだけに、それを放っておいては大変なことになる。だからこそそれなりの治癒対策が必要になるわけだが、それには治癒力のパワーアップこそが決め手になる。そして、ぼくの場合、すぐ身近に手に入るものを組み合わせてやってみたということだった。

タッチーさんは初期ガンの宣告からわずか2年少々で亡くなってしまったが、死を覚悟するほど行き詰まってしまった頃からは代替療法に関心を抱き始め、夫による「足もみ」に「気持ちがいい」と言ってタッチーさんは微笑んだ。

ガンを殺す放射線治療が激しい副作用を引き起こすのに比べ、足をもむことに多少の痛みはあったとしても、それは同時に気持ち良さをもたらしてくれる。気持ちがいいということとは、体そのものが何がいいかを知っているということだろう。体は何が良くて何が悪いかを知っているし、治し方もちゃんと知っている。だから、治癒力が働くための条件さえ整えてあげるならば、体は自分で勝手に異常な部分を治してしまうのだ。

最初の入院では湿疹の痛痒さのあまり医師任せにしてしまったが、今回ばかりはいかにひどい湿疹の嵐に襲われても、ぼくは体が反応するままに任せ続けた。レット・イット・ビー(なるがままに)…、それでこそ治癒力がしっかり働けたのだと思う。痛さや痒さを通過して内なる歪んだエネルギーが外に吐き出されてしまえば、そこから体の機能が再び正常に働き出していく。そのことを、ぼくは文字どおり「身をもって」体験することができた。こればかりは理論よりも実感のほうがはるかに確かであり、そして、その事実が意味するものは重い。

荒波のごとく何度も何度も波状的に襲ってきた湿疹がどんどん消えだしたころ、ぼくは『ガン呪縛を解く』のこの原稿を書き始めた。7月上旬のことだった。そして、それを自分で主宰するインターネット上のサイトで連載することにしたのだが、なにしろこれは「ガン治癒の旅」の途上で書くリアルタイムのリポートであるだけに、読者からさまざまなメールが届くようになった。その多くは本の紹介や「ガンに効く商品」の紹介などだった。そのことからぼくが実感したものは、(世の中には、なんと膨大なサプリメントや健康食品があふれているものか)という思いだった。それらの実際的な効果に関してぼく自身は何とも言えないが、ただはっきりと言えるのは、膨大な商品群の登場と普及自体が、病院でのガン治療の無力さと危うさを、逆説的に物語っているということである。

「寿命150年説」にも合点がいく

もうずいぶん昔の話になるが、二十歳代に勝手に「恩師」と仰ぎ、その研究所に住み込んで教えを乞うていた宮沢秀明さんに、いきなりぶしつけな質問をしたことがある。

「先生、どうして世の中にこんなにたくさんの薬があるんですか？」

「それはあえて言うまでもなく、本当に効くものがないからだよ」。ずばり名言である。

同じように、いまは亡き宮沢先生に、「どうしてこんなにガン死亡者が多いんですか」と質問したとしたら、たぶん「病院のガン治療が効かないからだよ」と笑いながら答えることだろう。さらに、「なぜガンに効くという商品がこんなにたくさんあふれているのか」と尋ねれば、やはり同じように「決定的に効くものがないからさ」と答えるにちがいない。

いやその前に宮沢さんは、「ところでどうしてガンになるのかね」と、いつものニヤニヤ顔で逆に聞き返してくるだろう。そこには、「原因がはっきりと分からないのに、ガンに効く薬や治療法があるはずもない」という先生特有の皮肉が織り込まれているのである。

明治30年生まれの宮沢さんに出会ったのは、「先生」がもう八十何歳かのときだった。

宮沢さんは開発技術者であり、島津製作所の中央研究所初代所長という輝かしい経歴もある。が、組織人として生きるのは性分に合わなかったらしく、窮屈すぎたためかやがて独立し、その後の日本の工業化を支えた数多くの重要な特許を取得した。しかし、それよりも宮沢さんの魅力はその若々しさで、八十歳を越えても羨ましいくらいに髪はふさふさ黒々、歯には一本も虫歯がなかった。しかも八十を越えてヒマラヤに登ったり、息子が山で遭難したときには自らロッククライミングしてその遺体を背に連れ帰った。見た目はどう見ても元気はつらつの五十歳代である。それゆえ東京では乗り物に老人パスが使えたのに、不正乗車を疑われることを嫌って、自分で定期券を買って研究所に通勤していた。

そんなことから「先生」は、あちこちの自然食グループから引っ張りだこだった。

「自然食をすれば、ほらこんなにいつまでも若々しく元気なのだ」と、全く関係ないグループから盛んに宣伝利用されたりもしていたのである。たしかに宮沢さんは「自然食」をやってはいたものの、それはどこかの組織に所属したり、ある特定の理念や思想に基づいてやっていたものでは決してなかった。

「先生」曰く、「自分でおいしいと思うものを、ただそのまま食べているだけだよ」。

そして「先生」がおいしいと思うのは、魚でも野菜でも生でそのまま食べることだった。ちなみに、魚はまず包丁でぶつ切りにし、醤油の中に漬け込んで数日後に生で食べる。もちろん頭から内蔵、尻尾まですべてをである。そして言った。

「まるごと全部食べられるもののみが、人間にふさわしい食べ物なんだよ」と。

こんなふうに書くとひどく変人のように思われるかもしれないが、もちろん普通の食事も好き嫌いなくおいしそうに食べた。ただ、何よりも大好きでうまいと感じたのが、生でまるごと全部を食べることだった。宮沢さんの３番目の奥さんは、そんな「食」に最初はびっくりしたらしい。しかし、興味本位で食べてみたところこれが意外にもおいしかった。そこでいつの間にかいっしょに食べるようになり、その結果、結婚するまでは「病気のデパート」と呼ばれていたのに、いつのまにか健康そのものの体になり、次々と3人も子供を産んだ。この事実は、「食」がいかに重要でありパワーを持っているかを如実に物語ってくれている。

そんな「先生」は、年齢や社会的地位、学歴、経歴、貧富の差などには全く頓着なく、どんな人であっても人間そのものと、ラフでフラットな感覚で付き合っていた。ぼくはその大らかな「先生」の姿や生き方に身近に接するにつれ、自然体で自由に生きることの楽しさと、「人間寿命150年説」にごく自然に合点がいったものだった。

『ガン呪縛』のテーマにあまり関係ない話を展開したと思われるかもしれないが、実はそんな宮沢さんと出会えたことから、ぼく自身の社会的な呪縛がどんどん解かれていったように思う。常識に縛られることなく事実を素直にそのまま観察すれば、それまで全く見えていなかったものが徐々にはっきりと見えてくる。「先生」の場合は固定観念に囚われることなく、自然をしっかりと観察することにより、人間社会の常識の呪縛から見事に抜け出していたのである。すでに述べた「薬」に関する質問でも、「薬が山ほど出回っているのは、本当に効くものがないから」と笑いながらも、宮沢さんはその一方で「野性動物たちは薬になんか頼らないで、ちゃんと自分で自分の体調不良を治してしまうよ」と、さりげなく自然界の事実を指摘する。彼らは具合が悪いときに、どの草を食べたらいいのか、どの土を食べたら治るのか、あるいはただ患部を舐めているだけでいいのかをなぜかちゃんと知っているのである。

それは教育や知識によって得られたものではなく、体そのものが最初から分かっているのだ。だが人間は、体が感じたり求めたりするものよりも、浅はかな知識や情報に振り回され、結局は薬に頼って自らの内に潜む治癒力を破壊していく。それも、自分の内なる生命パワーと自然のメカニズムの妙をすっかり忘れ去ってしまっているからであろう。

生き物すべてが持つ治癒力の素晴らしさは、野生動物を見れば一目瞭然である。しかし、そうは言っても「人間と動物は違う」の一言で片付けられてしまうことが多い。たしかに文明人は自然から遠く離れてしまったため、内なる自然の治癒力も衰えているのだろう。だが、それは環境さえ整えてあげれば、再び蘇ってくるものなのだ。

ルバング島で30年間生き延びた秘密

人間が、症状を無理に抑え込んだり余計な薬などを使わずに、自然治癒力に任せてしまったらどうなるのだろうか。このことを考える上で非常に興味深い事例がある。それは、ルバング島で30年近くを生き抜いた小野田寛郎さんの例である。

戦争が終わったことも知らぬままジャングルで30年間も戦いを続けた小野田さんは、ケガや病気をしても病院に行くことができなかった。小野田さんとは長くお付き合いさせていただいたこともあって、ルバング島でのさまざまな話を聞かせてもらったのだったが、その30年間はまさに想像を絶する日々だった。なにしろ小野田さんはただ生き延びたのではない。小野田さんは30年も「戦争」を続行していたから、「敵」に見つかることを恐れて雨季以外は隠れ家を造らず、ものすごい雨に襲われても雨に打たれながら眠るしかなかった。

そのため体調を崩してひどい風邪をひくこともあれば、毒虫や毒蛇にやられたことも数限りなくあった。またフィリピン軍との「戦闘」で自らも仲間たちも傷ついた。しかし、その30年間に見舞われた数知れぬ傷や病気等々を、治癒力がことごとく治してくれたのである。

ただ、毒性の強い病原菌に対しては治癒力にも限界ありと考えた小野田さんは、生水だけは決して飲まなかった。谷川の水は必ず沸騰させ、絶えず水筒に入れて持ち運んで飲んでいた。その結果、病院にも薬にも全く無縁でありながら、ジャングルの中で30年間戦い続けてもなお元気そのものだった。小野田さんはルバング島の豊かな自然の恵みと、自らの内のパワフルな自然治癒力に支えられて「戦後30年の戦争」を生き延びることができたのである。

なるほど人類の科学は素晴らしく進んだかもしれないが、病気を治すのは医者でも薬でもなく、人間が持つ治癒力そのものである。しかしその治癒力が、ともすれば化学肥料や農薬による食の劣化や環境汚染、そして病院や薬品などによって大きく損なわれてしまう。その最たるものが抗ガン剤であるし、放射線もしかりである。タッチーさんも「ガンとの闘い」に放射線治療を選び、その果てに無惨にも「戦死」してしまったということができよう。

考えてみれば、かつてひどい湿疹に対してぼくがステロイド剤治療をやったのも、まさに戦争そのものだった。しかし、6月からの湿疹の総攻撃に対しては、それを体の深層部からの悲痛なメッセージとして捉え、その叫びと訴えを真摯に聞き、その凄まじいエネルギーを体外に解放してあげた。なぜなら、そうすることでガン治癒に道が開けると思ったからである。

ガンは恐れてもいけないが、侮ってもいけない。ガンは明らかに体の深層構造に異常が発生しているこどの現れだからである。異常は正さなければならず、深層構造の異常を正すには、それを外に引き出してしまうことがいちばんだ。いや、ぼくがそう願うまでもなく、深層の異常は勝手に湿疹として全身に噴き出してくれるのだ。だから、「レット・イット・ビー（なるがまま）」がベストである。この場合の湿疹は、病気ではなくて治癒反応、好転反応である。というよりは、病気そのものが体の治癒反応と考えるべきだろう。

ということで、ぼくの「ガン治癒への旅」が始まったのである。

第4章　ガン治療の悲劇と千島学説

なぜガン治療に「成果」が現れないのか？

日本では毎年30万人以上もの人々がガンで亡くなっている。死因ではガンがダントツのトップで、死亡者全体の三人に一人がガン死と言われている。死にまでは至らずとも、ガン宣告を受けてガン治療を続けている人々や、再発を恐れて息をひそめながら生きている人はさらに多い。児玉隆也が亡くなった30年前は、ガンによる死亡者は13万人だったが、それがいまや32万人。この恐るべき上昇曲線は今後もさらに伸び続けていくだろうと予測されている。

いったいなぜ、こんなにもガンが増え続けているのだろうか。そしてなぜ、ガン治療に成果が現れてこないのだろうか。この疑問に対する解答は、ずばり「いまの医学の根本が間違っている」と考えざるをえず、その間違った医学理論に基づいたガン治療が、今日まで延々と続けられてきたからである。

このことを声高に叫んだのが千島喜久男だった。この章では、いよいよ「千島学説」に関して触れてみたいが、その前にもう一度現代医学のガン治療の現実を確認しておきたい。

なぜガン治療に成果が見られないのか。この疑問に対して医療業界は「成果はちゃんと上がっている。ガン治療に長足の進歩が見られる」と公言する。なるほど、抗ガン剤の開発や放射線治療の技術には、確かに「進歩」の足跡があるだろう。また、専門医の腕や陣容も、以前に比べればかなり充実してきたと言えるかもしれない。にもかかわらずガンの発症は増え続け、ガンによる死者の数もうなぎ上りだ。これではいかに強弁しようとも、「ガン完治」の確かな実績がない限り、ガン治療に成果があったなどとはとても言えない。その証拠に、ガン宣告は、いまだに死刑宣告にも似た絶望感を人々に与え続けているのである。

「それだけガンという病気は恐いということさ。だからそれには、早期発見、早期治療が不可欠で、ガンと分かったら、一刻も早く入院して治療に専念することだよ」。たぶん、これがいまのガンに対する大方の基本認識だろう。つまり「ガンは恐い」「ガンは悪魔」というところから出発し、だから、患者はガンとの闘いを余儀なくされ、ついには戦死したり、深傷を負ったりする。第1章の「ふたつの風景」で紹介したように、「敵との戦争の戦場」に飛び込んでガンと戦うのが、ガン患者に背負わされた宿命だったのだ。

この場合、ガン治療の「武器」としては手術・抗ガン剤・放射線の3種類が最有力とされ、これらの武器が「敵（ガン）」の場所や状態によって使い分けられてきた。ちなみに「転移」がない初期ガンの場合はまず摘出手術、とされてきたのである。

ぼくのケースでも「3b期」ではあっても「転移」が認められなかったため、まず手術が勧められた。手術ではガン病巣を根こそぎ切除することが良しとされ、つまりガンそのもの（原発病巣）はいうまでもなく、その近くのリンパ節も可能な限り広く切除する。

このような「リンパ廓清」は日本の手術での主流になってしまっているが、欧米ではリンパ節を切除しても5年生存率に変化がないという見解が常識化しているために、リンパ廓清は極力避けられている。なぜならリンパ廓清は手術後に数々の後遺症をもたらすだけでなく、手術で体の免疫を司る重要な働きをしているリンパ節を切除してしまったら、当然免疫力も弱まってしまうからである。

ガン細胞だけでなく人間まで殺すガン治療

手術に続くガン細胞抹殺の武器は、放射線治療と抗ガン剤治療である。放射線治療はガン細胞に放射線を照射して「ガンを焼き殺す」ことであり、最近ではガンマーナイフなどという優れものも開発されている。これは特殊な装置を使って放射線を一点に集中させるもので、目標物をあたかもメスで切り取るかのように正確に焼き殺すことができる。つまりピンポイント銃撃が可能になってきたわけだ。だからといって、安全とも言えない。ガンマーナイフは脳腫瘍などごく一部の治療に限られており、その他の放射線治療ではどうしても周囲の健康な細胞にまで被害を及ぼしてしまうからだ。放射線で焼き殺されたガン細胞は炎症性の変化を起こすため、それが周辺の組織に波及して悪影響を与えてしまい、さらに副作用として、白血病や皮膚ガンを引き起こすこともある。

そして、すっかりポピュラーになってしまったもう一つの強力な武器、それはいうまでもなく化学療法、つまり抗ガン剤でガン細胞を殺すことだ。ただこの場合やっかいなのは、飲み薬や注射薬（点滴）という方法をとるために、手術や放射線治療とは違って全身に影響を与えてしまうことである。つまりこれは、全身に毒を回してガン細胞を毒殺してしまおうというものだけに、どうしてもかなりひどい副作用が起きてしまうのである。

いや、「副作用」などという生易しいものではない。抗ガン剤の猛毒がガンのみならず、患者をすら殺してしまっている。ガン細胞も確かに殺してはくれるけれど、同時に人間まで殺してしまう。そういっても過言ではないくらいに、抗ガン剤はものすごい猛毒なのだ。

『抗ガン剤で殺される』

そのすさまじさを知るには『抗ガン剤で殺される』（船瀬俊介著・家伝社刊）を読むのがベストであろう。この本の圧巻のインパクトは、著者が厚生労働省に「行政責任」を問うた直撃インタビューにあり、著者の船瀬さんはインタビューによって、厚労省の役人から数多くの驚くべき発言を引き出すことに成功した。驚くべき発言とは、厚労省の担当官自体が「抗ガン剤の猛毒性」「抗ガン剤の発ガン性」「抗ガン剤の無力性」を認め、さらに「ガンの死者の七、八割が抗ガン剤や放射線治療で殺されている事実」を暗黙のうちに認めてしまっていることだ。そんな発言の中からいくつかを、以下に紹介させていただくことにする。

船瀬　お医者さん全員が「これ（抗ガン剤）は毒物です」とハッキリと言っている。免疫が弱って、ヘトヘトになってガンと戦っている人に、さらに免疫力を殺《そ》ぐのを入れるんだから「これで治ることは、ほとんどありません」と医者は言う。「七〜八割はガンで死んでいるんじゃなくて、抗ガン剤等で殺されますよ」と……。

厚労省　抗ガン剤でガンが治ることは、たぶんほとんど無い。現状としては、少しでも（ガンが）小さくなるのであれば、症状が少しでも軽くなるのであれば……それを有効と見ざるを得ないだろう。

この発言で重大なのは、「抗ガン剤でガンが治ることは、たぶんほとんど無い」と厚労省の担当官が公式に認めたことだけでなく、「七〜八割はガンで死んでいるんじゃなくて、抗ガン剤等で殺されますよ」という多くの医師たちの発言に対して、厚労省が暗黙の了解をしたことにある。しかも、ほとんど治る可能性のない抗ガン剤治療をそのまま放置し、少しでもガンが小さくなり、少しでも症状が軽くなるのであれば「有効」と見なし、「ガン死者の七〜八割が抗ガン剤等で殺されていても仕方ない」と考えているのだ。これは船瀬さんが「組織犯罪だ！」と声を大きくして告発するように、ガン患者にとってはまさに由々しき問題である。この言質をインタビューで引き出しただけでも偉大な成果と言っていいだろう。

また船瀬さんは、人類史上空前絶後の調査報告書と言われるいわゆる「マクバガン報告」（5千ページ以上の大リポート）を翻訳した今村光一さんとの出会いから、今村さんの訳書

『ガン食事療法大全』のあとがきも紹介している。そこには次のような記述がある。

八五年、アメリカ国立ガン研究所のデヴィタ所長は、分子生物学的にみても抗ガン剤でガンが治せないことは理論的にはっきりしたとアメリカ議会で証言した。農薬を使うと農薬の効かない新種の害虫が発生するのと同じに、ガン細胞は自らのアンチ・ドラッグ・ジーンADGの働きで、抗ガン剤の効き目を打ち消してしまう。これは八八年の日本ガン学会でも、ガン細胞の抗ガン剤耐性の問題として大問題にされた。

そして船瀬さんは、この「あとがき」を引き継いで、さらに次のように書いている。

見逃せないのは一九八八年NCIリポートがその数千ページに及ぶ『ガンの病因学』で「抗ガン剤はガンを何倍にも増やす増ガン剤」と断定していることだ。アメリカ国立ガン研究所（NCI）と言えば、全米トップのガン研究機関である。そこの所長が「抗ガン剤は無力」と議会証言し、NCI自体が「増ガン剤に過ぎない」と公式リポートで断定しているのだ。NCIリポート『ガンの病因学』の内容は、次のようなものだ。

一五万人の抗ガン剤治療を受けた患者を調べたところ、肺ガン、乳ガン、卵巣ガン、ホジキン病などで、抗ガン剤の治療を受けると膀胱ガンがふえ、白血病の場合は肺ガンがふえ、卵巣ガンなどでは大腸ガンが増えていました。つまり抗ガン剤は腫瘍だけでなく正常細胞にも作用するため、二次的なガンを発生させてしまう。ある医師は自嘲的に言い放ったものだ。「だいたい抗ガン剤自体が強力な発ガン物質なのだから」。

ガン患者に強烈な発ガン物質を投与する……！　これほどの恐ろしいブラックユーモアがあろうか。なぜマスコミは、この事実を報道しないのか？　なぜガン学会は、治療方針の大転換を訴えないのか？　なぜ、政府（厚労省）は、ガン治療の根底を見直さないのか？　理由は、もはや言うまでもないだろう。述べ数十兆円にものぼる抗ガン剤利権は、すべての口を封じてしまうのだ。まさに、「沈黙は金」…よくぞ、言ったものだ。

一九八五年にアメリカ国立ガン研究所のデヴィタ所長が議会で証言したADG、つまり抗ガン剤の効き目がなくなることに関して、船瀬さんは厚労省に対して、さらに次のように問いただしている。

船瀬　ADGの発見について、八五年に世界でもっとも権威あると言われるアメリカ国立ガン研究所（NGI）所長が議会証言をしている。さらに八八年には、NGI報告書が出て、「抗ガン剤は増ガン剤だ」と凄まじい発ガン性があるから他の臓器のガンまで誘発する……と報告している。だから抗ガン剤は無力である、代替療法のほうがはるかにましだ、と『ガンの病因学』リポートで出ている。これは、日本の抗ガン剤認定に、どう反映しているのですか？　もみ消したのですか？

厚労省　抗ガン剤を使っていれば、あるていど期間がたてば、ガンが耐性を持つというのはもう周知の事実です。その抗ガン剤を健康な人やガンの患者さんに使ったりしたとき他のところでガンが起こる……ことも周知の事実だと思います。（中略）

使っていれば耐性が起こるのはわかっていても、それは「起こってもしょうがない。少しでも縮めるんだ」と……。耐性が起こって、効かなくなったら、また別の抗ガン剤に切り換える。それが、今の抗ガン剤の治療法なのかナァ……。

抗ガン剤は毒物であり、発ガン剤、増ガン剤でもある…。こうしたアメリカ国立ガン研究所所長の議会証言に基づいて船瀬さんが厚労省の担当官に聞き正したところ、それは「もう周知の事実」であると言う。しかも「使っても効かない」ことが分かりながら、「効かなくなったら、また別の抗ガン剤に切り換える。それが、今の抗ガン剤の治療法なのかナァ…」と、まるで他人事のようにつぶやく。誠に寂しい話ながら、これが現代のガン治療の実態なのだ。だから、ガン治療にほとんど進歩が見られず、それが日本だけでも年間30万人以上もの「ガン治療の戦死者」を生み出し続けている背後に横たわっているのである。

船瀬　抗ガン剤は、毒物です。免疫力を殺《そ》いでしまって、たとえば、そのままだったら一〇年生きた人が、数か月で抗ガン剤の「毒」で死んでいる。それを指摘するお医者が非常に多い。ガン専門医ですら自分がガンになったとき抗ガン剤を拒絶する。それが、いま常識です。患者は物凄くのた打ち回って苦しんで死んでいく。医者はこうして何十人と「殺している」から「抗ガン剤だけは打たないでくれ」と頼む。

放射線療法もそうです。凄まじい苦しみ、副作用です。放射線だって恐ろしい発ガン、増ガン作用があるでしょう。**(厚労省** ハイ)

これを治療と言えるんですか？　ただガン患者を「毒殺」している行為だ？

厚労省　放射線医師の話ですと、抗ガン剤を使う場合、アメリカでは患者も、薬もちゃんと適切に選んで、放射線療法も相手を選んでいればだいじょうぶなんでしょう。けれど日本で専門医師制度というのはあまりない。どのお医者さんでも同じように抗ガン剤、放射線を使ってしまう。すると治療専門じゃない方でも、「これは、どうもガンに効きそうだ」と使ってしまう。そのためそんな問題が起こるのかと思います。

ガン治療は、現代のアウシュビッツ

「起こるのかもしれない」どころか、現実におびただしい悲劇が起こっている。その理由は、ガン治療が根本的におかしいからだ。悲劇のその現実に対して、船瀬さんは厚労省の担当官になおも食いつく。やや長くなるが、そのくだりについても紹介させていただこう。

船瀬　今のガン治療は、医療の名に値しない。「薬殺」だね。殺人行為です。七三一部隊です。生体実験です。果たして薬事法一四条の規定からも、これを医療品として認可することが許されるのか？　戦慄する思いですよ。そう思いませんか?あなただって「医薬品添付文書」を読んで、抗ガン剤を喜んでニコニコ受ける気になりますか？

厚労省　……（沈黙）

船瀬　体中の臓器が、絶叫、悲鳴をあげていますよ。毒物だから。「毒殺」される前の人間ってこうなるんだナ……と、よくわかります。体中の臓器、組織が凄まじい悲鳴をあげる。副作用は全身に出ていますね。目から口、皮膚、胃腸、肝臓……すべて……。それでも投与することが、適切だと言えますか？

厚労省　アノ……適切な使い方をしているかぎりにおいては、有効なクスリだと思います。十把一絡《じゅっぱひとからげ》の状態で評価をしてしまうと「これだけ副作用が出る患者さんがいます」「こういった人もいます」と、たしかに危ない薬です。ただ（中略）その薬によって治る方もいらっしゃる。

船瀬　それは何%ですか？　一割以下でしょう。（**厚労省**　ハイ）　九割は殺しているわけだ。抗ガン剤の「毒」で…。毒性はある。効率はゼロ。「効いた」は一%かもしれない。残りの九九%は単なる「効きもしない」毒を盛られている……。

厚労省　ようは、お医者さんがそれらの患者さんを選ばれて、クスリに合った使い方をされているかです。

船瀬　素人療法的なのがモノ凄く多い。見よう見まねで「殺している」じゃないですか。

夥しい医療裁判をごらんなさいよ。週に一回投与を、毎日投与して少女を数日で「殺した」例もあったでしょ？　**（厚労省**　あ……ハイ）

そんなのが物凄く多いじゃないですか。九九％毒殺ですよ。一％は奇跡的に（運良く）治っているかもしれないけど。

厚労省　ですから、抗ガン剤の扱い方では、厚労省としても、これからキチンとしていかなければいけない、という風にやっているところです。

船瀬　それよりも、はっきり言って禁止すべきじゃないですか？　それはクスリじゃない。薬事法一四条に書いているじゃないですか？　「有効性にくらべて危険性が甚だしい」ばあい「これを認可しない」。なぜ認可したんですか？

厚労省　（沈黙）

船瀬　巨大な医薬品利権でしょ？　早く言えば…結論はね。

私はこれはアウシュビッツだと、七三一部隊だと思いますよ。虐殺だ。毎年三一万人がガンで死んでいる。医師たちは、その七～八割は、抗ガン剤、手術、放射線療法などで「殺されている」と証言する。すると毎年二二～二五万人が、ガン医療現場で「虐殺」されていることになる。あなた方は、その内部にいるんだ。殺戮の現場の中に身を置いている。これを放置することは虐殺に荷担することになる。「悪魔の飽食」七三一部隊…。みんな毒殺されているんです。（中略）現在の抗ガン剤治療は、根本から見直し、対策を立てないと、後で振り返ったときにナチスの殺戮の何百倍……というおぞましい現実に皆戦慄するんじゃないですか?

厚労省　抗ガン剤治療については、先ほど申し上げているように見直しの方向であれこれと手を打っているところです。

真昼の暗黒・ガン治療の絶望

ということは、「いまのガン治療はおかしい」ということに、厚労省自体が明らかに気づいているということになる。船瀬さんはこのようにインタビューを非常に激しい口調でたたみかけていったが、だからこそ担当官も、その迫力に押されるかたちでつい本音を漏らしてしまったのであろう。船瀬さんはそのインタビューの感想を、次のように述べている。

現在の「ガン治療の絶望」について……。厚労省の担当専門官が、わたしの告発をほとんど全て認めたことに驚かれるだろう。真昼の暗黒とは、まさにこの現実を指す。毎年、二五万人近いガン患者たちが「ガン治療」と称する行為で「殺されている」……とすると、それは医療ミスなどという生やさしいものではない。それは政・官・業・情(マスコミ)・学……というドス黒い利権が絡んだジュノサイド(殺戮)なのだ。戦慄の組織犯罪だ。(中略)。愛するひとを奪われた遺族の方々よ……。泪をぬぐって、立上がれ。彼等を告訴・告発せよ!

かつての薬害エイズ事件では、川田龍平さんら被害者・弁護団の代表が、帝京大病院の安部英医師や厚生官僚の松村明仁、製薬企業ミドリ十字（現在の三菱ウェルファーマ）の関係者を告訴告発し、実際彼らは業務上過失致死容疑で逮捕・起訴された。また、いま大きく社会問題化しているアスベスト問題でも、日本のアスベスト対策はあまりにもずさん過ぎたと、厳しく社会の批判を浴びている。そして、ガン治療にもまた、同じような告発の芽が新しく芽生え始めようとしているのである。もっとも、ガン治療のおかしさは、日本だけの問題ではなく世界に共通したものだけに、いまのところは「みんなでいっしょに渡っているから怖くない」といったところだろう。しかし、鋭く船瀬さんが指摘するように、「後で振り返ったときにナチスの殺戮の何百倍…というおぞましい現実」に直面するようになるかもしれないのだ。

船瀬さんは『抗ガン剤で殺される』の本を通して、このように激しく抗ガン剤の闇を撃つ。しかし、ぼくとしては、「それもある意味で仕方なかった」のだろうと思う。というのも、確かにそこには「政・官・業・情（マスコミ）・学…というドス黒い利権が絡んだジェノサイド（殺戮）」の側面もあったには違いないが、それ以上にそれは「医学的な定説と信念」に基づいたものだったからだ。要するに、「ガンは悪魔」と見たからこそ、たとえガン治療に効き目がなく、むしろそれが逆効果であるとは分かっていても、ガン細胞を殺す強力な武器に頼らざるを得なかったのであろう。そして、そこに現代医学の、とてつもない悲劇が潜んでいる。

医師でも医学者でもないぼくがこのように断言することが、いかにおこがましいことであるかは十分に心得ているつもりだ。しかし、ぼくはいま、ガン患者の一人として発言している。

そして、その発言の根拠、ぼく自身のガン治療の基盤となっているのは「千島学説」である。ということで、いよいよその千島学説に関して述べてみることにしたい。

千島学説との出会いと驚き

千島学説は膨大な研究論文からなる「生命・医学書」であるだけに、その全貌を限られた紙面で語り尽くすことはとうてい不可能な作業である。そこで、専門的に詳しく知りたい方には『千島喜久男著作選集』全5巻（千島喜久男著・地湧社刊）や、『ガンの疫学と血液』等々の一連の『千島学説著作シリーズ』（新生命医学会刊行）をお薦めしたいし、一般向け入門書としては『よみがえる千島学説』『千島学説入門』（いずれも忰山紀一著＝千島学説研究会代表）など、千島学説の全体像を分かりやすく紹介した優れた出版物が出ているから、ぜひそれらをお読みいただきたい。また、ガンにテーマを絞った千島学説の解説書としては、『癌を克服するために』（酒向猛著）などの優れた実践的な本もある。そこでは臨床医（多治見病院外科部長）でもある酒向医師が、千島学説に基づいたガン治癒法を微に入り細に入り紹介してくれている。というわけで、「ガン患者」の立場から書くぼくとしては、ごくポイントを絞った説明にしてみたい。そのほうが、逆に核心に迫ることができるかもしれないからである。

とは言いながらも、従来の生物学、医学理論を根底からくつがえしてしまう革命的な千島学説を、いったいどこからどう説明したらいいだろうかと迷わざるをえない。そこでまず、ぼく自身の「千島学説との出会い」から書き進めてみることにしたい。

ぼくが千島学説を知ったのは学生時代のことだったが、その数年後、ぼくはまだ未熟な若造でありながら、ある週刊新聞（国際問題専門紙）の編集長を任されていた。その責任の重さから、食事も生活も滅茶苦茶といった不摂生が続き、ときには丸一週間ほとんど眠る暇もないというようなことも多々あった。そんななか、ついに体調がおかしくなり仕方なく病院に行ってみたところ、「腸の機能が極端に落ちている。すぐに入院せよ」と申し渡されてしまった。そうは言われても休むわけにはいかない。入院してしまったら、新聞の発行に影響が出てしまうからである。そこで、何とかしなければと考えて、数年前に好奇心半分でやったことのある「断食と玄米食」に取り組んだ。というより、仕事を続けながら健康を回復するには、それくらいしか方法がなかったのである。

断食はそれまでにもすでに何度となくやっていた。森下医師の本を読み、食べ物から血液（赤血球）が腸で造られること、その血液を造る食べ物を絶つ（断食）ときに、体細胞が再び血液へと還る逆の現象が起こることに非常に大きな驚きと強い興味を持ったからだった。そして、森下敬一医師の本から知ったこの驚くべき血液理論こそ、まさに千島学説だった。

千島学説が革命的と称される理由の一つに、まずこの「腸造血説」がある。それまでの生物や医学では「骨髄造血説」が定説として君臨し、「血は骨で造られる」とされてきた。しかし千島博士はこの定説に異論を唱え、「血は腸で造られる」と主張したのである。

千島学説を知ったときのぼくの驚きは、「血が造られる場所」の問題というよりは、医学や生物学の定説が不確かであることを知ったことだった。生物学の教科書には「血は骨髄で造られる」と断定的に書かれているが、それはあくまでも近代の定説にすぎないのだ。

血液が体内のどこでどのように造られるのか。これは医学の最も基本的な問題であるはずだ。そして「科学や医学の進歩」は、もうとっくにこれに明解な回答を出しているものとばかり思っていた。ところが、いろいろと資料を読むにつれ、「骨髄造血説」がひどく強引で、不自然な動物実験によって引き出されたものであることを知った。

絶食させた動物の骨髄を観察して

「骨髄造血説」が登場したのは1868年のこと、これはノイマンとビッズオセロという二人の学者がそれぞれの実験から提唱したものだった。そして、その学説を1925年に、ダン、セーヴィン、キャニンガムの三人の血液学者が動物実験をして「確認」した。アメリカの三人の学者がやった実験とは、ニワトリとハトを9日から10日間絶食させた後に観察するというもので、そのときに確かに骨髄で血が造られていることが確認できたという。

その後の血液学といえばただ血液を顕微鏡で覗き、血液細胞の形態をあれこれ詮索したり分類する程度のものだったが、1950にヤコブソンが、また1961年にはカナダの二人の学者がマウスを用いた実験で「致死量の放射線を照射しても骨髄から採取した骨髄細胞を注射すると死なずに生き延びる」ことを発表し、そこから「骨髄造血説」が急浮上していった。というのも、生き延びたマウスを解剖してみたところ、脾臓に血液細胞のコロニー（塊）が見つかったからであった。

なぜそれが「骨髄造血」の証拠になるのかといえば、血液細胞は放射線に非常に弱く、放射線を照射されると真っ先に死滅することが知られていたにもかかわらず、致死量の放射線を照射したマウスに骨髄細胞を注射したところ死ななかったばかりか、解剖したそのマウスの脾臓に血液細胞のコロニーが見つかったからだった。そしてこのことが、1925年に三人の血液学者が確認した骨髄造血説を、放射線を使った新たなマウス実験で再確認できたとされた。そこから「骨髄細胞が血を造る」という「定説」が誕生したのである。

こうして今日の血液に対する「常識」が構築されていくことになったが、しかし、その始まりはなんと「絶食させたニワトリとハト」の骨髄を調べてのものだった。問題は、なぜわざわざニワトリとハトを絶食させた後で調べたのかということだが、健康な状態では骨髄内に脂肪が充満していて造血が見られなかったからである。

絶食すると骨髄で血が造られる、これは事実のようだ。しかし、健康状態のときはどうなのか。現代医学ではもちろんどんな場合でも血は骨で造られると言っている。なのに、それを完璧に実証した研究者はまだ誰一人としていない。実証したくても、健康状態では骨髄に脂肪が充満しているため観察ができないのである。

ただ、その後血液細胞のコロニーが寒天培地で作れるようになったため、多くの実験研究が行われるようになり、その結果、「すべての血液細胞は一個の母細胞に由来する」と考えざるをえなくなってきた。そこまでは良かったものの、しかし、肝心の「造血幹細胞」を骨髄の中で形態学的に確認することはなかなかできなかった。「それはたぶんリンパ球に似たものだろう」などと、さまざまな「推理」や「推測」が飛び交ってはいても、いまだにはっきりとした観察がなく結論も出ていない。つまり、骨髄の中の細胞を形態学的に「これが造血幹細胞だ！」と特定した者は誰もおらず、それはいまなお「幻の細胞」のままなのだ。というのに、なぜか「骨髄造血説」が定説として定着してしまったのである。

これに対して千島学説は、膨大な観察データに基づいて「血は腸で造られ、血からすべての体細胞と生殖細胞が造られる」としている。しかも断食で血の原料が得られなかったり、病気のときや大量出血などの異常事態が発生したときには「体細胞が血に戻る」という可逆性があり、骨髄で血が造られるのはそういった異常事態での一部的な現象という。早い話千島学説では、「食べたものが腸で血となり、血が細胞に分化（進化）して体を作り、血が不足したり病的になった場合には、体細胞が血に戻っていく」、つまり「食べたものが血となり、肉となる。そして状況次第で肉（細胞）が血に戻ることもある」としているのである。

千島学説を知ったぼくは、とにかく驚いた。というよりは食べ物と血と体細胞の絶妙な関係性にひどく興味を覚え、そこで、さっそく断食をしてみることにした。そんなことから、ぼくは体調が決定的におかしくなる数年前から、すでに何度となく断食をしてみたのだった。

断食、すなわち食べ物を断つことには、どこかでひどく不安がある。食べ物を食べなかったら死んでしまうのではないか。死にはしなくても病気になってしまうのではないか。毎日三食食べることを永年習慣化してきた人間は、食べないということにひどく不安を覚えてしまうのだ。しかし、千島学説によれば、絶食をすると体細胞が血に戻り、それも余分な脂肪や病的な細胞がまず血液に還元するというから、むしろ健康体に戻ることができるわけだ。実際、その当時、森下医師はお茶の水にクリニックを開設し、ガン患者を断食と玄米食（自然食）等で治療し始めていた。いわば、千島学説（腸造血説）によるガン臨床であった。

はじめての一週間断食

ぼくの断食は、まず最初に森下医師から「断食後の玄米食」に対する簡単なアドバイスを受けただけで、適当に断食に入るというかなり乱暴なものだった。本当は、医師の適正な管理のもとで断食をするのが真っ当な方法と言われてはいたが、その必要なしと思ったし、そんな余裕も全くなかった。そこで、いきなり7日間の断食に入ったのである。

断食はしても、仕事はそのまま続けていた。いつもと同じように起きて働き、普段と変わらない生活を続けていく。変わることと言えばただひとつ、「食べない」ことだけだ。そんな一週間を実際にやってみたのである。

断食をしてみて痛感したことは、「何と人は食べてばかりいるんだろう」ということだった。友人や同僚たちといっしょにいると、昼食や夕食はいうまでもなく、頻繁に間食をしたり、コーヒーや清涼飲料を飲んだりする。食べない立場からすると、それが異常なほどに目立つのだ。断食を始めたばかりのころはそれが羨ましかったり、断食など止めてしまおうかと思うこともあったが、食べないことに慣れてしまうと、むしろ心のどこかで（それにしても人間って良く食べるものだ）とほくそ笑んだりもした。そして、断食をやった後の実感は、「人間は一週間程度の断食ではびくともしない」という自信だった。

ただ断食途上では、気だるさに襲われたり、集中力が続かなかったり、特に最後のほうになると貧血気味になって、トイレで立上がろうとするときに立ちくらみを覚えたりもした。ぼくの場合は余分な脂肪があまりなかったためか、どうしても貧血気味になる。だが、同じように一週間断食をしたふくよかな友人は、全く何の問題もなく平気で断食を越えていた。

断食が終わったあと、やり遂げた達成感に胸はずませながら、まず玄米がゆを食べた。そのメニューは「玄米がゆとみそ汁、梅干し」といったごく簡単なものである。森下医師からは玄米食のアドバイスとして、「まず玄米を口に入れたら箸を置き、両手を膝の上に置いて百回数えながら良く噛んでから飲み込みなさい」と言われたが、かゆの場合は十数回も噛めばもうどろどろ。その後食べた玄米食でも、50回も噛めばすっかりどろどろになってしまうことを知った。それはさておき、驚きだったのは玄米がゆを一口食べたその瞬間、体中にエネルギーが満ちてきて、みるみる元気になっていく実感があったことだった。一口食べた瞬間に元気になるというのは、たぶん心理的・精神的な影響だと思う。ということは、人間の体というものはかなり心の状態に左右され、早い話、「これからは自由に食べられるぞ！」と思うこと自体が元気を与えてくれるのだ。

食べ過ぎこそが万病の元

断食の話が長くなりすぎたが、こうしてぼくは断食体験を通して、「食べないと体に悪い」

という常識の呪縛からなんとか解放された。その後読んだ資料によれば、人類には数百万年という長期間にわたって飢餓に襲われてきた歴史があり、その結果、飢餓に対しては耐えうる力（機能）を体そのものが持っている。ところが「飽食」はほとんど経験したことがなく、これに対して体は防御するすべがないのだという。だから、「食べ過ぎが万病の元」となり、古来からの諺のごとく「腹八分こそが健康の秘訣」ということになるのだろう。

実際、断食後の体調はすこぶるいいものだった。体調ばかりか断食後は頭も非常にすっきりとし、ぼくはみんなに「汚れて活力を失っていた脳味噌を、冷たい真清水でパシャパシャと洗って戻した感じだよ」とよく言ったものだった。そんな味？をしめてしまったこともあり、その後もことあるごとにぼくは断食をした。

振り返ってみると、千島学説を知った後の四～五年の間に、一週間断食を5回と、三～四日の断食はそれ以上やったと思う。ある時期などは毎週一日は断食日と決めたこともあったほどである。ただ問題だったのは、いつしか断食のみに目的が偏ってしまって、断食後の食事がひどくいい加減になったことだった。玄米食からもやがて遠ざかっていったし、忙しい仕事に追われるまま食事の質もリズムも極端におかしくなっていった。そんなときに医師から「腸機能が低下しているので入院を」と申し渡されてしまったのである。

腸機能が極端に低下してしまったのは、断食後の食事がひどすぎたからだと思う。しかしそれ以上にストレスの問題があった。いつも締め切りに追われてピリピリしていたし、ゲラ校正でも神経をすり減らし続けていたからである。神経をすり減らして校正をしても、徹夜や寝不足が重なって疲れてくるとミスが相次ぎ、上司からこっぴどく叱られることもあった。そんなときにはなぜか腹が痛くなる。不摂生が続いて食事がひどかったことと同時に、数々のストレスで参っていたことも腸に大きく影響したのだと思う。

そこで入院をせずに「もう一度断食、玄米食をやってみよう!」と思ったのだったが、さすがにこのときは事情を話し、徹夜や無理な仕事をしないで済むようにお願いした。実際、そんな状態で断食をしながら徹夜をすることなどとても不可能だった。このときは断食と同時に、オゾン注射や光線治療器なども併用した。

その結果は上々だった。なによりも効果的だったのは、開き直って十分に睡眠をとり、断食後もきちんと玄米を食べたことだったと思う。また、オゾン注射や光線治療器などの民間療法も、かなり効果があったように思われる。オゾン注射というのは戦争中の野戦病院で用いられた救急治療法らしく、オゾンを直接皮下に注射するものである。そして、光線治療は炭素棒をスパークさせ、さまざまな波長の可視光線を足裏や腹部などに照射するものだった。

医師から入院するようにと勧められたのはそのときが人生で初めてのことだったが、それほどの健康異常を、ぼくは断食と玄米食、そして民間療法で見事に乗り越えたのである。

生玄米で元気になった弟

玄米食の威力のすごさは、弟もまた身をもって実証してくれた。

ぼくが千島学説を知って断食や玄米食に関心を持ったあと、七歳違いの弟は東京の大学に進んで一人で東京暮らしをしていたのだが、内向的で人付き合いが苦手な弟は都会暮らしにひどくストレスを覚えたようで、すっかり体調をおかしくしてやがて田舎に帰っていった。

ぼくに余裕があったら話し相手になってあげるべきだったのだが、そのころのぼくは仕事に追われていてそれどころではなかった。しかし弟は、東京でのぼくとのわずかな交流の中からも影響を受けたらしく、田舎に帰るや玄米食を始めたのだ。それもその玄米食はひどく原始的で、水に一晩浸した玄米をそのまま良く噛んで生で食べるというものだった。ひどい病身でありながらそんな粗食しか食べない弟を、当然のことながら母はとても心配した。しかし、病院にも行かず、薬も飲まず、弟は生玄米を食べることだけでいつしかすっかり元気を取り戻していったのである。

こんなことを書くと「変人兄弟」と笑われそうだが、弟が意を決して生玄米を食べた背景には、千島学説への深い理解があったと思う。弟もまた妹の死に強烈な衝撃を覚え、やはり医学や人生への根源的な思索を深めていたからである。それくらい妹の死は、両親はいうまでもなく、祖母、兄、弟、妹と、わが家の家族全員に深い悲しみをもたらしていた。

弟の千島学説への理解は、あるいはぼく以上だったかもしれない。弟にはなぜか鋭い直感力があり、ラディカルに物事の本質を見抜くところがあった。そこには千島学説の明解さもあったが、弟は一を聞いて十を知るごとく、食べやすく炊いた玄米ではなく、生玄米を食べることに一気に飛躍した。「生食がベスト」というのは宮沢先生の口癖でもあったが、どうやら人体は、原始的な環境に触れることによって本来の治癒パワーを発揮するものらしい。

それはともかく、千島学説では「食↓血↓体細胞」への分化、そして「血球と細胞の可逆性（細胞↓血）」を膨大な実験観察データによって証明している。そこから導き出されるものは、食の大切さであり、血液の重要さだ。しかも血液は食べ物によってだけでなく、感情や意識、心の状態にも大きく左右されるから、病気治療には心身両面からのアプローチが不可欠となる。弟が田舎に帰って元気になったその裏には、都会暮らしのストレスから解放され、身近に自然が感じられてのんびりと過ごせる環境に戻ったこともあったにちがいない。

生き物にとっての断食の意味

千島学説の説明を断食体験から始めてしまったが、これはあまり賢明なことではなかったかもしれない。そこに何となく東洋医学的なカビ臭さ？が出てしまうからである。断食にはどこか時代錯誤的なイメージがチラつき、病人が断食などしたらますます病気を悪化させてしまうのではないかという懸念も生まれがちだ。その意味で、（導入の仕方に失敗したかな？）と、正直ぼくはちょっと反省させられてもいる。

しかしその一方、医学や生物学の分野では、断食が非常に大きな意味を持っている。すでに紹介した「骨髄造血説」も、ニワトリとハトに断食させた結果発見できたものだったし、世界で初めてクローンの成功例となった羊のドリーちゃんも、あるメス羊の乳腺細胞を飢餓状態（断食状態）にさらしたことから思いがけず道が開けたものだった。これはつまり、生命あるものが危険な飢餓状態にさらされるとき、健康状態とは全く違った意外なことが起こることを物語ってくれている。

クローン羊のドリーちゃんの場合、そもそもの始まり（最初の細胞）はたった一個の乳腺細胞だった。その細胞の核の中にはＤＮＡが入っていて、本来ならそれは乳腺組織を形成するタンパク質をつくる指示しかしないのだが、ところが飢餓状態にさらされたとき、「まるで受精卵（生殖細胞）」のような働きを蘇らせ、そこから驚くべき「創造物語」が始まっていった。このことを遺伝子学者たちは、「体のどんな遺伝子にも全情報が書き込まれていてＯＮ・ＯＦＦの仕組みがあり、ある特殊な環境や刺激があるときに、オフになっていた遺伝子のスイッチがオンされる」と説明している（村上和雄筑波大学教授）。

ここで問題になるのは「ある特殊な環境や刺激」のその内容であり、いったいどんな状態のときに生命が思いがけない動きをするのかということだが、ドリーちゃんの誕生をもたらした乳腺細胞の場合は「断食」させたときだった。断食、つまりその細胞への栄養補給がストップされ、とんでもない環境変化が起こったまさにそのときに、眠っていた遺伝子が突然目を覚まして全てのスイッチが入り、そこから劇的な生命のドラマの幕が開いたのだ。

この事実は、骨髄造血説を考える上でも非常に重要なポイントである。というのも、骨髄造血説の観察内容は、健康状態のニワトリとハトの場合は骨髄の中が脂肪で満たされていて造血現象が観察できなかったのに、断食をさせたあとで観察してみたところ「骨髄内での造血現象」が見られた…というものだからである。

これに対して千島学説は、「血は腸内で作られる。ただ、飢餓状態や大量出血などの異常時には、骨髄内の脂肪も含めて細胞が血に戻る（細胞と赤血球の可逆性）」としている。つまり骨髄内での造血現象は、危急時、異常事態での出来事にすぎないというわけだ。

これが千島学説の重要なポイントの一つであるが、千島学説は決してこれだけではない。それは「8大原理」によって構成されていて、「腸造血説」はその中の一つにすぎず、「革命的」と呼ばれることになる千島学説は、まず「赤血球はすべての細胞の母体である」という「赤血球分化説」から始まった。ところで、いったいどうして「赤血球分化説」は生まれたのか。その発見プロセスを以下に簡潔に紹介してみたい。

赤血球から細胞が生まれていた

1940年、「千島学説」の生みの親千島喜久男は、九州帝国大学農学部畜産学研究室に嘱託として赴任した。それまで中等学校教師をしていた千島は教師を退職して、41歳から遅まきながら新しい研究人生を踏み出したのであった。

恩師と仰いでいた丹下正治教授が千島に与えた最初のテーマは、「乳牛の尿による妊娠診断」というものだった。だが、妊娠した牛の尿を入手するのが非常に大変で、なかなか思うように研究が進まない。そこで千島は研究テーマをニワトリの卵を材料にした「胚の発生」に変えてもらい、その研究プロセスで驚くべき発見をしてしまったのである。

驚くべきその発見とは、赤血球が原始生殖細胞や生殖腺の全ての細胞に分化、移行していたことだった。それまでの定説では、「生殖細胞は分裂増殖する」と言われていたのに、事実はこれに反して、赤血球から生殖細胞などが生まれていることを、千島は顕微鏡観察によって発見してしまったのである。そのときの驚きを、千島は次のように綴っている。

赤血球から生殖細胞その他へ移り変わっている状態を見た私は、はじめは唖然として、自分の眼や頭を疑うほどのショックを受けた。しかし、何百枚ものプレパラートを入念に調べてみたが、細胞分裂によるのではなく、赤血球から変化するものであることを確認した。

丹下教授に顕微鏡を見せて私見を述べたところ、はじめのうちは丹下先生も信じられないようだったが、根気よくそれを説明したところ、ついにそれを承認され、それを学位請求論文として提出するように言われた。(『血液と健康の知恵』)

千島はそのとんでもない大発見を、妻に次のように伝えたという。

これは大変なことになった。生物学はその第一ページから書き替えられなければならない。神は私に大きな仕事をさせようとしている」…と。(『千島学説入門』)

実際、それはとんでもない大発見だった。「細胞は細胞の分裂によって生じる」というのがそれまでの定説で、それが生物学の最も重要な根本原理とされてきた。ところが、千島が念には念を入れて何度注意深く顕微鏡を覗いてみても、明らかに赤血球から細胞が生まれていたのである。いったいなぜだったのか。なぜ他の人は細胞分裂を観察しているのに、千島にだけそんなとんでもない現象が見えたのか。実は、そこには、それなりの理由があった。

それまでの研究者は、鶏の胚子の生殖腺（睾丸・卵巣）の組織発生を観察するに際し、胚子のウォルフ氏体（中腎）と付着している生殖腺を切り離して顕微鏡で見ていたが、千島はそれを切り離さずに中腎と生殖腺とを一体にした標本を何百枚も作って、来る日も来る日も根気よく顕微鏡で観察したのである。

すると、中腎と生殖腺のできはじめのものには境がなくて連続的であり、しかもその境の付近には血管外に出た赤血球が無数に散在していて、それが原始生殖細胞や生殖腺の細胞に分化、移行していく様子をはっきりと確認することができた。千島と他の研究者との決定的な違いは、「標本の作り方」の違いにあったのである。

「通常時」と「異常時」のいのちのいとなみの違い

問題は、標本の作り方が違うとなぜ全く違った現象が観察できるのかということだろう。他の研究者と千島の標本の違いは、「生殖腺を中腎から切り離して作った標本」と、「切り離さずに中腎と生殖腺を一体とした標本」の違いであるが、この両者で決定的に違ってくるものとはいったい何だろうか。それはずばり、「平常時」と「異常時」の違いなのである。

千島がやったように、中腎と生殖腺を一体とした標本の場合、細胞は安心して本来の活動を続行することができるが、他の研究者のように中腎から切り離して生殖腺だけを単独に取り出すと、細胞はそこに異常な環境変化を感じ取って異常な活動を始め出す。危機状態に直面した細胞は、平常時とは全く違った活動を開始するのである。

これは生物にとってはごく当たり前のことで、生き物たちは置かれた環境や直面した状況に絶えず柔軟に対応して生きていく。ちなみに植物も、太陽光があるときとないときでは全く違った化学反応を起こす。すなわち、太陽光が降り注がれていれば炭酸同化作用（光合成）を行うし、夜になって太陽光がなくなれば、同じ植物が昼の光合成とは全く違った呼吸作用に切り換える。それが生命あるものの基本的な姿であり、それを逆利用するかたちで人間は野菜工場のような近代的施設を作って、人工照明を当てっぱなしで短期間に野菜を収穫したりもする。しかり、環境や状況しだいで、生き物たちは行動パターンを大きく変える。それは同じ生き物である細胞の場合でも全く同じだったのである。

しかし、これまでのほとんどの生物学者たちは生命のその基本を無視し、もっぱら細胞や血液を「全体」から切り離して観察し続けてきた。しかし、細胞や血液は体全体とつながって生きているものであって、それを無視した観察から「本来のいのちの営み」を見ることはできない。異常な状態に置かれた細胞や血液は、当然のことながら異常な反応を示すからである。

にもかかわらずこれまでの生物学や医学は、その異常状態での反応を絶対化し、それを「定説」として理論体系を組み上げてきた。そしてその結果、気がついたらとんでもない錯覚の学問体系を構築してしまっていたのである。

10年間放置された千島の学位請求論文

千島が発見したこの「赤血球分化説」だけでも、生物学と医学の大原則を引っくり返すほどに革命的である。なぜなら、それは「すべての細胞は細胞分裂から生まれる」というこれまでの定説を根底から覆すものだからである。それだけに千島の恩師である丹下教授は、当然その信じがたい異説に驚いた。しかし、千島が示した数多くの顕微鏡写真は、赤血球から生殖細胞が生まれている事実を明らかに示していた。それを自分の眼で確認してしまった以上、丹下教授もその革命的な異説を否定することができない。そこで、ついにその観察事実を確認、承認し、千島にそれを学位請求論文として提出するように申し渡したのである。

その後千島は満州の奉天農科大学教授として赴任し、敗戦後に再び九州帝大に招かれて論文を整理した。そして、九州大学に提出したその学位請求論文は、今からほぼ60年前の1947年9月に正式に受理された。論文審査の主査は丹下教授、副査は平岩教授だった。

正式に受理された論文は4ヶ月以内に審査して、教授会に審査報告をしなければならないという規定がある。しかし、審査報告はいつまでたっても成されることがなく、結局は10年間も空しくそのまま放置されることとなった。千島の論文が10年間も塵にまみれてしまったその理由は、もしも千島論文を認めれば、それまでの生物学、遺伝学、細胞学、血液学などの定説が根本からくつがえることになり、そのインパクトがあまりにも大きすぎたからである。

もしこれを教授会でパスさせたなら、日本の学会からは当然猛反発を食らうことだろう。

かといって、もしも教授会で否決したとしたら、あとでそれが海外で容認されたときには、九大当局の無能ぶりがすっかりさらけ出されてしまうことになる。実際、千島の「赤血球分化説」は十分に確かな観察根拠を持っていただけに、たとえ九大が否決しても、他のどこかの権威ある大学や研究機関が評価して容認する可能性が十分にあった。

要するに、パスさせれば日本の学会からの猛反発は必定だったし、拒否すればあとでとんでもない赤っ恥をかくことにもなりかねない。そんな戸惑いのなかで九大は、正式に受理はしたもののそのまま10年間放置せざるを得なかったのであろう。

さて、その千島論文はその後どうなったか。10年間審査報告されず放置されっ放しだったその論文「鶏胚子生殖腺の組織発生並びに血球分化に関する研究」を、千島は結局「自発的取り下げ」にせざるをえなかった。というのも、受理から4年後に副査の平岩教授が「論文をパスさせる自信がない」と言って論文審査委員からいち早く抜けていたし、主査の丹下教授もやがて定年退官を迎えたからであった。

それまでの間千島は何度も何度も「自発的取り下げ」を請われてきたが、「学問的な良心からしてそれは断じて承服できない」と、その申し出をはねのけ続けてきた。だが、丹下教授が退官するに至っては、やむなく取り下げざるをえなかったのである。

こうして千島の「革命的な論文」は学位取得には至らなかった。千島もまた論文提出から数年後に九大を辞めて郷里に近い岐阜農専に就職し、まもなく大学に昇格したその岐阜大学で、講師、助教授を経て教授となった。

しかし、定説の権威に異説を唱えた千島には、その後も陽の当たらない道が運命づけられ、教授とはいえ下駄箱を薬品戸棚として使用せざるをえないほどに研究室はみすぼらしかった。1957年に千島は農学部教授から教育学部生物科に転出し、いよいよ永年の念願だった研究に専念できるようになるが、文部省は既成学説と違った研究をする千島に、農学部時代から教育学部時代を通じて一円たりとも研究費を交付してはくれなかった。

そこで千島は、実験動物にはお金があまりかからないニワトリやヒナ、カエル、オタマジャクシ、昆虫などを主として使って、ただ黙々と血液、血球の研究を続けていった。千島は顕微鏡と組織標本作製の器具類くらいしかないみすぼらしい研究室で、しかし、雑事に追われることなくたっぷりと時間をかけて、九大時代に発見した「赤血球分化説」が決して間違っていないことを改めて再確認したのである。

千島が実験研究で終始一貫して守り続けた態度は、「書物に学ばず、自然に学べ」という先賢の教えだった。しかも千島は自然や生命を根気よく観察し続け、特に限界領域には眼を凝らして丹念に観察した。限界領域とは、AともBともつかない漠然とした中間領域のことで、そこに重大な発見のカギがあることをそれまでの経験を通して知っていたからである。

ちなみに、ニワトリの胚子の生殖腺と中腎の間も境が漠然とした中間領域であるし、生物と無生物の間にも漠たる中間領域が潜んでいる。千島はそれらの限界領域を丹念に観察することにより、赤血球が生殖細胞へと分化する事実を発見できたのだったし、その後も生物と無生物の間を研究して「バクテリアやウイルスの自然発生」を発見し、また腸粘膜と腸内容の境を調べて「腸造血説」を唱えたのであった。

従来の学者はとかく明確なものだけを求め、最も大切な白と黒との間の灰色の部分、つまり限界領域を無視、軽視しがちだった。しかし、自然や生命の営みはあくまでも連続的であり、Aがいきなり全く違ったBに飛躍することはない。変化は徐々に連続的に起こり、変化の過程ではAともBともつかない中間領域が厳然として存在しているのである。

それなのに多くの科学者、研究者たちは、生体で最も大切なその中間移行型や、可逆性を見逃してきた。あるいは異常時の特殊な反応を絶対化して、それをもって定説とした。なるほどAはA、BはBと強引に割りきって考えたほうが単純化されて分かりやすいに違いないし、また、たとえそれが一部的な現象ではあったとしても顕微鏡で見えたものは事実である。

だが、部分的な事実をもって全体を決めつけてしまうのは、目の見えない人がゾウの尻尾だけを触って「ゾウとは細長いもの」と考えるようなものである。そこに生物学の、物理学や化学とは違った難しさがあり、錯覚の危険性がある。千島はそういった間違いを起こさないためにもと、根気よく限界領域に丹念に眼を凝らして観察し続けたのであった。

余談だが、半導体や光通信などで画期的な成果をあげた西澤潤一元東北大学総長は、最近の研究者たちのことを「先生、この自然現象は間違っていますと平気で言う」と苦笑した。

なぜ彼らがそのように言うのかといえば、自然はいつも法則どおりに動いてくれるとは限らないからだ。その微妙な違いに着目さえすれば、そこから思いがけない大発見があるかもしれないのに、数式でシンプルに表された明快な法則を絶対化する研究者たちは、自然の気まぐれな動きのほうを「間違っている」と見る。それは「書物に学ばず、自然に学べ」とした千島とは全く反対の、「書物に学び、自然から学ばず」という研究態度である。

しかし千島は、あくまでも自然や生命活動から謙虚に学び続けた。その結果、数々の定説を根本からくつがえす「千島学説」が誕生するに至ったのであった。

第5章　細胞分裂の怪

医師から入った忠告の電話

本書の原稿を書き出したのは２００５年７月からで、その原稿はまず、ぼくが主宰するホームページに連載し、不特定多数の読者に読んでいただいてきた。以上の「序章」から「第4章」までは、仕事の合間を見ながらほぼ３ヶ月間にわたって連載したものだったが、秋を迎えるや仕事が急に忙しくなり、特に10月下旬からはとても連載どころではなくなってしまった。『ガン呪縛』というよりは、「仕事に呪縛」されてしまったからである。そこでやむなく連載を中断し、まずは「仕事呪縛」から解かれようと必死で仕事に集中した。４年越しで取り組んできた大きな仕事が、いよいよ最終局面を迎えたからであった。

仕事というのは、ひどくプレッシャーがかかるものである。締め切りの時間に追われるし、打ち合わせが頻繁に行われて人の渦の中に投げ込まれることも多い。ガン宣告を受けた後のぼくはできるだけプレッシャーやストレスに潰されないようにと、日常生活の中に「気まま&のんびりタイム」を作るようにしてきたのだったが、レギュラーの仕事に加えて4年越しの仕事が最終段階に突入するや、とてもそんな時間など持てなくなってしまっていた。

それどころか日曜祭日も関係なければ、徹夜を強いられる日々も続いた。睡眠がとれたとしても2〜3時間程度で、それ以外はすべて仕事に心身を捧げるという状態に追い込まれてしまったのである。まだ若く、かつ元気ハツラツだったころは、そういった無茶苦茶な暮しを平気でやったものだったが、50代も後半の「3b期のガン患者」にとって、やはり徹夜の連続は身にこたえる。しかも仕事には集中力が不可欠で、神経をすり減らす毎日が続いたから、その一部始終をそばで見ていた妻は、「こんな生活が続いたらガンが悪化するのではないか」と気が気ではなかったようである。

そんななか、病院の担当医からも電話が入った。その電話に出て医師と話した妻によれば、「いったい何をしているのか。早く入院して手術をしないと、後で後悔することになる」と、厳しい口調で忠告してくれたらしい。確かに5月にガンと診断されて遠隔転移を心配され、即刻検査すべしと勧められながらも6月まで動かず、「即入院して手術を!」と説得されたにもかかわらずまるまる一ヶ月間そのまま放置し、7月に「治療計画」を聞きに出向きながら、それ以来病院とはすっかりオサラバしてしまっていた。つまりガン宣告から二ヶ月以上、入院の気配を全く示さなかったのだ。たぶんこんないい加減な患者はあまりいないであろう。そこで業を煮やした親切な外科医が、わざわざわが家に電話をくれたのだった。

その電話があったのは、確か7月下旬くらいだったように思う。しかし、そのころのぼくは「日曜祭日昼夜もなし」といった状態にあり、とても入院どころではなかった。こんな日々を送っていたら、それこそ健康な者でも体調がおかしくなり、下手をすればガンになってしまうだろう。その思いは妻も同じだったらしく、医師から「早く手術をしないと後で後悔することになる」と言われたときには、さすがに気持ちが大きく揺れ動いてしまったようだ。

長い沈黙に「入院？それとも死亡？」

医師が電話で「早く！」とせかしたのは、「ガン細胞は異常な増殖をする」と考えていたからであろう。それにぼくの場合は「遠隔転移・全身転移」も心配されていた。というよりは、医師はぼくのガンの状態を見て、遠隔転移をしていないほうがおかしいとすら思っていた。ガンの大きさのみならず、周辺のリンパ腺領域全体に異常感があり、脇の下のリンパ節もコリコリ状態だったからである。医師の経験からすれば、全身にガンが転移していて当然のこと。ところが、検査では「転移なし」と判明した。しかし、いつまでもこの状態に留まるとも思えない。いつなんどき全身転移が起こるやもしれない。医師は当初からそう考え、ぼくの乳ガンが、脳、骨、肺、肝臓等々に転移することを懸念していた。転移が見られない今ならば手術もまだ可能である。だから、「一刻も早く！」とぼくに手術を勧めたのだった。

ガン治療で「早期発見」が大切とされるのは、ガンの異常増殖が懸念されるからのこと。ガンは「全体の秩序」から離れ、勝手に猛烈に細胞分裂を繰り返してどんどん大きくなっていく。それが現代医学理論によるガンのイメージであるだけに、医師が心配してくれたのも当然のことだった。妻もその説明を繰り返し聞かされて、そのうえ「手遅れになって後悔しないためにも…」と熱っぽく説得する医師の言葉に、かなりの動揺を覚えたのであった。

だがぼく自身は、「ガン細胞異常増殖イメージ」の呪縛には落ちていなかった。ガンのその異常な増殖イメージはウイルヒョウの細胞分裂説から来たものであるが、その「定説」自体が間違っていると考えていたからである。その論拠はいうまでもなく千島学説にあり、千島は「ガン細胞も赤血球から分化したもの」と言っている。いや、これは千島の想像でも言葉だけの哲学でもなく、彼が実際に幾度も繰り返し観察してきた「事実」だった。

ガン細胞は細胞分裂によって勝手に増殖するものではなく、劣化して病変した赤血球が集まってガン細胞に分化する。そして、赤血球は食べ物から造られ、しかも意識や感情、心理状態などに多大な影響を受けている。となれば、まずは食べ物に気をつけ、ストレスを溜め込まないようにすることだ。それさえ守れば「異常増殖」や「転移」の心配はない。そう思ってガン宣告を受けた5月末から、不十分ではあっても一応それなりのことはやっていたから、医師がイメージする「ガンの怖さ」に呪縛されることは全くなかった。

しかし、ガンの異常な分裂増殖イメージはもう完璧と言っていいほど人々の脳味噌に染み付いているらしく、インターネットでの連載がストップしてしばらくすると、時々メールが舞い込むようになった。その多くは「どうしました？　大丈夫？」といったものだった。それまではほぼ定期的に『ガン呪縛…』の連載をしていたというのに、10月22日からバッタリとそれが止まってしまったから、「もしかしたら入院？　それとも死亡？」と多くの方々が心配してくれたらしい。なにしろそれは「３ｂ期のガン患者」が、病院治療を拒否して綴っていたリアルタイムのレポートだっただけに、突然の連載中断が、さまざまな憶測を呼んだようである。また、身近な友や兄などからは、時々携帯に電話が入った。が、時間に追われて仕事に熱中しているときなどは、そのまま無視してしまうことも多かった。すると、ますます心配が濃くなっていくらしく、電話がつながったときに「どうして電話に出ないんだ！」と叱られたりもした。こうして連載の中断は、とにかく人騒がせなものとなったらしい。

「千島学説全集」との再会

そういったハチャメチャな日々にも、ようやく出口が現れた。しかし、超多忙な毎日から解放されるとその反動からか、まるで燃え尽き症候群のようにパソコンには近づきたくなくなっていた。さりとて連載をそのまま中断しておくわけにもいかない。そこで11月下旬から再び少しずつ書き始めたが、なかなかかつての連載の流れに乗ることはできなかった。

連載の流れを再び作り出すためには、それまでに書いてきた原稿に目を通す必要がある。いったん止まってしまった思考にエンジンをかけるには、それなりのウオーミングアップが不可欠だ。そのことは頭では分かっていても、なかなかその気になれない。大きな仕事が終わったとはいうものの、毎月のレギュラーの仕事は相変わらず続いている。そのなかに再び『ガン呪縛を解く』の連載、それも「千島学説」のことを書く時間を作り出すとなると、かなり決意してそのためのエネルギーをチャージする必要があった。

そんなことから、千島学説の資料にもう一度キチンと目を通してみようと思い立ち、時間がある限り手元にあった数々の資料に目を通し始めた。しかし、ぼくが二十代に最初に読んだ千島学説は、『千島革新の生命・医学全集』（廣文社刊・全10巻＋総索引）だったから、それをどうしてももう一度読み直してみたい衝動にかられた。が、かつて読んだその本はすでに手元にない。というのも、30代に日本を飛び出したその際に、大事な本を荷物にまとめて田舎に預け、それが実家の全焼によって消失してしまっていたからだった。

ところがその全集に、ひょんなことから出会うことができた。しかもラッキーなことに、それは家から車で10分足らずのところに「元気？に」まるごと揃っていた。そこで持ち主に事情を話し、一冊ずつ貸してもらって少しずつ読み進めた。

『千島革新の生命・医学全集』は全10巻から成る大作で、ページにして合計５５５０ページもある。もちろんぼくにこれをまるごと理解・咀嚼するだけのパワーも能力もない。しかし千島はこれだけ膨大な論文を後世に書き残し、しかもその裏には、50年以上にもわたる地味な実験と観察の裏付けがしっかりとある。「よくぞこれだけのものを遺してくれたものだ」と、ぼくは少しずつ読み進めながら、全集に再び出会えたことに改めて心から感謝した。

そんな滑走期間を経て、再びインターネットのサイトに飛び立ったのは2月下旬からだった。思えば、まるまる四ヶ月間の連載空白期間があったことになる。11月下旬からはそれらしきメッセージをアップして一応「健在」であることを示してはいたものの、千島学説に関しては一歩も踏み込んでいなかった。その理由は、超多忙の後の「燃え尽き症候群もどき」があったことのほかに、いったいどうしたら千島学説がすんなり理解してもらえるものやらと、まだ思考が結晶化してないことからくる躊躇もあった。

しかし、頭はまとまらずとも、見切り発車的に「千島学説」のことを書かなければならない。なぜなら本書はぼく自身の「ガン記録」というよりは、千島学説を伝えることそのものが目的だからである。要するに、千島学説の本を書きたいと思っていたときに、実にタイミングよくぼくにガン宣告がなされた。その意味で、ぼく自身のガンは千島学説を語るための単なる契機にすぎず、媒体にすぎない。とは言いながらも、ぼくは自分のガンを千島学説的に捉え、千島学説的なアプローチで治癒しようとしているのだから、それほど肩をいからして千島学説を体系的に語る必要もないだろう。

実際、読者も、キッチリとした学問的な説明よりも「千島学説的ガン治癒」のほうが分かりやすいにちがいない。いや、そのことこそガン患者が求めているものだろう。そう考えたとき、それまでずうっとももやもやとしていたものが、一気に吹っ切れたような気がした。

ということから、以下では「体系的」というよりは、ガンの理解とガン治癒に役立つと思われるものをピックアップして、自由にランダムに書き進めてみたい。

千島学説の8大原理

「千島学説」はすでに述べたように、膨大な実験・観察データに裏付けられた圧巻の学説である。それだけに、その内容を簡潔に分かりやすく説明するというのは至難の業であるが、これから千島学説に突っ込んでいくに当たって、まずはその骨子（８大原理）を以下に簡潔に紹介してみたい。

１赤血球分化説

赤血球はすべての細胞の母体である。

ガン細胞、炎症部の諸細胞、傷の治癒などもすべて赤血球から生じる。

２血球の可逆的分化説

断食その他の異常時には、体組織や細胞から血球に逆戻りする。

３バクテリアやウイルスの自然発生説

細菌やウイルスは、既存の親の分裂がなくても自然に有機物から発生する。

４細胞新生説

細胞の増殖は分裂によってでなく、ＡＦＤ現象によって自然に発生する。

５腸造血説

赤血球は骨髄ではなく腸で作られる。骨髄造血は異常時の現象にすぎない。

６遺伝学の変革（遺伝と血液・生殖細胞・環境）

生殖細胞は血球からできる。だから環境の重視が必要（獲得性遺伝の肯定）

７進化論の盲点

進化の主要因は共生（相互扶助）であり、自然との調和。

8 生命弁証法

生命現象は波動と螺旋運動であり、不断に変化してやまない

以上の8大原理のうち、1〜7は千島が観察事実に基づいて発表したものであり、8はその事実から帰納した千島ならではの「哲科学」である。つまり自然や生命の現象を素直に眺めてみるときに、そこに科学を統合する全く新しい哲科学の体系が現れ出るというわけだ。

いまや「科学」は「信仰」の領域に踏み出していて、「科学的」と言うだけで「正しい」という錯覚が生まれてしまいがちだ。しかし、「科学」は実験や観察などの事実から推論した単なる「仮説」にすぎず、決してそれが「絶対的に正しい」とは限らない。事実、これまでに数知れぬ「定説」なるものが、新たな仮説によって引っくり返されてきているのである。

「科学」という言葉は明治の啓蒙家であり教育者だった西周《にしあまね》が考え出した訳語で、彼は「科学」のほか「哲学」や「芸術」「理性」「技術」等々多くの哲学・科学分野の日本語訳をした。いったいなぜ西周が「サイエンス」を「科学」と訳したかと言えば、それが「たくさんの科に分かれた学問だったから」だそうだ。つまり「科学」は、細分化、専門化された学問という意味であり、それだけでは自然や生命の全体像が見えてこない。科学はそもそもが「ほんの一部の事実」を意味しているにすぎないものなのである。にもかかわらず「科学」と言うだけで、多くの人々は「真実＝正しい」と錯覚してしまう。そしてこのことが、「いまや

科学が信仰の領域に踏み出している」と指摘したくなるゆえんでもある。

このように「千島学説」は「8大原理」からなる「生命・医学の革命的な学説」であり、その1〜7までは観察事実に基づいて発表したものだ。しかし、それだけでは「科学＝部分的学問」に過ぎないため、千島はそれらを統合するかたちで「第8」の「生命弁証法＝哲科学」を打ち出した。「哲学」や「哲科学」などと言うと、なんとなく古くさいイメージがつきまとってしまうが、しかし、科学の前身は哲学（自然哲学）であり、西洋ではいまでも科学分野の博士号には「哲学博士」という称号がつく。それはともかく、「ガン呪縛」から解放されるためには、千島学説からのアプローチが不可欠となる。なぜなら現代医学は、間違った生物・医学理論に基づいて構築されたものだからだ。

ウイルヒョウの細胞分裂説

間違った理論に基づいた医療では、そこに効果を期待することなどできない。それどころか、治療がかえって逆効果になったりもする。それくらい医学理論は治療に大きな影響を与えるが、ガンに関する明解な理論を打ち出した医学者、それはドイツの病理学者、ルドルフ・ウイルヒョウだった。ウイルヒョウは1859年に「すべての細胞は細胞分裂から生まれる」という学説を発表し、それがその後の生物学、医学の定説とされて今日に至っている。ガンで言えば、ガン組織には必ず正常と異なるガン細胞があり、それが細胞分裂を繰り返してどんどん増えて行くという説明である。つまり、「ガンの元はガン細胞。ガンは必ず局所から発生し、それが勝手に猛烈な勢いで分裂・増殖していく」というわけだ。

ここでの問題は、いったいなぜ正常細胞がガン細胞に変わるのかということだが、ウイルヒョウはその原因として「慢性刺激説」を唱えた。外部からの慢性刺激が体の局所にガンを発生させ、それが細胞分裂によって増殖、増大していくというわけである。

ウイルヒョウが唱えたこの「ガン局所説」は、外科医たちを大いに勇気づけた。なぜなら、ガン細胞が細胞分裂によって増殖していくのだとしたら、その元になるガンの局所（ガン組織）をごっそり摘出してしまえばよしと考えたからである。そこからハルステッドの「根治乳房切除手術」なども出てくるが、これはガン組織のみならず、ガン細胞が潜んでいる乳頭、皮膚、リンパ節、関連筋肉などを徹底的にごっそりと廓清切除してしまうというものだ。しかし、それでも乳ガンの根治はかなわず、外科手術だけでは限界があった。

ウイルヒョウは「細胞は細胞から、核は核から、染色体は染色体から分裂によって生じる」という明解な説を唱えたが、これにはっきりと異を唱えたのが、千島喜久男だった。千島はその「赤血球分化説」によって、「すべての体細胞は赤血球から作られる」としたのである。

人間の身体がたくさんの細胞によって構成されていることは、すでに知られているところである。その細胞を発見したのはロバート・フックで、彼は顕微鏡でコルクを観察し、その小さな単位を「細胞」と命名した（１６６５年）。その後ドイツにシュライデンとシュワンが現れて、１８３８年に「生物体は細胞から構成されている」と提唱し、ここに近代細胞学の基礎が打ち立てられた。ただこのときに二人は、「細胞の形成プロセス」に関して「まず母液

(細胞内容)が凝集して核を生じ、核が成長して胞体を形成し、胞体が増大して新たな細胞となる」と、「細胞新生説」を唱えていた。

そして1851年、フォン・モールは細胞分裂説を認めながらも、「細胞分裂で核が生じるのは、核が親なしで新生する場合に比べてはるかにまれな現象である」と発表し、細胞新生があくまでもメインであり、細胞分裂は「細胞形成のもうひとつの方法にすぎない」とした。要するにその当時は、細胞新生説と細胞分裂説がまだ並列的に論じられていたのである。

そんななか、1841年にラマルクが細胞分裂説を唱え、さらに1859年にウイルヒョウも「細胞分裂説」を打ち出した。この流れは世界を一気に細胞分裂説一色に塗りつぶし、そのまま今日に至っている。つまり、細胞分裂説の流れが勢いづいたとたんに細胞新生説が息をひそめてしまったわけで、要するに「ウイルヒョウの明解な理論」が、「あいまいに見える実際の生命現象」を強引に切り捨ててしまったのである。

誰が細胞分裂を確認したか?

細胞は、分裂によって増えるのか、それとも赤血球が分化して細胞になるのか。

細胞形成に関するこの問題は、単に理論の問題というよりは、具体的な治療の面でも非常に大きな影響を及ぼすことになる。実際、もし本当にガン細胞が猛烈な細胞分裂によって日々大きく成長しているのだとしたら、ガンをそのまま放置しておくわけにはいかない。その場合の治療で何より大切なことは、ガンがまだ小さいうちに発見して(早期発見)、根こそぎ切り取ってしまうこと（摘出手術）。あるいは毒物でガン細胞を殺したり、放射線を使って焼き殺すことも必要になってくる。ガン細胞が猛烈な勢いで細胞分裂を繰り返し、どんどんガンを大きくしているとしたら、それに必要なのは一刻も早く手術と治療をすることだ。ということから、「摘出手術・化学治療・放射線治療」が、いま盛んに行われている。

しかしもし、細胞が赤血球から作られるものであり、ガンが局所的な病気ではなくて「血液病変＝全身病」だったとしたら、ガンの治療法も全く違ったものになってしまう。そのときに何よりも大事なことは健康な血液に戻すことにほかならず、それをせずいかに部分的にガン細胞をやっつけても、劣化した血液がなおも次々とガン細胞化していくからである。

その意味でも、細胞が細胞分裂によって作られているのか、それとも赤血球が細胞に分化していくのか、これをはっきりと見極める必要がある。間違った理論からは間違った治療法しか引き出すことができないからである。とはいっても、「なにをいまさら」とせせら笑われてしまうにちがいない。なぜなら「細胞分裂説」はすでに世界が認める定説であり、それを実証するかのごとき顕微鏡写真や映像も、広く社会で認められているからである。

ちなみに、発生学と遺伝学の世界的権威として知られるエジンバラ大学のワジントン教授は、一個の卵細胞が分割を重ねてついに一匹のオタマジャクシになる過程を顕微鏡映画に作り上げた。それを観れば、なるほど細胞分裂説が本当らしいと合点もいく。その映像作品は、あたかも細胞分裂説を不動の定説として実証しているかのようだからである。

そのワジントン教授がかつて来日し、名古屋大学で「カエルの卵からオタマジャクシまで」

と題する顕微鏡映画を上映して講演をしたことがあった。そのときまだ健在だった千島博士は、ワジントン教授に質問した。以下は、そのときの二人の質疑応答の内容である。

千島　あなたは、卵細胞がたくさんの分割球（細胞）に分かれるとき、まず、細胞核が有糸分裂で2分し、ついで細胞質が分かれて定型的な細胞分裂で細胞数が増加することを実際に観察されましたか？私の観察したところによれば、カエルの卵分割は決して定型的な細胞分裂によって起こるものではなく、卵黄球の塊から分割球が同時に多数の細胞新生によって生じるのを観ていますが、この私の細胞新生説をどう考えられますか？

ワジントン教授　私は卵分割に際し、細胞核が有糸分裂によって2分して、次々と細胞数が増加することを実際には確認していません。だから細胞分裂で分割球が増加するかどうかは明言することができません。あなたのほうがよく知っているでしょう。

これを読めばお分かりのように、その映像を作った発生学の世界的権威ですら、あいまいな答えしかできなかったのだ。にもかかわらず今日の生物学者たちは、自ら実際に実験観察をして直接確かめることもなく、ひたすらウイルヒョウの細胞分裂説を「盲信」する。「細胞分裂説」が「定説」に祭り上げられるやいなや、ほとんどの学者たちが「権威ある本の活字」を信じて、それとは違った様相を呈する自然や生命現象を切り捨ててしまうのだ。

千島博士はワジントン教授に対してのみならず、魚類の発生学の権威・山本時男教授や、佐藤忠男教授等々にも同じ質問を投げかけてきた。しかし、その回答はいずれも、「よく確かめていない」というものだった。千島は言う。

「最初に卵細胞の核が2分して2細胞になり、さらにそれが4細胞期、8細胞期となる場合、既存の細胞核が2つに分裂して卵分割が行われるのを実証するのは困難である。まして数回の分割ともなれば、誰一人として、細胞核が分裂して、次いで細胞質が分裂するという、定型的な細胞分裂の5つの時期を経て分裂するものであることを確認した学者は、おそらく一人もいないだろう」と。

千島は「おそらく一人もいないだろう」と推測しているが、世界中の学者全員に確認したわけではないからそう推測するしかなかった。しかしその心の内は、間違いなく確信に満ちていたと思われる。というのも、千島自身は数十年にもわたって、実際に繰り返し観察してきたからである。だが、その千島自身も、最初は「細胞分裂説」を「信じて」いた。ところが、すでに述べたように、顕微鏡下で実際に観たものは、「定説」とは全く違う「赤血球から生殖細胞が分化するプロセス」だった。細胞が、なんと赤血球から作り出されていたのである。

これにびっくりした千島は、その後も繰り返し観察し続け、「赤血球分化」に間違いなしと確信した。だからこそ恩師の丹下教授にそのことを伝え、「そんなはずがない」といぶかる恩師にも顕微鏡を覗いてもらって、学位請求論文を仕上げたのだった。

その論文を丹下教授が正式に受理したのは、千島の「赤血球分化説」が疑いようのないものだったからのこと。千島は根気よく丁寧に観察し続けることにより、医学や生物学の定説ともなっている「細胞分裂説」を、根本から引っくり返す新学説を提示したのである。

しかし、現代医学は「細胞分裂説」を信じ、ガンは局所的なもので、ガン細胞の細胞分裂によりガンが肥大化するとしている。これに対して千島学説は、ガンは血液の病変による結果にすぎない。だから、血液を健全化することこそ重要で、ガンそのものを取り去っても治癒したことにはならない。血液が正常化しない限り、ガンに治癒はないとしているのだ。

さて、どうだろう。細胞分裂説と赤血球分化説のどちらが本当なのか。それを確かめるには、実際に顕微鏡を覗いてみさえすれば分かる。だが、顕微鏡の中に同じ光景を観ても、思い込みが「解釈」を捏造してしまいがちだし、また、標本の作り方が違えば違った現象が起きてしまう。その結果、そこに「バカの壁」が厳然と立ちはだかってしまうのである。

細胞分裂説に基づいたガン治療

ウイルヒョウの細胞分裂説は、その後のガン治療に非常に大きな影響を及ぼした。実際、ガンが単に局所的・部分的なものだとしたら、その部分を切り取るか、ガンを小さくすればいいことになる。このことから摘出手術と化学療法、放射線治療がガン治療の3本柱として浮上してきたわけだが、これらはいずれも、「ガンという悪魔を徹底的にやっつける」という思想に裏付けられている。しかし「悪魔」は、はっきりとその全貌を現しているわけではない。ガン腫は「悪魔の顔」ではあっても「顔」がすべてではないからだ。そこで外科手術では、ハルステッドのような徹底した根治乳房切除法が試みられたが、これは「悪魔の匂いや影や隠れ家」までも、疑わしいものは一網打尽に取り去ってしまうというものだった。こうすれば「悪魔の根絶が可能」と考えられたからである。

ところが1985年、ピッツバーグ大学のバーナード・フィッシャーが1700名の乳ガン患者の追跡調査をして、「根治乳房切除をした患者と部分切除の患者において、生存面では全く差がなかった」と発表し、そこから今度は「乳房温存手術」にシフトしていく。要するに、「悪魔」のいそうな場所を徹底的に切除しても治療効果に変わりがなかったから、それならば乳房を残したほうがいいとなったわけである。

乳ガンにおける「根治乳房切除から乳房温存手術へのシフト」つまり縮小手術への動きは、やがてその他の臓器にも次々と波及していった。「リンパ節転移の確率は5〜15%でしかない」という研究成果が、その後発表されたからである。しかしそれまでは、切らなくてもよかった乳房や胃などがどんどん切り取られていた。そこにも医学理論の間違いによって、大量の犠牲者が生み出されていた残酷な事実があった。

それも、ウイルヒョウの「細胞分裂説」や「ガン局所説」が盲信されていたからであって、特に胃においては、「胃潰瘍が進むと胃ガンになる。胃ガンの9割は胃潰瘍から発生する」という説が信じられていたために、多くの胃潰瘍患者の胃が容赦なく切り取られていた。が、その後「胃潰瘍のガン化はまれである」という説が定着したために、いまでは胃潰瘍の手術はほとんど行われていないという。

毒ガスから開発された抗ガン剤

化学療法もまた、「ガンは細胞分裂で異常増殖する」というウイルヒョウの考え方に基づいて登場してきたものだった。そして、それは「毒をもって悪魔を殺す」という発想、つまり「どんな薬品がガンの縮小効果をもたらすか」という視点から抗ガン剤の開発が進められてきた。抗ガン剤の第一号は毒ガス・イペリットで、これは化学兵器研究チームが「毒ガスがエックス線のように細胞毒として働く」ことを確認したことから開発されたものだった。

イペリットは、第一次大戦中にドイツ軍が発明した毒ガスであるが、毒ガスの中にはナイトロゼン・マスタードNオキサイドなどもあり、こちらは細胞の核の代謝を害するものだった。もしウイルヒョウの細胞分裂説が正しいとしたら、なるほど毒ガスを使って核を壊してしまえば細胞分裂もできなくなる。ならばガン治療には効果的にちがいないということから、「毒をもって悪魔を殺す」、つまり、核を壊してガン細胞の分裂増殖を阻止しようという抗ガン剤が開発されることになったのだ。

このようにウイルヒョウの細胞分裂説は、抗ガン剤の開発を強力にバックアップした。しかし、抗ガン剤はガン細胞の核だけではなく、正常細胞の核をも破壊してしまう。と同時に、そこには深刻な副作用の問題があり、また抗ガン剤自体が発ガン性物質なのだから、治療が逆に発ガン作用をもたらしたりもする。その後、抗ガン剤の開発は長足の進歩を見せたとも言われるが、しかし、「毒をもって悪魔を殺す」というその基本思想に全く変わりはない。

ウイルヒョウが言うように、本当にガンが局所的なものにすぎず細胞分裂によって増殖していくものだとしたら、細胞毒で細胞分裂を阻止することには、それなりの効果があるにちがいない。が、千島学説的に言うならば、ガンはガン細胞の分裂によって肥大化していくのではない。ウイルヒョウの「細胞分裂説」に基づく「ガン理論」そのものが間違っているのである。とはいっても、ガン細胞がものすごい勢いで細胞分裂をしているかのような映像を見せられてしまうと、それが真実であるとつい私たちは錯覚してしまいがちだ。しかし、千島学説は、「それは一部の真実（現象）ではあっても、細胞の営みのすべてを物語ってくれているものではない」と指摘する。千島博士は言う。

「細胞分裂を見たというもののその多くは、
人工的な環境で示す細胞の病的な行動にすぎない」……と。

つまり、ガン細胞を顕微鏡で観察する際には、実際の生体とは違った培地《メジアム》で組織や細胞を培養し、しかも生体よりも低い気圧のもと、強い光線を照射するなど不自然な条件下で観察することになるために、そこでのガン細胞は異常行動を起こす。それが細胞分裂という行動であって、生体内の正常な環境下では「赤血球や白血球がガン細胞に変化」しているのである。千島博士はその事実を、膨大な観察データによって裏付けている。

明快な理論＝細胞分裂説？

生命は、環境に応じてさまざまな行動を起こす。正常な環境下では本来の正常な行動を、そして異常な環境下では異常行動を…。このことは「第4章」ですでに述べた。要するに、細胞や血液を「全体」から切り離して観察すれば細胞分裂という異常行動を起こし、生殖腺を中腎から切り離さずに中腎と生殖腺を一体とした標本を作って観察すれば、赤血球が細胞に分化していく一連の様子を観察することができるのである。

ガン細胞が分裂像を示すのは事実であるとしても、それはあくまでも異常行動にすぎない。にもかかわらず現代医学は、人工的な環境下（顕微鏡観察）で見える分裂像がすべてと錯覚し、細胞分裂説を絶対化してしまった。これは、ほんの一部的な側面をもって、すべてを決めつけてしまうようなものである。ちなみに赤ちゃんは、お母さんのふところでは安心して微笑んでも、野獣の群がる夜の森にほっぽり出せば、狂ったように泣き叫ぶにちがいない。環境が変われば行動が違ってきて当然のこと。にもかかわらず、夜の森での赤ちゃんの姿しか観察しない人は、「赤ちゃんとは狂ったように泣き叫ぶものである」と、赤ちゃんの行動のすべてがそうであるかのように断定、絶対化してしまうのである。

ガン医学をたどっていくと、このようにウイルヒョウの「細胞分裂説・ガン局所説」に行き着く。そして、そこから外科手術と化学療法、放射線治療などが華々しく離陸した。これらのガン治療の根っこにあるものは、「ガンという悪魔を抹殺する」という思想だった。その結果、果たして「悪魔」は根絶できたのか。ガンはますます猛威を振るい、いまや日本だけでも年間30万人がガンで亡くなっている。「悪魔」は絶滅されるどころかますます多くの人々の命を蝕んでいる。ということは、いまのガン治療の依って立つガン理論そのものが間違っていると考えざるをえない。「細胞分裂説・ガン局所説」にこそ問題があるのではなかろうか。

近代細胞学の基礎を打ち立てたシュライデンとシュワンの二人は、「細胞は、まず母液（細胞内容）が凝集して核を生じ、核が成長して胞体を形成し、胞体が増大して新たな細胞となる」と細胞新生説を唱えていた。その後もレペシンスカヤ女史が、ニワトリやオタマジャクシ、チョウザメの卵黄球、ヒドラのすりつぶしたもの、卵白などから、細胞が新生する事実を発表した。これらの事実だけでも、「細胞は細胞から」というウイルヒョウの細胞分裂説は瓦解してしまう。にもかかわらず近代細胞学は、1個の細胞が2個、4個、8個、16個、32個と分割されていく「明解な理論＝細胞分裂説」に固執し続けてきたのである。

ここで、改めて「生物」の参考書を開いてみた。手元にある参考書の第1章は「生物体をつくっている細胞」で、そこにはまずフックによる「細胞の発見」に続いて、「細胞説とその確立」が出てくる。そしてそこに、次のような説明がなされている。

シュライデンとシュワンが唱えた細胞説は、多くの科学者に受け入れられた。そして、ドイツのウイルヒョー（1821～1902年）が「すべての細胞は細胞から生じる」ということを唱え、生物のからだは細胞からできているという細胞説が確立した。細胞説は、顕微鏡による観察から生まれた説で、細胞が生物体の構造上の単位であることを示している。

第2章は「細胞から個体へ」で「体細胞分裂とその過程」の解説がなされている。

「すべての細胞は細胞から」というウイルヒョーのことばにあるように、細胞は分裂によってふえていく。細胞の分裂のしかたには次の2つがある。「有糸分裂・無糸分裂」

このように「生物学」の真っ先に「細胞分裂説」が登場し、そこには「すべての細胞は細胞から生じる」というウイルヒョウの説が「定説」として記されている。ウイルヒョウの細胞分裂説は、顕微鏡の威力を得て唱えられたものだった。しかし、顕微鏡で観察できたからといって、それが生命の本来の姿であり、それがすべてを物語っているとは言い切れないのだ。

実際、同じ顕微鏡を使って、レペシンスカヤ女史は「細胞新生」を観察しているし、千島もまた根気よく慎重な観察を続けた果てに「細胞新生説・赤血球分化説」を発表した。その後も1963年にはフランスのパリ大学のアルペルン教授が千島のガン細胞説に似た発表をして一大センセーションを巻き起こし、また1975年には、同じく千島学説を裏付ける発表をした日本のガン研究の3つのグループが「高松宮妃学術賞」を受賞した。このように、生物学の基礎を揺るがす観察や発表が次々と出てきながらも、「細胞分裂説」がいまなお生物学・医学の定説として君臨しているのだ。しかも、その間違った理論に基づいた医療が相変わらず行われているのだから、このままならガン治療に出口はない。

血液も細胞も生きている生命体

ややこしい話になってしまったから、ここでもう一度整理してみたい。いまの生物学や医学ではウイルヒョウの「細胞分裂説」が定説とされている。これは「細胞は細胞から生じる」という非常に明解なもので、ご存知のように、1個の細胞が2個に分割され、さらに4個、8個、16個、32個…と、どんどん幾何級数的に増えていく、あのおなじみのイメージである。

明解なそのイメージは、ガンの増殖を説明するうえでも非常に便利なものだった。身体の中にできたガン細胞が、あれよあれよという間に細胞分裂を繰り返して、あっという間に大きくなってしまう。恐ろしいガン増殖のイメージに、それはまさにぴったりだからである。

この場合、出発点は局所的なガン細胞、そして細胞分裂の果ての終着点は、それが急激に肥大化した結果として訪れる「死」ということになる。現代医学はウイルヒョウのこの細胞分裂説を土台として構築されたから、ガン治療においてもガン増殖の元になるガン組織を徹底的にやっつける方法がとられてきた。いちばん手っ取り早いのは、手術をしてガンの部分を除去してしまうことであり、それだけでダメな場合は、毒物（抗ガン剤）を体内に入れてガン細胞を毒殺したり、また、放射線を使ってガン組織を焼き殺したりもする。現代医学はガンを悪魔みたいなものと考えているのだから、それで当然ということなのだろう。

その意味で、ウイルヒョウの細胞分裂説はその後の医学に多大な影響を与えることになった。しかしもし、これが間違っていたとしたらどうだろう。細胞分裂説を根拠としてやっているガン治療のすべてが、とんでもない間違いを犯していると言わざるをえない。

生物学や医学がウイルヒョウの細胞分裂説を信じる理由は、それが顕微鏡観察によって確かめられたからであろう。血液や細胞を顕微鏡で観察すると、なるほどそこには「細胞分裂の像」を確認することができる。が、それが事実であったとしても、だからといって血液や細胞の本来の姿というわけでもない。それは血液や細胞が危機的な状況の中で起こす「異常行動」にほかならないのだ。そのことを分かりやすく説明するために、やや乱暴すぎたきらいはあるが、置かれた状況しだいで様相が全く違ってくる赤ちゃんの例をすでにあげた。

すなわち、赤ちゃんはお母さんの胸の中では安心して笑っていても、お母さんから引き離して寒くて暗い部屋に閉じ込め、そこに強烈な光線を当てて観察したとしたら、狂ったようにギャアギャア泣き叫ぶにちがいない。しかも何度同じ実験をしても「泣き叫ぶ赤ちゃん」しか観察できなかったとしたら、その姿しか見ていない研究者が「赤ちゃんとは狂ったように泣き叫ぶもの」としてしまっても不思議ではない。血液や細胞を生体から切り離し、気圧の低い環境に閉じ込めて強い光線を当てて顕微鏡観察をするのも、この赤ちゃんの例とよく似ていると言えるだろう。その環境は、生命あるものにとっては「異常状態」だからである。

しかし、多くの観察者たちは、そのことを全く考慮しなかった。それどころか、顕微鏡下で細胞分裂が観察できたから、それが細胞行動のすべてと決めつけてしまった。そこには「血液も細胞も生きている生命体」という認識がすっかり欠落してしまっている。研究者たちはあたかも物質を観察するかのように、いのちあるものを扱っていたのではなかったか。

どんな生命も、環境の変化に対して柔軟に対応する。それが生命体と言われるゆえんであって、環境が変わっても決まりきったワンパターンしか示さない生命体など存在しないだろう。赤ちゃんはお腹がすけば泣き、お腹いっぱいにおっぱいを飲めば、安心して微笑んだりもする。それはいのちのある血液や細胞でも全く同じで、安全時と危険時では示す行動が全く違ってきて当たり前なのである。実際、千島博士も細胞分裂像を観察しているが、と同時に「赤血球から細胞に連続的に変化していくプロセス」もしっかりと観察していた。しかも正常時や自然状態のときには「血球分化」こそが圧倒的で、細胞分裂はほんの一部的な特殊な現象にほかならなかった。だからこそこの「異説」を提唱するに際し、誰から、どこから質問されてもいいようにと、徹底的に観察し続けて膨大なデータを残したのである。

だが、その千島学説に真っ正面から論戦を挑んだり、追試をしたうえで批判をする研究者は一人として現れ出なかった。千島学説に対する批判は、もっぱら「そんなことあるはずがない。定説と違っている」といったたぐいのものばかりで、それは科学的な「批判」というよりは、むしろ異説に対する反発から発した感情的な「非難」にすぎなかったのである。

細胞は「場」に応じて行動を変える

環境や状況が変われば行動様式も変わる。これは生物の基本である。ちなみに細胞は、運動、生長、分泌など新しい働きを呼び覚ます生物活性分子（サイトカイン）を作り出していることが分かってきたが、サイトカインの特徴は「不確実性・冗長性・多目的性・あいまい性」にあり、細胞は状況しだいでさまざまなサイトカインを作り出す。そして置かれた状況に最適の反応をしていると言われている。

すなわち、『生命の意味論』（多田富雄著・新潮社刊）によれば、

細胞は、刺激が与えられた瞬間の文脈を判断し、異なった行動様式をいくつかのオプションの中から選択している。実は細胞は、刺激を受けた自分がおかれている「場」がどのようなものであるかを同時に認識しているのだ。正当な場におかれた時のみ「正」の反応を起こすように仕組まれているのである。場が形成されていない場合には「負」の反応しか起こさない。細胞は、刺激があればそれにユニフォームに反応するといった単純な機械ではない。それは、条件によって異なった行動の選択をする。

ハムレットのように、「to be or not to be」と迷うばかりでなく、もっと多数のオプションの中から条件に応じてひとつの反応様式を選び出す。生体は、こうした「場」と「時」に応じた細胞の選択が集積されて、はじめてうまく運営されている「複雑系」ととらえなければならない。生命は、ＤＮＡから細胞に至るまで、あいまいさに裏付けられて動いていた。実はそのあいまいさゆえに、生命は「回路」を外に開いて、動的に活動することができたのである。

従来の生物学では、「一つの原因からは一つの結果が生じる」「受容体はいつも決まった反応を起こす」と教えられてきた。例えば、インシュリンの受容体がインシュリンという情報を受け取ったときに糖の代謝が高まるというように、「ワンパターンの行動が生じる」というのが長い間の定説だった。しかしその後の研究で、細胞は単にワンパターンの行動をしているのではなく、たくさんのオプションの中からベストの行動を選び出していることが分かってきた。生命は変化する環境に適応して生きていくために、あいまいで多義性を持ったサイトカインを非常に上手に利用して柔軟に生きているというわけである。

このように定説はどんどん進化していく。実際いまの生物学では、細胞自体が瞬時に「いま自分がどんな場に置かれているか」を認識して、正当な場におかれた時には正の反応を起こし、場が形成されていない場合には負の反応しか起こさないというところまで分かってきているのだ。だとしたら、人工的な環境での顕微鏡観察で細胞分裂の像が見られたからといって、それを普遍化・絶対化してしまうというのはおかしな話だ。なぜなら生体内での自然な状態と顕微鏡観察時では、血液のおかれた「場＝環境」が全く違っているからである。

細胞は、正当な場におかれた時のみ「正」の反応を起こし、
場が形成されていない場合には「負」の反応しか起こさないように仕組まれている。

多田博士のこの指摘は非常に重要である。そして、このことを千島博士は、半世紀も前にす

でに数多くの論文で発表していた。右の表現になぞらえて言えば、次のようになるだろう。

細胞は、生体内の自然で健康的な場にある時には「赤血球から細胞に分化」し、場が形成されていない時には「細胞分裂」の反応を起こす…と。

自然は、不断に、連続的に変化する

最新の免疫学では、細胞が作り出すサイトカイン（生物活性分子群）の「不確実性・冗長性・多目的性・あいまい性」が明らかにされている。サイトカインは、細胞（サイト）と作動因子（カイン）を組み合わせた造語で、要するに細胞は状況に応じてさまざまなカイン（作動因子）を作り出し、置かれた環境や状況に応じてたくさんのオプションの中からベストの行動を選択して、その「場」に最もふさわしい最適の反応をしているというわけだ。

サイトカインの研究は30数年前から始まっているが、その後の研究で多くのサイトカインが糖タンパク質であると判明した結果、「糖鎖の機能の研究」が一段と進められることになり、体内での劇的でダイナミックなスーパーシステムが「糖鎖の科学」として、この十数年でかなり明らかになってきた。ちなみにガン細胞が糖鎖異常を起こしていることは、すでに明らかにされている。こうして体内ではサイトカインや糖鎖によって細胞間のコミュニケーションが絶妙に図られて、数十兆個の細胞からなる人間個体の全体性がしっかりと守られている。人体の各種臓器や骨、血管、神経等々もすべて細胞によって構成されているのだから、細胞の作り出すサイトカインや糖鎖の機能がいかに重要であるかは、あえて言うまでもない。

さて、サイトカインの特徴は「あいまいさ」にあると書いたが、これは生物学や医学にとって実は非常に重大な発見だった。なぜなら、それまでの生物学や医学では細胞を、「刺激に対してユニフォーム（一様）に反応する単純な機械」のごとく考えてきたのだが、実際の細胞は、複雑で多様な原因から多数の結果を作り出すための複雑で絶妙な情報処理をしていて、その結果、絶えず最適な反応や行動をしていることが明らかになってきたからである。そして、このことは、それまでの生物学や医学が論拠した古典物理学的な世界とは全く違った「複雑系の世界」でのできごとだった。多田富雄博士も言う。

「生命は、DNAから細胞に至るまで、あいまいさに裏付けられて動いていた」と…。

そして、細胞や血液のその「あいまいさ」を誰より、何よりも重視して観察したのが、実は千島喜久男だったのである。多くの研究者は「科学とは明解なもの」と認識する立場から、不確実なもの、あいまいなもの、漠然としたものは大胆に切り捨ててしまったが、千島は、

「あいまいに見える限界領域にこそ、重大な発見のカギが隠されているにちがいない」

という姿勢から、AともBともつかない漠然とした中間的な領域の現象を、地道に丹念に観察していった。その結果、胚子の生殖腺と中腎の間の細胞や組織の観察を通して「赤血球が生殖細胞に分化」していく事実を見いだし、生物と無生物の間（境界領域）を研究して、「細胞や細菌が自然発生する」ことを発見、さらに腸粘膜と腸内容との境を調べて、「腸で赤血球が作られている」ことを発見したのである。千島は言う。

「境や区別というのは人間が作ったもので、自然界には本来、境などないのだ」と。しかし、ほとんどの科学者は、明解なものだけを求め、いのちの営みで最も大切な限界領域、すなわち白と黒の間に横たわる微妙であいまいな灰色グラデーション領域を無視し続けた。その結果、なるほど「明解な理論」を打ち立ててきたにはちがいないが、しかし、それは単なる形式論理にすぎない。これに対して千島は、「生命現象は不断に流れ、変化し、留まることがない。そしてその運動方向は、波と螺旋である」と、それまでの生物学や医学とは全く異質の「生命弁証法」的なものの見方を打ち出したのだ。科学は明解な法則や公式を好み、科学者たちは自然の活動を明快な公式に押し込めた。しかし自然界では、法則や公式どおりに事が起きるとは限らない。人間が発見したその法則というのは、あいまいなものを切り捨てて抽出したものだからであって、すべてが単純化された法則通りに動くというものではない。

にもかかわらず科学の現場では、「自然界は法則（公式）どおりに動く」と考えてしまいがちだから、西澤潤一元東北大総長の苦笑ではないが、「先生、この自然現象は間違っています」といった本末転倒的な発言が研究者から出てきたりもする。こうした「喜悲劇」の解消には、生命弁証法的なものの見方・考え方が必要となる。自然界は0か1かといったデジタル的なものというよりは、すべてが連続的に変化するアナログ的な現象世界だからである。

はっきりと区別するのは人間だけ

ちなみに遺伝学では、メンデルがその基礎を打ち立てた。メンデルの遺伝の法則には「優性の法則・分離の法則・独立の法則」があり、遺伝の仕組みとしては「F2の分離比」、つまり1遺伝子雑種では「A：a＝3：1」、2遺伝子雑種では「AB：Ab：aB：ab＝9：3：3：1」になるとされている。しかし実際の交配では、なかなかこの法則どおりのドンピシャリの結果は生まれない。これは大ざっぱな目安ではあっても、実際には実にさまざまなものが連続的に出現してくるのである。

もうかなり前のことになるが、自然農法の福岡正信翁とお話したときに、福岡翁はそのことについて次のように語った。

自然農法向きの新品種を作りたいと思って、ビルマのうるち米と日本のもち米を交配してみたことがあるんだが、形質が全く違ったこの2つの稲を交配してみると、両親の形質が入り交じって、そこには何十、何百もの新しい品種が生まれてくる。そしてそれらを並べてみると、すべての形質が見事に連続していることがはっきりと分かる。すなわち、もちに近いうるち米、中間種、うるちに近いもち米と、一つの穂の中にうるち米ともち米が混生していて、草丈も、20〜30センチの小人のような稲から、150センチ以上もある巨人のような稲に至るまで、とにかくいろんな稲が連続的に現れ出てくる。

色についても、白米、赤米、黒褐色米など実にさまざまな色が連続し合い、食味もまた、おいしいもの、まずいもの、粉質、粘質などと実にさまざまで、そういったそれぞれが見事に個性的な米に出会ってしまうと、どの品種が良いとか悪いとかなど全く言えなくなってしまう。要するに、「これはA、これはB」などと、はっきりと差別をしたり区別したりするのは人間だけであって、自然はそんなことはどうでもよく、自然の目から見ればAとBの区別などなく、AからBへと見事に連続しているんだ。

千島が観察したものも、まさにそれだった。千島は卵黄から新生した血球が、血管で生殖腺（睾丸・卵巣）へと運ばれ、その表層の細胞になり、それが数個集まって「融合」して、いわゆる原始生殖細胞に変わっていく「連続的な変化」を目の当たりにしたのである。そしてそれを、血球と原始生殖細胞との間に中間移行型のものが多数あることで証明し、その際に、細胞分裂がほとんどないことも見極めた。

そのことから「赤血球が生殖細胞になる」と確信し、その後もさまざまな動物を使って観察し続けた。すると腎臓でも、肝臓でも、脳や神経、皮膚、筋肉、脂肪、骨なども、すべての細胞や組織が赤血球から変化してできることが分かってきた。さらに病的な人間の身体では、ガン細胞や炎症部の諸細胞も、すべて赤血球からできるものであることが分かった。ガンはガン細胞が猛烈に細胞分裂を繰り返して大きくなるのではなく、病的な血液がガン細胞化していたのである。その意味で、ガンとは血液が劣化・悪化・病的化した結果の現象であって、ガンはいわば「全身病」である。だから、ガン腫を取り除いたからといって、決して治癒したことにはならないのだ。

千島は、人間の子宮ガンの組織標本を調べた結果を、以下のように記述している。

そこに細胞分裂像がわずかながら認められはするものの、それは決して細胞が分裂する過程ではなくて、赤血球がいったん崩壊して融合した後で、赤血球のタンパク質からDNAを新たに合成する際にときどき見られるものであり、まして、ガン細胞がきれいに2個に分裂する像などほとんど観察できず、それは想像説だと言っても過言ではない。

そのうえで、「ガン細胞の血球由来説の根拠」として、千島は顕微鏡写真を示しながらたくさんの事実を掲げている（『現代医学・生物学の変革』第13編「癌と血球」）。

その中から、特に興味深いものをピックアップして紹介してみよう。

●ガン細胞が定型的な有糸分裂によって増殖するということを証明することはほとんど不可能である。異常分裂または直接分裂によってガン細胞が増殖するという既成説はあるが、それは確証されたものではない。

●これに反し、ガン腫中へは著しく多量の血液が流入し、赤血球からガン細胞へ分化するすべての移行像が認められる。私はこれを便宜上5段階に分け、さらに、赤血球の孤立したものと融合したもの（赤血球モネラ）からの分化過程とに分けて述べた。その分化段階は、小リンパ球状核の新生を経て幼若ガン細胞、次いで、大小各種のガン細胞へ分化する移行像を認めることができた。

●従来ガン巣はガン組織の一特性だとされ、これは独立したガン細胞の集塊だと考えられがちであったが、実際は索状につながっているものだから、ガン索と呼ぶのが適当である。ガン索はガン腫中の静脈洞（または血液洞）の走行の模様と酷似し、しかも、それと連続し、洞内の血液からガン細胞へのすべての移行像が認められる。

●ガン腫中には異常に発達した血管系があり、著しい血液、血球の集中が認められる。しかも、毛細管は、その先端が開放的であり、組織間隙と連続しており、組織間隙に流出した血球から成る索状体や、組織間隙に出た血管外赤血球はいたるところに認められる。そして、これらの血球からガン細胞への移行像も常に認められる。

千島は人間の子宮ガンの組織標本を丹念に観察した果てに、「血液からガン細胞へのすべての移行像が認められた」と綴っている。赤血球からガン細胞への一連の移行型を、実際に、顕微鏡を通してはっきりと確認することができたのである。血液からガン細胞への変化のプロセスは連続的なものであった。そこには大きく分けて３つのプロセスがあり、生物体は一連のそのプロセスを経て、質的な変化を起こしている。３つのプロセスというのは、まず寄り集まって（集合：Aggregation）、溶け合い（融合：Fusion）、そして分化発展(Differentation) していくことで、連続的な変化の中では必ずこの３つのプロセスが見られるという。そこで千島は、この３つの頭文字をとって、生物体の生成発展の原則を「ＡＦＤ現象」と名付けた。

変化のプロセス「ＡＦＤ現象」

寄り合って、溶け合い、そして、そこから分化発展していく。これが生命体の基本的な変化のプロセスだと千島博士は言う。そしてこの変化のプロセスを、千島は「ＡＦＤ現象」と名付けたが、これと全く同じプロセスを経てガン細胞が培養実験できたことを発表し、一大センセーションを巻き起こした学者がフランスにいた。それはパリ大学のアルペルン教授で、ガン細胞を培養してその変化を顕微鏡で観察していたところ、なんと赤血球が寄り集まってやがて融合し、ついにはガン細胞と化したというのだ。この観察論文をアルペルン教授が「Match誌上」に発表したところフランス学会からは大反響が湧き起こり、フランスのマスメディアも「ガン問題の重要なカギがフランス人によって発見された！」と大々的に報道した。

それは１９６５年のことだったが、その当時のフランスの学会は、まだ比較的柔軟な姿勢をもってこの「革命的な新説」を迎えてくれたのである。しかし、それはなかなか日本には伝わってこなかった。千島博士ですら、知人からの手紙によって初めてその発表を知ることになる。千島に手紙を書き送ってくれたのは、元パスツール研究所の研究員・血液学者のステファノポリー博士で、博士は千島に私信を送ってフランスの動きを伝え敬意を表したのだった。そのステファノポリー博士はフランスの学会に対して、次のようにメッセージした。

ガン細胞の起源に関するアルペルン教授のこの発表は、すでにそれよりも5年前に日本人の千島教授が発見し、発表していることである。だからガン細胞の起源の発見者はアルペルン教授ではなく、日本人千島教授であることを広くフランスの学会に発表する。これは科学研究上発見の先取権が重要であるからであって、私はあえて科学的良心をもって、このことを広くフランスの学会に知らせたい。

ステファノポリー博士がこのように千島をサポートしてくれたのは、すでに千島学説を知っていたからだった。千島は慶大医学部が発行する英文雑誌に『ガン細胞の起源』と題する論文を1961年に発表したが、それをステファノポリー博士はすでに読んでいて、大いに共感したからこそ、わざわざ千島にアルペルン教授の発表の反響を教えてくれたのである。

AFD現象による赤血球のガン細胞化、つまり千島の「赤血球分化説」と「細胞新生説」に対し、海外ではまずソビエト医学アカデミーの正会員であり医学アカデミー細胞研究所長レペシンスカヤ女史やクリューコフ博士らがいち早く賛意を表し、またフランスでもこのように、ステファノポリー博士らが全面的な支持を表明した。千島博士が発表した論文は数百編にものぼる膨大なものであるが、それらをほぼ集約したのが『千島革新の生命・医学全集』（全10巻＋総索引）である。その中の第9巻は英文論文集で、全集の初版1000冊の中で一番早く売れて増刷したのがこの英文の「9巻」だったという。ということは、世界にはたくさんの「千島学説読者」がいたわけで、実はステファノポリー博士もその一人だった。

しかし、それはもう40年以上も昔の話で、それ以降の千島学説に対する徹底的な「無視・黙視・拒絶・排除・封印」が功を奏したためか、いまや千島学説を知る学者は極度に少なくなっているようだ。話がずれてしまったが、ここで強調したいのは、「AFD現象により、赤血球がガン細胞化した」とフランスでも発表されたという事実である。つまり、誰であっても丹念に観察しさえすれば、その事実を確認することができるのだ。

これは「赤血球がガン細胞化した」、つまり千島学説の「赤血球分化説」を裏付けるものだったが、その一方、「ガン細胞が血液に戻った」と、千島学説にいう「血球の可逆的分化説」を裏付ける発表も、1975年1月4日付読売新聞の一面トップで華々しく報じられた。タイトルは5段抜きで、そこには以下の大きな活字が躍っていた。

ガン細胞が正常に戻った
3つのグループが実験に成功
発生のメカニズム解明　完全治癒への希望

癌研究会癌研究所の菅野晴夫所長ら3人は、ネズミの赤血球からできたガン細胞に核酸（DNA）の合成を阻止する薬剤を加えると、ガン細胞が正常な赤血球に戻ることを発見した。また、京大ウイルス研究所の市川康夫助教授の研究では、ネズミの白血球性乳ガン細胞を、ネズミの胎児のセンイ芽細胞の培養液に接触させたところ、ガン細胞が2種類の細胞、つまり正常赤血球とマクロファージ分化したと発表。さらに、国立がんセンターの穂積本男共通実験室長は、ネズミの乳ガン細胞をネズミの腹に注入後、8日目にその腹水を白血病細胞に与えたところ、そのガン細胞が正常化したという。

いずれも「ガン細胞が正常な細胞に戻った」という点が共通している。独自にこの画期的発見をした5人は、高松宮妃癌研究基金学術賞を受けることになった。

実質的に「千島学説」を認めながら…

この記事が「読売新聞」一面トップを飾ったのは、いまからほぼ30年前のこと。思えば「序章」に書いた児玉隆也がガン宣告を受け、不安と恐怖の「ガン呪縛」に苦しんでいたころだった。この記事によれば「ガン発生のメカニズムが解明された」とあり、そこにははっきりと「赤血球からできたガン細胞が、再び正常な赤血球に戻ることを発見した」と書かれている。つまりこの記事が意味するのは、ガンは血液から生じて血液に戻ると提唱した「千島学説」を、癌研究会癌研究所と京大ウイルス研究所、さらに国立がんセンターという権威のある3つの機関が、それぞれ顕微鏡観察をもってはっきりと裏付けてくれたということだ。

しかも、これらが「完全治癒への希望」を開いたこともあって、この画期的発見をした5人は、高松宮妃癌研究基金学術賞を受けることになった。少なくてもこの時点では、千島博士が言う「赤血球分化説」と「血球の可逆的分化説」が実質的に高く評価され、その結果として5人が晴れて「高松宮妃癌研究基金学術賞」を受賞したのである。

ちなみに「高松宮妃癌研究基金学術賞」を調べてみると、これにはまず学術委員の推薦が不可欠であり、ノミネートされた候補の中から学術委員会が選考し、最終的には理事会において承認されるという。ということは、その当時かなり多くの学識経験者が「赤血球↓ガン細胞↓赤血球」という変化（AFD現象）を認め、そこに「ガン治療の希望」が見えたからこそ表彰を決定したわけだ。しかし、5人が発表した観察の基礎理論とも言うべき学説を発表した千島喜久男に対しては、評価も全くなければ、大学教授時代には研究費も全くつかずゼロだった。そのことになんともやりきれない思いがする。しかし少なくても30年前は、このように千島学説的な観察が高く評価されていたのである。

それはさておき、「完全治癒への希望」と大きく報じられた新聞記事を目にしたガン患者たちは、文字通りきっとそこに大きな希望を感じたにちがいない。このニュースは当然医学関係者の目にも届くこととなり、千島博士は東京や奈良の医学関係の友人たちから「あなたの説がいよいよ脚光を浴びることになりましたね」と大いに激励されたという。

そして友人がさっそくその新聞を千島に届けてくれたため、その記事を読んで初めてその事実を確認した千島博士は、5人が発表したという観察内容と論文に目を凝らした。しかし、どこを見ても千島学説のことが書かれてない。そこで千島は、3グループ5人の学者に対して丁重に英文論文などを送り、そこに次のような一文をしたためて添えた。

あなた方は、私のガン細胞の起源や運命についての新説をご存知だったか？
それらをあなたの論文に引用しておられるか？
もし知っておられなかったのなら、私の説をどう考えられるか？

この質問に対する5人の学者の反応は、全くの「なしのつぶて」だった。彼らは千島学説を完全に無視するかたちで、受賞の栄誉にだけはしっかりとあずかったのだ。そのことを千島の記録で知ったとき、ぼくは無性に悔しく、悲しく、空しい気持ちにさせられた。もしも彼らがそのとき千島学説の正しさを認めてくれていたとしたら、その後のガン治療が大きく変わっていたかもしれないからである。

新たなガン医療が封印された

権威ある機関に所属する5人の学者は、まぎれもなく千島学説の正しさを追認していた。しかし発表した論文には、千島学説のことは全く触れられていなかった。もし本当に知らなかったのならやむをえないことであるが、千島がわざわざ自らの論文を郵送して、「もし知っておられなかったのなら、私の説をどう考えられるか？」と問うているのだから、それに答えて当然だし、それが科学者としての礼儀というものだろう。

だが、5人は、それっきり沈黙してしまった。自分たちが千島の「赤血球分化説」と「血球の可逆的分化説」の正しさを実際に確認していながらも、ついに千島学説を公式に認めることをしなかったのである。その理由はいったい何だろう。ここからはもはや推測するしかないが、医学界から厳しくタブー視されていた千島学説と自分の観察が一致していたことを後で知って大いに驚き、あえて知らんぷりを決め込んだのかもしれない。あるいは、千島学説に感情的に反発する権威ある方々から忠告を受け、受賞はしてもその後は貝のように口をつぐんでしまったのかもしれない。いずれにしてもこのトップニュースは、瞬間風速的に熱く社会を沸かせ、ガン患者に束の間の夢を見せただけで終わってしまった。

それにしてもこのニュースは、実は大変なものをはらんでいた。というのも「癌研究会癌研究所」のグループは、「ネズミの赤血球からガンの細胞を培養し、その液中にDMSO（DNA、核酸形成を阻害するという化学物質）を加えたら、ガン細胞が正常な赤血球に戻った」としているが、もしこれが本当だったとしたら、ネズミの無核の赤血球がDNAを合成して細胞新生したことになる。そしてこれは「ガン細胞は分裂によって無制限に増殖する」という従来の定説を否定することになるが、5人ともそれについては全く触れていない。要するに、既存の定説には全く触れないままに「事実だけ」を発表したというわけだ。

また「京大ウイルス研究所」の学者は、「ネズミの白血球性乳ガン細胞を使って、ネズミの胎児のセンイ芽細胞を培養した液と接触させると、ガン細胞が2種類の細胞、すなわち正常赤血球とマクロファージとに分かれたというが、これは千島が言う「AFD現象」のまさに追認である。さらに「国立がんセンター」発表の、「ネズミの乳ガン細胞をネズミの腹に注入したところ、ガン細胞が正常赤血球に戻るのが観察された」というのも、千島学説の「細胞と赤血球間の可逆的分化説」をそのまま証明するものである。

この事実を3つの権威ある研究機関が発表し、そして、高松宮妃癌研究基金の学術委員たちは、それを評価して公式に表彰した。ということは、ここから「新たなガン医療」が始まってもおかしくはなかった。５人の受賞者たちはいうまでもなく、その論文の推薦や選考、決定に関わった多くの学識経験者が、「細胞分裂説」とそれに基づくガン治療の矛盾に気づいて当然だからである。

ややこしい話になってしまったかもしれないが、このように千島学説の正しさは、その後も次々と立証されつつある。にもかかわらず相変わらず医療の現場では、ウイルヒョウの細胞分裂説とガン局所説が完璧に支配し続けているのだ。それはいったい、なぜなのだろう。この点については後で触れたいが、ガン患者にとっては、「間違った理論に基づいた間違った治療」が横暴をふるうのではたまったものではない。間違った治療を受けることが、そのまま死につながっていくからである。

現代への千島博士の予言？

ここまでは、ウイルヒョウの「細胞分裂説」と千島の「細胞新生説＝赤血球分化説」について論じてきた。ウイルヒョウは「細胞は細胞から」と唱え、千島は「すべての細胞は血液から」と主張した。もしウイルヒョウのガン治療が正しかったとしたら、医学や医薬品、医療機器等々の長足の進歩によって「ガンは過去のもの」となっていて当然である。いや、ガンの撲滅はできずとも、少なくてもガンによる死者が急増することなどありえないだろう。しかし日本の現実は、年間のガン犠牲者が30万人以上ともなり、この上昇曲線はまだまだ伸び続けるだろうと予測されている。その理由はすでに指摘したように、そもそもウイルヒョウの細胞分裂説が間違っているからである。そして、医学の基礎理論が間違っていれば、それに基づいたガン治療に効果がなくて当然のこと。いや、間違ったガン治療は治癒効果を生みださないばかりか、ガン治療で患者が殺されることにもなりかねないから恐ろしい。

こうしたガン治療に対して千島博士は、ほぼ30年前に出版した著書の最初のページで、次のように述べている（一部抜粋）。

現代医学の医療ミス、医薬公害、医療荒廃や環境汚染をこのまま放置するならば、ガンをはじめ慢性的難病、奇病、医原病などがますます増加して、国民は誤った現代医学と医療の犠牲となり、一億国民の生命や健康が危機を迎えることは必至です。

医学関係者、健康指導者、健康に関心を持つ人々、病気に悩む方々は、ぜひ医学迷信、薬迷信などの洗脳から解放され、コペルニクス的革新の説といわれる千島理論を実生活に応用してください。きっと医者や薬に頼らず、自分の健康は自分で守る知恵が体得でき、病気が自然治癒することを実証できるでしょう。

千島がこの言葉を書き記した1977年から、すでに30年近くが経つ。そして実際、千島博士が30年前に「予言？」したように、ガンや医原病などがますます増加して、国民の生命や健康が危機にさらされている。その理由は千島が的確に予告したごとく、いまなお「誤った医学に基づく医療」が行われているからである。この悲劇から解放されるには「コペルニクス的な革新の医学」が不可欠であり、そのための足場になるものこそ、まさに千島学説と言えるだろう。

千島はまず「赤血球分化説」を提唱し、細胞分裂説が誤りであると指摘した。これ一つだけでもずばりコペルニクス的な革新理論であるが、千島はこのほかにも現代医学・生物学の定説を根底から覆す数々の「異説」を唱え「8大原理」を組み上げた。本書ではそのすべてを解説することはできないが、「ガン呪縛」を解くに当たってどうしても触れておかなければならない、もう一つのコペルニクス的な革新理論がある。それが「腸造血説」である。

第6章　血は腸で造られる

骨髄造血説の危うい根拠

「血は腸で造られる」……これが千島の「腸造血説」である。言葉で言えばほんの一言、文字にしてわずか8文字。しかもこの理論は、「食べたものが血となり、骨や肉となる」などとよく言われるように、誰もがすんなりと受け入れられそうな実に自然で単純な内容である。

しかし生物学や医学の世界では、千島が「腸造血説」を発表するや、またしても異端視する空気が強まった。なぜなら「人間の血は骨で造られる」すなわち「骨髄造血説」こそが「定説」なのであって、血が腸で造られるなんて言うのはとんでもないことだったからだ。

とは言え千島が唱えたこの「腸造血説」に対して、実際の観察事実をもって真っ正面から反論する者はなく、例のごとく無視・黙殺・拒絶・排除といった反応があるばかりだった。

その一方、「腸造血説」に対する共感と支持の声も相次いだ。が、それによって「骨髄造血説」

が揺るぐことなど全くなかった。現代医学は「骨髄造血説」の上にガン治療を組み立てているのだから、これが否定されてしまったら大問題だった。

ところで、いったいなぜ「骨髄造血説」が定説として信じられたのかということだが、これについてはすでに「第4章」に書いた。要するに、アメリカの三人の学者（ダン、セーヴィン、キャニンガム）がニワトリとハトを9～10日間絶食させた後で観察してみたところ、骨髄で血が造られていることが確認できたからだった。

千島はこの「骨髄造血説」に対して、そこには数多くの盲点があると言う。まず、健康で正常な栄養状態にある成人の骨髄は、脂肪（黄色骨髄）で充満していて、造血作用などはほとんど見られない。ただ、断食（絶食）させたり大量出血などの異常状態時には「造血」的な現象も見られるが、それは骨髄中の脂肪が血球に逆分化するときの像であって、いつも骨髄で血が造られているわけではないと指摘する。千島の研究によれば、脂肪というのは腸で造られた余分な赤血球がAFD現象で変化したものであり、その証拠に、赤血球→白血球→脂肪へと変化する移行プロセスが体内のあちこちで観察できるとする。脂肪はとりわけ骨髄や皮下組織、胃の周囲の大網膜などに多く見られるが、その中でも特に骨髄は代表的なものであると言う。そしてその「骨髄の中の脂肪」が、絶食や大量出血などといった異常事態に遭遇したときに、赤血球に逆分化していくというのだ。

しかし、現代医学は「骨髄造血説」の正しさを「骨髄移植」をもって証明しようとする。「骨髄移植」は、いわば「骨髄造血説」の正しさを証明するその有力な武器であり、骨髄造血説の矛盾を攻めたてる者に対しては、この武器を使ってバッサリ斬り返してくるのである。

骨髄造血説から生まれた骨髄移植

実際、妻の父が肺ガンで入院していたとき、義父のいとこであるM医師が市立病院副院長であり担当医でもあったため、なんとか千島学説的な治癒法を理解してほしいと思い、「腸造血説」の話を妻が持ち出したことがあった。そのころは千島学説を知る人などあまりいなかったから、「なに、それ?」と簡単にあしらわれてしまっても仕方なかったが、親族という心安さもどこかで働いて、話の成り行きの中でふと聞いてみたのだった。

「血は腸で造られるという説があり、食べ物で健康な血を造って治癒力を高める治療をしている医師もいらっしゃいますが、この腸造血説をどう思われますか」と。すると意外にも、「知っていますよ」と真摯に答えてはくれたが、現代医学の定説たる骨髄造血説に対する評価は揺るがないようだった。というのも、その当時は「骨髄移植」が大学病院などで始まったばかりで、白血病などの治療に新たな希望が芽生えていたからだった。

M医師は内科医だったからか、食と健康の関係については関心が高かった感じで、「食べ物が腸で血となり体細胞になる」という千島の腸造血説には比較的なじみやすかったのかもしれない。だから入院中の義父に玄米を食べさせることも黙認してくれたし、丸山ワクチンの使用も受け入れてくれた。だが、骨髄移植が期待を背負って登場していたこともあって、その根拠になっている骨髄造血説を疑うことは決してなかった。そして言った。

「もし血が腸で造られているのなら、骨髄移植は論理的に成り立たない。しかし実際には、骨髄移植で白血病が治り始めているのだから、それがまぎれもなく骨髄造血説の正しさを証明しているのではないか」と。

その言葉を聞いたとき、一瞬のとまどいが起こった。なるほど、確かにすでにその当時、骨髄移植という言葉が徐々に知られ始めていた。それがどれくらい普及していて、どの程度の効果を発揮しているのかは分からなかったものの、少なくても「骨髄移植」という新しい言葉がメディアにも登場して脚光を浴び始めていたのである。

そのときの骨髄造血説に関するM医師との対話は、骨髄移植の一件をもってあっけなく途切れてしまった。というのも、「骨髄移植が白血病などに効いているのだから、それが骨髄造血説が正しいことの何よりの証拠だよ」と言われてしまえば、もはや返す言葉がない。しかも、もしも今後の展開で骨髄移植が画期的な成果をあげていったとしたら、腸造血説が割り込む余地がない。というよりは、医学的な理論や理屈はともかくとして、血液のガンが骨髄移植で治ってくれるとしたら、それにあえてケチをつける必要もなくなってしまうのだ。

M医師との対話からほぼ20年の時間が流れ、骨髄移植はいまやすっかり社会に広がった。そしてそれに反比例するかのように、ぼくの骨髄移植に対する強い関心もいつしか萎えてしまっていた。義父が亡くなった後は再び目の前の仕事や野暮用などに忙殺され、千島学説のことすら関心から薄れていったからである。ただ、テレビや新聞では盛んにドナー登録の勧めがPRされていたから、ことあるごとに「骨髄移植はどうなっているんだろう」という思いもふと湧きあがった。その効果の実態はぼくにはほとんど分からなかったけれど、しかしイメージでは、「画期的な最先端ガン医療」の香りがそこには漂っていた。

その一方、知名度の高い人々の「ガン死」のニュースの中で、「骨髄移植はしたけれど…」といった情報を目にしたときなどには、骨髄造血説に基づいた骨髄移植治療への疑問が再び色濃くあぶり出されてきたりもした。

骨髄移植は「夢の治療法」？

ちなみに去年（2005年）の11月に亡くなった歌手本田美奈子さんの場合、1月に入院してさっそく抗ガン剤治療を開始し、5月には造血幹細胞移植（臍帯血移植）をして、いったん退院。さらに8月にも骨髄移植を行って、9月にはアメリカから取り寄せた新しい抗がん剤を投与した結果、一時的に効果が見られたという。しかし、その後再び異常が発見されたため抗ガン剤治療を再開し、非常に苦しい闘病生活を過ごした果てに、ついに11月6日に永眠した。この悲報はファンばかりか、彼女の澄んだ歌声を知る多くの人々の胸を痛めた。

本田さんが急性骨髄性白血病の発症を知ったきっかけは、発熱やだるさなど「風邪のような症状」が続いたため、念のためにと病院を訪れたことだった。そして白血病と告知されて入院後、本田さんは出演を予定していたミュージカルを降板し、20周年記念アルバムの制作も中断していきなり残酷な闘病生活に投げ込まれた。だが、それまではだるくて熱っぽい程度の症状しか覚えていなかった。そんな本田さんに医師たちは、白血病治療の公式どおり、繰り返し抗ガン剤投与と骨髄移植（造血幹細胞移植）を行った。その結果、入院治療からわずか10ヶ月足らずであっけなく亡くなってしまったのである。

医師たちは治療に当たって、骨髄移植の成功に期待をかけたにちがいない。本田さんもまた、再びステージで歌う日が来ると信じたからこそ、苦しい闘病生活にも耐え続けた。本田美奈子のオフィシャルサイトでは、彼女が病室で語ったと思われるその肉声を聞くことができる。その声には、「必ずもう一度歌いたい！」という強い祈念がにじんでいる。

「風邪のような症状」を訴えた本田さんに、医師たちがいきなり抗ガン剤治療や骨髄移植を敢行したのは、それが白血病治療の基本だったからである。すなわち、本田さんの病気は「血液のガン」であり、その血液が全身を循環しているのだから、まずは抗ガン剤を使ってガン化した血液を徹底的に殺す必要がある。それで治ってくれればありがたいが、実際にはなかなかそう簡単にいくものでもない。そこで、血液を造り出す造血幹細胞を健康な人のものと入れ替えてしまう。血液を造る素（幹細胞）がガンに冒されて、それが猛烈に分裂して次々とガン化した血を造っているとしたら、その大元を入れ替えるしかないからだ。

これが骨髄移植の意味するものであり、実際、白血病から社会復帰した者も多いようだ。例えば俳優の渡辺謙さんやプロ野球の岩下修一投手などは、骨髄性白血病を克服していまも元気と聞く。その際に骨髄移植がなされたかどうかは定かではないが、白血病治療のこうした成功事例が、高度先進医療によるガン治療の進歩をイメージづけている。

ただ、治療が成功したとは言っても、血液のガンが「完治」したわけではない。たとえ退院できても、大半の白血病の寛解率は60～80％で、4年生存率は25～50％程度と言われている。日本血液学会理事長の浅野茂隆教授（早稲田大学）もまた、「白血病は治る病気というイメージが高いが、まだまだそうでもない」と、厳しいその現実を語っている。

ということは、骨髄移植が「夢のような画期的な治療法」であるとも言えない。それは「細胞分裂説」と「骨髄造血説」という医学の定説に忠実に基づいた治療法でありながら、決して期待どおりの効果を発揮してくれてはいないのである。

インターネットの海をサーフィンする

骨髄移植による成功事例は、いったいどうしたら分かるのだろうか。一般には「4年生存率が25～50％程度」とか「5年生存率60％」などとさまざまに言われてはいるものの、その実態はなかなかはっきりとつかめない。それに「4年生存率」というのは、文字通り「4年間は生きた」ということにすぎず、その中には「ひどく苦しみながらも、なんとか4年までは生きられた」という者も多いはずだ。だから、この数字を「5割近くが良くなる」と早とちりしてはいけない。まして「完治」を期待するのは欲張りすぎというものだろう。

それにしても骨髄移植の本当の成果はどうなのか。いくらあれこれ資料を調べてみても、どこにもその詳細なデータを発見することができない。そこで仕方なく「日本骨髄バンク」に電話してみたところ、「現在それぞれの専門分野で調査・分析をしているのではないかと思う」と言う。ついでに4年以上生存した患者の「その後の様子」をたずねてみたところ、「そのような追跡調査は行われておらず、全く不明」という回答が返ってきた。

なかなか信頼できる公式発表が見当たらず、しかもその数値が当てにならないときには、とにかくインターネットをサーフィンしてみるに限る。というわけで、ぼくは骨髄移植をキーワードに、時間も忘れて成り行き任せのサーフィンを試みた。

すると、あるある。ぼくが求めた「確かな数字」ではなくて、情報の海にはたくさんの患者さんたちによって綴られた「骨髄移植物語」が漂っていた。

インターネットの海に漂流する興味ある言葉を追っかけて泳いでいくと、それはぼくをいくつかの孤島へと誘《いざな》った。それらの島々《サイト》はどこか寂し気でありながら、そこには何か宝物が隠されているようにも思える。そこでさっそく上陸し、孤島の探検を開始した。しかし、探検の果てにたどり着くのはその多くが「墓標」だった。なかにはすでに閉ざされてしまっていて、もはや上陸できない孤島も多々あった。もちろん元気に躍動している島々もたくさんある。しかし、島の住民のみんなが幸せに安心して暮らしているとは限らない。いつ襲うやもしれぬ巨大地震や津波に不安を覚えながら、「いま」という時間を精一杯生きているように思えた。それも白血病がいまも恐ろしい病気のままだからである。誘われるまま探検した果てに、寂しい「墓標」に行き着いてしまった孤島（ウェブページ）の一つを以下に紹介してみよう。

「風邪はひきやすかったものの普通の人と変わりのない生活」を送ってきた「ちろさん」

は、「ちょっとしんどいなぁ」と思ったことから検査して、「骨髄異形成症候群」が発覚した。そして、医師から「骨髄移植をしなければ治らない」と宣告された。１９９７年10月のことだった。そのときの思いをちろさんは、正直にそのまま自分のウェブページに記している。そして、そこには「骨髄移植の素顔」が、非常に鮮明に、かつ分かりやすく言葉にされている。

そこで、その一部を以下にランダムに紹介させていただくことにする。

これから受ける骨髄移植というものがどんな治療なのか、そのことだけで頭がいっぱいだったんです。「君の今の悪い骨髄を全部殺してしまって、そこへ妹さんの良い骨髄を入れてやる。それが移植や」……「殺すってどうやって殺すんですか？」

「大量の抗がん剤投与と放射線を浴びてもらう」

「大量の抗がん剤と放射線……それをしたらどうなるんですか？」

「う～ん、多分ヘロヘロになると思うね。それと髪の毛は抜けると思う。

いったんつるつるになってしまうのはしょうがないわ」

ある本で（これもお医者さんによるものだった）「致死量にあたる抗がん剤を使い……」という文章など（を読んだとき）、「致死量使ってしまったら死ぬやん！」などと思ってしまい、以後怖くなって何も読まないようにしていました。

死病にかかった患者は誰もが思うんだそうですが、私も、「私が死ぬはずがない」、と思っていました。だから一度目のときの移植は全て先生にお任せで、他に何にも考えないようにしていました。今の辛ささえ我慢すれば治るんだから……と単純に信じこんでいました。またそういう風に先生からも言われていましたので、安心もしていた、ということもありました。移植さえすれば治る！　誰もがそう思っていました。

移植の方法についてては、そんな原始的な方法だったの?! 骨髄移植って……というのが正直な感想でした。要は全身の血液を全部妹のものに入れ替えてしまう、ということなのです。そんなこと可能なんだろうか?具体的にはどうやって私の血液を殺して、そしてどうやって妹のを入れるんだろう?　分からないことだらけでした。

「君の今の悪い骨髄を全部殺してしまって、そこへ妹さんの良い骨髄を入れてやる」…、医師の説明で、それが骨髄移植というものであることを知ったたちろさんは、その具体的な「入れ替え方」についても綴っている。

「移植」という言葉の響きから、なんとなく、どこか切るのかな?と思っていましたが、全然これはちがいました。「骨髄」は「骨」を移植するのではなく、「骨髄液」を入れてもらうことだったのです。「移植自体」はとても簡単なのです。

ですが、それに伴う前処置や、その後の生活……これが想像を絶する過酷さでした。

「白血球の数値が0になり、私の骨髄が空状態になるまで徹底的にたたく」

実際には骨髄を空にする…と言っても、まさか本当に私の骨髄液を全部抜き取ってしまうことはできません。そんなことをすれば死んでしまいますから……。

骨髄を空にする……とは骨髄の中の血液を作り出す機能を持つ細胞（造血幹細胞組織）を壊して、血液が作り出せないようにしてしまう……ということなのです。

骨髄から採ったものを、骨髄へ入れるのではなく、
胸に入れたカテーテルからの点滴で、なんで骨髄まで行きつき、生着するのか……

自分の体の中で起こっている事とはいえ、今でもさっぱり分かりません。

墓標に刻まれた「3度の骨髄移植」

ちろさんは、さまざまな疑問を抱きながらも、入院からほぼ一年後の翌98年10月に、妹をドナーとして初めて骨髄移植をした。しかし、１９９９年3月に再発してしまったため、2度目の移植はその翌月４月に別の大学病院へ転院してすることになった。そして9月にはなんとか退院の運びとなったものの、さらに再再発に襲われる。ちろさんの妹でありドナーでもある「あっちゃん」は、ちろさんが亡くなったあと、その「墓標」に次のように記している。


はじめまして。私はちろの妹でもあり、ドナーでもあります。

お姉ちゃんの発病に伴い、ドナーとして移植を3度、ＤＬＩ（ドナーリンパ球輸注）を1度経験することとなりました。

残念ながら、お姉ちゃんはお月様のひとかけらとなりましたが、お姉ちゃんが経験させ

てくれたことを、私なりにきちんと残しておきたいと思っています。

ちろさんのウェブページには「3度目の骨髄移植」の記録は残されていない。1999年9月の退院を最後に、記録が止まってしまったからである。しかし妹あっちゃんのメッセージには「移植を3度、DLIを1度経験」とあるから、ということは、ちろさんは退院した後も過酷な戦いに見舞われて、パソコンに向かう気力すらなかったのかもしれない。

そしてこのウェブページの扉には、「ちろは、6月24日のお昼過ぎに、千夏ちゃんや祥子ちゃん達のいる綺麗で苦しみのない世界へ行きました」とあるから、亡くなった年は2000年のことだったように思われる。つまりちろさんは、白血病の発覚で入院してから2年と8ヶ月余りで短い人生を閉じたことになる。

ぼくは「骨髄移植の成果」を訪ねてインターネットの海をサーフィンしたのだったが、その海にはこのような「墓標の孤島」が点々と浮かんでいた。そしてその多くは、壮絶にして悲しい「骨髄移植の記録」だった。しかも「墓標」の背後に潜む悲しい物語に触れてみると、ただやりきれなさのみが募ってくる。骨髄造血説に基づいた骨髄移植は、決して「夢の治療法・希望の治療」ではなかったのである。そのことは、骨髄移植に希望を託して苦しさに耐えたたくさんの方々が、その果てに「悲しみの墓標」を残している事実でも判明する。

そんなわけで、信頼できる確かなデータには出会えなかったが、ちなみに「ちろさん」のウェブサイトの資料には、ちろさんの病気「MDS（骨髄異形成症候群）」に関するそれらしきデータが載っていた。

「症例数５・寛解数４・寛解導入率80％・再再発４・無病生存０」…がそれである。

しかもこのデータの下にはちろさんの書き込みが、皮肉混じりに次のように綴られていた。

このデータを主治医Ｍ先生に見せたときの彼のおことば…
Ｍ「おっ、80％やんか！　ええやん！」
Ｃ「先生、良く見てください。全員再再発されてるんです」
Ｍ「…………………………………………………」
（1分ぐらい無言でデータを見つめたまま静止）

ちろさんはこの後に、「医者があなたよりも治療方法や医学情報について、良く知っているとは限らない」と書いている。要するに、治療を受けた患者の全員が再再発して「無病生存0」であっても、医師たちはなおも懲りずに骨髄移植に取り組んでいくのである。

そして、ちろさんが亡くなっても、単に数字が一個増えるだけにすぎない。しかし、ちろさんは、存在そのものがこの世から消え失せる。骨髄移植における医師の立場と患者の立場、そして両者の関係は、それくらいに違うものなのである。

ちろさんが骨髄移植を受けたのは１９９８年の1月だったから、それからすでに8年が経つ。日進月歩の進歩を遂げている科学や医学界にあって、８年という歳月の持つ意味は重い。

この歳月を考えれば大きな進歩と成果を期待して当然だ。骨髄造血説が正しくて、骨髄移植がその決め手だったとしたなら、歳月が治療効果を磨きあげてくれていてもいいはずである。

しかし、去年の1月に入院して治療を受けた本田美奈子さんも、わずか10ヶ月足らずで亡くなってしまった。その10ヶ月間に医師たちは何度も抗ガン剤治療を施し、5月には臍帯血移植、8月には骨髄移植と最先端の高度医療を実施した。さらにアメリカからも新しい抗ガン剤を取り寄せて可能な限りの治療を尽くした。それでも本田さんは助からなかった。いったいなぜなのか。もし医学理論が正しかったなら、あれだけ必死でステージ復帰を願い、かつそれに必死で応えた高度先進医療が、本田さんをわずか10ヶ月足らずで死なせるはずがない。それとも、「理論は正しいが、骨髄移植の腕がまだ未熟だった」とでも言うのだろうか。

義父のガン治療のときにM医師から聞いた言葉は、「骨髄移植が登場してきたのだから、骨髄造血説は間違ってない」というものだった。そしてその言葉は希望の色を帯びていた。その当時の骨髄移植は、まさに「夢の治療法」のように思われていたのである。それから早くも20年が経つ。にもかかわらず、いまなお「5年生存率」は不確かであり、骨髄移植によって「完治した」という声もまだ聞こえてきてはいない。

単なる延命は、真実の治療ではない。となれば、多くの医師たちが胸を張る「骨髄移植が骨髄造血説の正しさを証明している」という言い方には無理がある。それどころか、いまだに迷走している感のある骨髄移植が、むしろ現代医学の定説たる「骨髄造血説」の間違いを示唆してくれているのではなかろうか。

ドナーたちの切なる願い

骨髄移植への疑問を書きながらも、その一方で、骨髄移植を待つ患者やドナーに「混乱を与えてはいけない」という思いも募る。患者は骨髄移植に最後の望みをかけているのだし、ドナーたちもまたパーフェクトな善意により、患者に希望と愛情を捧げているからだ。骨髄移植はこの両者の「運命的な出会い＝血液型の一致」があって初めて可能となる。逆に言えば、骨髄移植の難しさは「血液型の一致の難しさ」にあり、そこに運命的な出会いが起こらない限りは不可能だ。そして、それが「たくさんのドナーが必要」とされている理由でもある。

ちなみに、同じ血を分けた親子や兄弟ではあっても、なかなか血液型が一致しない。わが子に骨髄移植が必要となったとき、親なら誰もが「血をあげたい」と思うにちがいないが、血縁者からの提供で骨髄移植ができるのは、高々2～3割程度にすぎないと言われている。残りの患者たちは、見知らぬ誰かからの提供を待つしかないのだ。

ここで言う血液型とはＨＬＡ、つまり白血球の型のことで、ＨＬＡ型には実に様々な型があり、その組み合わせは数万通りもあると言われている。一般に言うＡ・Ｂ・AB・Ｏ型とは赤血球の型であるが、骨髄移植にはＨＬＡ型（白血球）の一致が求められるのだ。

このように説明をするのは「日本骨髄バンク」であるが、血液型はこの他にも「Ｓ式」「ＭＮ式」の組み合わせで36種類に分けられるとされ、また、Rh因子による分類などもある。その結果、人間の血液型は30万種以上にも分けられ、さらに１０００万種以上に分類できるとも言われている。とにかく血液型というのは神秘なくらいに多様であって、原理的には、人それぞれ（万人万様）である。だから「一致」を求めるのは非常に難しいことなのだ。

そしてこのこと自体が、骨髄移植の難しさを物語っている。

骨髄移植の血液型判定では、ドナー登録の際にＨＬＡ型の一部だけが登録され、そのレベルで患者の血液型と一致したら、さらに深いレベルで分析が行われる。そしてその上で最終的な決定がなされることになるのだが、厳密に言えば「一致した」からといって「完全一致」をみたというわけでもないのである。

骨髄移植は千島博士の存命中にはまだポピュラーになっていなかったから、千島はそれについては何も語っていない。しかしもし千島が骨髄移植を知ったとしたら、間違いなく反対したことだろう。というのも、血液の重要性を誰よりも良く知る千島は、輸血にすら異議を唱えていたからだ。まして、自分の血を抗ガン剤や放射線で徹底的に殺し尽くし、その上で他者の血とまるごと入れ替えるという発想には、ただ驚き呆れたにちがいない。千島からすれば、骨髄移植は「骨髄造血説が行き着いた終着駅」と言っても差し支えないだろう。

とはいえ、ドナーたちの善意は美しい。彼らは損得を全く考えずに、ただひたすら骨髄移植を待つ患者のために尽くす。そこには多大な犠牲が強いられるが、彼らは決してそれを恐れない。ドナーが強いられる犠牲とは、まず肉体的リスクと時間的負担、そして経済的な負担等々である。もちろん家族や職場や友人たちにも心配をかけ、かつ協力してもらわなければならなくなる。それが家族や血縁者のためならばいざ知らず、全く見も知らぬ患者のために、ドナーたちは自分の人生といのちの一部を切り取って捧げるのである。

なぜ彼らはそのような犠牲を伴うボランティアに飛び込むのだろうか。そこには家族を白血病で亡くしたことから「同じように苦しんでいる人のために役立ちたい」という人もいれば、テレビや映画を観て感動してドナーを志願した人もいるだろう。いずれにしてもその動機は善意であり、だからこそ数々の犠牲を背負いながらもドナーの道を突き進んでいくのだ。

そんな一人が「なつさん」であり、彼女のウェブページ「見知らぬあなたへ〜骨髄移植体験記」には、志願した日からの経緯が非常に分かりやすく記録されている。

それを読むと、この地上にこのような優しい人たちが存在していること自体に、大きな喜びが感じられてくるほどだ。「日本も見捨てたものじゃないな」という思いも湧く。ドナーたちは誰かを救いたいがために、家族を説得し、仕事を休み、不安を乗り越え、痛い思いをし、金銭的には全くメリットのない重要な役割を喜んで引き受けているのである。

それだけに、ぼくとしては骨髄移植への疑問を書くことに、やはり躊躇を覚えてしまう。一方に骨髄移植を強く求めている人がいて、他方にそれに善意で応えようとする人がいるのだから、それでいいんじゃないか、そんな思いもあるからだ。たしかに、それでもし白血病の患者たちが救われているのなら、あえてケチをつけることもない。たとえ患者の中の一人でも骨髄移植によって完治したのならば、それはそれで価値のあることだ。たとえたった一人のいのちであってさえ、それは本人と家族たちや友人たちにとってはこよなく尊いものであるからだ。ドナーの方々も、そう思うからこそあえて犠牲を払って志願をするのだろう。

なつさんもそんな一人で、数年前に「ドナー初体験」を終え、その後も再登録していつでも提供できるように待機していると言う。ただ、骨髄バンクに多少の不満というか要望もあるらしく、そのことを「問題点」の中で指摘している。

そこには、時間的な負担や経済的な負担、さらに身体的な苦痛などが書かれているが、それ以上になつさんが疑問に思うのは、自分が骨髄液を提供した「患者のその後」が全く分からないということらしい。そのことについてなつさんは、次のように書いている。

私が一番「問題点」に挙げたいのは、「情報の公開がなされない」という点です。これだけの負担を負って提供する相手のことがほとんどわからない。

性別・年代・住んでいる地域。それだけです。名前などは知らなくてもいいけど、せめて病名や、病状、そして提供後の経過は知りたいのです…。

「もし、提供した相手がそれでも助からなかったらどう思う?提供しなければよかったって思う?」ある友達からこう聞かれました。私は答えました。

「もちろん助かって欲しいから提供するんだけど、でもそうなっても提供しなければよかったとは思わない。それで一瞬の希望が見出せたのなら、それだけでもいい…」

でも私は知りたい。その後の経過が。そして患者さんに会いたい。

出来ることなら、手を取って、励ましたい。

患者さん側もきっと、提供してくれた人に会いたいって思うのじゃないでしょうか…。

プライバシーの問題とかいろいろあるのかもしれないけど、どうしてそこまでかたくなに情報公開を拒むのか、その明確な理由がわかりません。

私はもう少し患者とドナーの情報公開も必要なのでは…という気がしました。

何も分からないのは、ほんとうに寂しいです…。

ドナーは、ほんとに善意だけで提供を行うのです。ほとんど見返りなんてないんです。

ただ、ただ、「患者さんを助けたい」それだけなんです…。

だからその患者さんのことを知る権利を、もう少し与えて欲しいと願っています。


こうしたドナーの願いに対して、骨髄バンクでは次のように言う。

相互のプライバシー保護のため、現時点では面会も相手の個人情報開示も認められていませんが、個人が特定されない範囲での手紙の交換は、骨髄移植推進財団を介して2度まで認められています。

この場合、手紙の中身は、当然のことながらチェックされる。つまり検閲が行われるわけである。で、これだけ厳しい決まりを作っているその理由を、骨髄バンクでは「相互のプライバシー保護のため」と説明しているが、なつさんの場合は、「会いたい！会って、出来ることなら手を取って、励ましたい」と思った。たまたま自分が提供する患者が、同じ地域に住んでいる20歳代の青年と知らされたからだった。

そして言う。「患者さん側もきっと、提供してくれた人に会いたいって思うのではないか」と。実際、患者が単に骨髄液だけでなく、ドナーの笑顔や、激励のエネルギーが受けられるなら、希望と意欲もさらに高まるというものだろう。しかし、「相互のプライバシー保護のため」という理由でそれは許されない。そこには、もっと違った理由がありそうだ。

骨髄移植の歴史を振り返ると…

この章のテーマは千島学説の「腸造血説」であるというのに、長々と骨髄移植について書いてしまった。その理由は、それが「骨髄造血説」から生まれた治療法であるからである。もしもこれが大きな成果を挙げているとしたなら問題はないが、もしそうでなかったなら、その根拠たる「骨で血が造られる」という定説そのものを疑わなければならなくなる。

その意味で骨髄移植の成り行きは、腸造血説にとっても重要なメルクマールだ。それに、万が一間違った理論に基づいて間違った治療が行われているとしたなら、これは由々しき問題でもある。理論や医療術を云々するその前に、それは患者の生命とドナーたちの善意を、無惨にも踏みにじってしまうものとなるからである。

骨髄移植の歴史を振り返ってみると、生きた骨髄細胞を患者の体内に初めて輸注したのは1937年のこと。それはマラリア患者に同種骨髄細胞を筋肉内注射したものだった。そして、1950年にはマウスを用いた実験で、「致死量の放射線照射を行ったあとに、骨髄や脾臓から採取した細胞を輸注したところ効果があった」とヤコブソンらが発表した。

この報告から「骨髄移植が放射線や化学療法の大量投与を可能にするのではないか」という期待感が高まり、50年代には数々の臨床が試みられていく。しかし、その成績はさんざんだったため、一部研究者の実験の域を出なかった。生着不全と感染症の壁が立ちはだかっていたからである。その後アメリカでは、トーマス博士がHLA（ヒト白血球抗原）の適合したドナーを選んで骨髄移植を試み、その成果を1975年に発表した。これが現在の骨髄移植の原型となったわけだが、トーマス博士はこの功績が高く評価され、1990年にノーベル医学生理学賞を受賞した。

一方日本では、そうしたトーマス博士の成果に元気づけられ、1975年から名古屋大学と金沢大学、大阪府立成人病センターの3施設が、日本における骨髄移植の牽引役を果たしていった。当時の成績は芳しいものではなかったものの、しかし、その先には希望が輝いていた。義父のいとこであるM医師も、そんな動きに期待をかけていたに一人にちがいなかった。

ところで、ここで注目してほしいのは、最初の骨髄移植の目的が「放射線や抗ガン剤の大量投与を可能にすることにあった」ということだ。1950年のマウスの実験でも、「致死量の放射線照射をしても死ななかった」というのがその成果の内容である。

その意味で骨髄移植は、致死量の放射線照射や抗ガン剤投与とセットされることによって初めて有効となる。これを「ちろさん」ふうに言えば、「致死量にあたる抗がん剤を使って私の悪い骨髄を全部殺してしまって、全身の血液を全部妹のものに入れ替えてしまう」ということになるだろう。それはあたかも、強力な農薬に負けないようにと、遺伝子組み換え作物が開発されたようなものである。

明快な治癒方程式からなぜ「解」が出ない？

そして、この治療法を裏付ける理論的根拠といえば、以下のようになるだろう。

・血は骨（骨髄）で造られている（骨髄造血説）。
・血液を造るのは、骨髄液中の造血幹細胞である。
・その造血幹細胞が異常化し、正常な血液が造れなくなる。
・と同時に、ガン化した血液細胞のみが増える（白血病など血液のガン）。
・そこでまずは患者の血液を全滅させる（致死量の放射線＆抗ガン剤投与）
・その直後「骨髄移植」＝健康な人の造血幹細胞と入れ替える。
　　←
・幹細胞定着後は、正常な造血機能が回復する＝病気が治る。

実に明快で、頼もしい「治療方程式」だ。もしこの治療の大前提としてある「骨髄造血説」が正しかったとしたら、骨髄移植が白血病などの血液のガンを「完治」させていて当然であろう。しかし、実際は「ちろさん」のウェブページに見るごとく、その終着駅に建っていたのは悲しい「墓標」だった。希望を胸に骨髄移植をしたのに、再発、再再発、ついには死亡…。いったい、なぜなのか。なぜ、骨髄造血説から導き出された「明解な治癒方程式」から、「病気治癒＝健康回復」という「明快な解」が出てこないのだろうか。

すでに紹介したように、「ちろさん」のウェブページでは、発病から死に至るまでの壮絶にして悲しい「骨髄移植の記録」が綴られている。ちろさんは妹をドナーとして、3度も骨髄移植にトライした。にもかかわらず、彼女が行き着いた先は死だった。ちろさんは医師から「骨髄移植をしないと助からないよ」と言われたからこそ、それまではさほど問題もなかった日常生活にサヨナラして、ガンとの戦いに専念したのに…である。

もしもちろさんのウェブページに「いまも元気です！」という言葉があったなら、ぼくも、これだけ骨髄移植を問題にしなかったかもしれない。医師はちろさんに「骨髄移植をしないと助からないよ」と言ったというが、それは本当にそうだったのだろうか。ちろさんが入院せずそのまま会社で働いていたら、もっと早く、そしてもっと苦しんで亡くなったというのだろうか。ぼくにはそのことが、どうにも気になって仕方がない。

本田美奈子さんの場合も「風邪のような症状」が続いたため、念のためにと病院を訪れたことから白血病が発覚した。そのときの本田さんの症状は熱とだるさくらいのものだった。彼女がそのままステージ活動を続けていたとしたら、10ヶ月よりももっと早く、本当にあっという間に死んでしまったのだろうか。

本田さんもまた、医師から言われたのではなかろうか。「骨髄移植をしないと助からないよ」

と…。そんなふうに言われれば、誰だってやっぱり心配になって入院治療に取り組むだろう。だが、その結果、本田さんは2度も骨髄移植を受けながら、わずか10ヶ月足らずで亡くなってしまった。結果論を言うのは酷かもしれないが、医師の言う「骨髄移植をしないと助からないよ」というその言葉が、ぼくの耳には皮肉にも「骨髄移植をしたから急に亡くなってしまった」と聞こえてくる。ぼくがそう思ってしまう理由は数多くあり、ちなみに『がんは誰が治すのか』（晶文社）の中で、著者・松野哲也コロンビア大学教授（同大学・ガン研究センター）が紹介しているOさんのケースもその一つである。

皮肉にも医師から見放された後に完治

Oさんは身体が頑強で、健康には人一倍自信があった。ところが会社の定期検診で異常が見つかり、検査した結果、急性骨髄性白血病と判明した。Oさんは年齢が60歳をこえていたこともあって骨髄移植を諦めて化学療法に取り組み、「明けても暮れても抗ガン剤との闘い」という200日もの入院生活を余儀なくされた。その期間、同室の仲間たちは、抗ガン剤治療や骨髄移植をしたにもかかわらず、次々と亡くなっていった。そして10クール目の抗ガン剤投与が終わったときにOさんは、「あなたの体にはもうこれ以上抗ガン剤が入らないので、再発したら治療の方法はありません」と、医師から引導を渡されてしまった。

現代医学から見放されて退院したOさんは、それまでにも飲用していたプロポリスに運命を託し、また毎日近くの公園に出かけては、裸足になって足を土に埋めたり、樹木の木肌に触って「気」を体内に取り込んだりした。すると、徐々に全身が活性化してくるのが分かり、退院から1ヶ月後に検査してもらったところ「血液の細胞がしっかりしてきた」と言われた。

そして退院9ヶ月後、Oさんはかつてのように元気にスキーに出かけていく。それは驚くばかりの回復ぶりだった。そしていま、ガン患者・家族と語り合う「心の医療を考える会」の事務局長として活躍しているという。Oさんのこの事例は、皮肉なことに、抗ガン剤治療とオサラバした果てに得られた「鮮やかな完治物語」の一つである。

Oさんの幸運は、あるいは現代医学から見放されたことにあったかもしれない。「これ以上はもう何もできない」と医師たちに言われたからこそ、Oさんは「それ以外」の方法を必死で探し求めたのである。もしもOさんがまだ若くて骨髄移植の道が残されていたとしたら、致死量の抗ガン剤と放射線によって全身の血液が殺し尽くされ、骨髄移植によってその後はたとえ寛解のデータが一瞬良かったとしても、やがて再発、再再発へと進んで行き、ちろさんや本田美奈子さんのようにあっという間に「死」に直行していたかもしれない。

しかし医師からも骨髄移植からも見放されたOさんは、公園で裸足になって足を土に埋め、そして木々から気を取り込んだ。それに加えてプロポリス…。Oさんは現代医学が思わず笑い出してしまいそうな、非常に「うさん臭い方法」で見事に治癒に至ったのである。

これだけで「Oさんの治癒物語」を終わってしまったら、千島学説とは何ら関係のない、非常にまれで偶然の、単なる「たまたまついていた人の話」にすぎないと思われてしまうだろう。ところがこの中に、千島学説の真髄が見え隠れする。詳しくはあとで書きたいが、そこには千島学説の8大原理を含む「気・血・動」のバランスが息づいていたのである。

このように、骨髄移植をしたのに亡くなってしまった患者の例と、病院から見放されたにもかかわらず元気に戻れた人の例を並べて紹介すると、あたかもぼくが「病院治療をしたら大変なことになる」と言っているように誤解されるかもしれない。

ぼく自身は医師でも医学者でもないから、もちろんそのようなことは言えないし、またそんなふうに受け止められてしまうことにも戸惑いがある。だが、はっきりと言っておきたいことは、「治療法を選ぶのはあくまでも患者自身」だということだ。そしてぼくの場合は、病院治療を受けなかった。その理由は、今の医学とガン医療が論拠する「細胞分裂説」にも「骨髄造血説」にも与《くみ》しないからである。

現代医学は、ガン細胞は異常な分裂増殖をして人を死に至らしめるとする「細胞分裂説」に立ち、血は骨髄で造られる（骨髄造血説）ため、最終的には患者の血を殺し尽くしてドナーの健康な血と入れ替える（骨髄移植）……といった治療にやっきになっている。いま病院で行われている標準的な抗ガン剤治療というのは、「患者が死なない範囲内で、可能な限り大量の抗ガン剤を使ってガン細胞を殺し、ガンを縮小させていこう」という考えに立つものなのだ。この治療を行えば、確かに一時的な効果は出るだろう。だが、それでガンが治癒したわけではなく、やがて抗ガン剤が効かなくなり、抗ガン剤の副作用で体力が衰え、再発、再再発、転移などといった新たな問題にまた直面する。それは耐え難い副作用の苦しみと、貴重な人生の時間、多額のお金と引き換えに、わずかな延命を獲得する治療法なのである。

「米国ガン治療学会」の告白？

そのことをはっきりさせてくれたのが２００２年に開催された「米国ガン治療学会」で、そのハイライトとして「化学療法は患者にとって有用か」というテーマのもと、手術不能の肺ガン患者たちの臨床データが報告された。その報告によれば、肺ガンに効果が高いとされているシスプラチンを含め多種の抗ガン剤の組み合わせによる治療を施した患者グループと、全く何も治療しなかった患者グループとの比較では、前者の平均生存期間が７・７ヶ月、後者（無治療）が５・７ヶ月と報告された。つまり、多額の治療費を払って苦しい思いをすれば、何もしないでいるよりも「平均して２ヶ月は延命できる」というものである。この数字は、実際の臨床研究に基づいてはじきだされたエビデンスであるだけに、非常に説得力がある。

しかし早い話、これは「いくら抗ガン剤を使ってもガンは治らない」というものであって、そこには「抗ガン剤治療の限界」がはっきりとあぶり出されている。この学会には世界中からたくさんの医師たちが参加していたと言うから、このようなエビデンスが報告されるということ自体、現代医学が「ガンは治せない」と正直に告白しているようなものであろう。

いったいなぜ現代医学はガンが治せないのか？　と問いつめていくと、結局は「医学理論」の問題に行き着いてしまう。間違った医学理論からは間違った治療法しか出てこないのだ。しかもこれは「学問的な問題」といった悠長なものではなく、大勢の患者たちの「命に直接かかわる重大問題」だ。いや、これは自分の大事な家族の、自分の友の、つまり自分にとって大切な人たちのせっぱ詰まった命の問題であり、さらに言えば、いつか自分自身が直面しなければならないかもしれない問題でもあるのである。

実際、ぼく自身がガン患者である。それだけにこの問題を軽視することはできなかった。もしもぼくが「治癒への旅」の「入口」として病院治療を選んでいたとしたならば、そのままエスカレータ式に入院、手術、抗ガン剤治療等々の高速ワンウエイが待っていただろう。その途上、仕事を断念し、家族や周辺に心配と迷惑をかけ、経済的に行き詰まり、治療の副作用に苦しみ、その果てに死に直面していたかもしれない。たとえガン治療が奏功して社会復帰を果たしたとしても、多くのガン患者たちと同じように、再発や転移を恐れて生き続けなければならない。それが現代医学に身を委ねるガン患者たちの宿命なのである。

だからこそ、死や不安しか「出口」のない現代医学のガン治療に対する疑念が湧きあがる。現代医学は「悪いのはガン細胞」と言うばかりで、なぜ自分の一部である体細胞がガン化したのか、その理由とプロセスをいまだにはっきりと究明していない。そして、その原因を遺伝子異常などとして迷路に入り込んでしまうため、ますますガン医学やガン治療が専門家たちだけの特殊な世界に閉ざされてしまう。これではテレビコマーシャルで明石家さんまが、「判かりました。犯人は悪いヤツです！」と言っているようなものではないか。分かったような分からないような、ガン治療はすっかりそんな迷路にはまり込んでしまった感がある。

点滴で幹細胞がなぜ骨髄まで行き着く？

骨髄移植の話からズレてしまったので、話を戻そう。ぼくが骨髄移植の成果を問うた理由は、まさにそれが論拠する「骨髄造血説」に疑いを抱いたからであった。ぼくをそこに誘導してくれたのは、もちろん千島学説の「腸造血説」である。

骨髄移植は「血は骨で造られる」という定説に基づいて、患者の造血幹細胞を健康なドナーの造血幹細胞と入れ替えてしまおうというものだ。「入れ替える」とは言っても血液を全部抜いたりしたら死んでしまうため、まずは致死量にも当たる恐るべき量の抗ガン剤で患者の血液を殺し尽くし、その上でドナーから採取した骨髄液を注入する。そしてそれが患者に生着（定着）すれば「成功」ということになる。

このような説明からイメージされるのは、造血幹細胞を含んだ「骨髄液の入れ替え」である。つまり、ドナーの骨髄から採った骨髄液を患者の骨髄に移植する。そうであってこそ「移植」や「手術」という言葉が成り立つし、実際「骨髄移植手術」と表現しているのだから、そう思って当然のことだろう。ちろさんも最初はそのように理解していた。ところが実際は、点滴で胸部分の静脈に「輸血」するというものだった。だから、患者にとっては「手術」はない。「移植」も実際は「輸血」だったのだ。これは患者としては負担が軽いから別に文句を言う筋合いのものではない。しかし賢明なちろさんには、ふと疑問が湧き起こった。

骨髄から採ったものを、骨髄へ入れるのではなく、胸に入れたカテーテルからの点滴で、なんで骨髄まで行きつき、生着するのか……

ちろさんの疑問は当然のものだった。ぼくも初めてそのことを知ったとき、一瞬、唖然とさせられた。そこで知り合いの医師に聞いてみたのだったが、明解な回答をしてはくれた者は一人としていなかった。さもありなん。現場で医療に携わっている超多忙な医師たちは、理屈や理論などは考えたこともなく、ただマニュアル通りにやっているだけだからである。

それにしても不思議なのは、ちろさんが言うように、

「胸に入れたカテーテルからの点滴で、なんで骨髄まで行きつき、生着するのか……」

である。骨髄造血説に立つならば、ドナーの骨髄から採った造血幹細胞を、そのまま患者の骨髄に「移植」してこそ効果があるというものだろう。なのに実際は、胸の静脈に入れたカテーテルからの点滴により、ドナーの造血幹細胞を患者の骨髄の中にまで送り届けているという。そんなにうまいことができるのだろうか。ちろさんの胸の静脈に入った妹あっちゃんの幹細胞は、いったいどんなふうにしてちろさんの骨髄の中にまでたどり着くのだろう。その不思議な謎が解けないのは実はちろさんとかぼくのような幼稚な頭だけで、あるいは専門家たちにはすでにはっきりと分かっていることなのかもしれない。そうは思っても、どのサイトを覗いてみてもどこにも納得のいく明解な説明がない。説明されていることと言えば、

ドナーの骨髄液を患者の静脈に点滴すると、それは骨髄から赤血球や白血球が全身に流れていくのと逆方向をたどって、腕の静脈から患者の骨髄のなかに行きつきます。

これでは「全身にまんべんなく血が巡っているから、中には骨髄に到達する幹細胞もある」といった感じの説明にすぎず、早い話、「下手な鉄砲も、数撃ちゃ当たる」ということだろうか。それとも幹細胞は体内にあっては迷わずに、まっすぐ骨髄に突進していく性質を持っているのだろうか。いやいや、幹細胞が通常やっている行為は「骨髄内↓毛細血管↓全身」の流れ（方向）であると現代医学は言っているのに、それがなぜ「逆方向」をたどるようになるのか。ぼくとしてはその辺りのことを具体的に説明してほしかったのである。

そこで再び「日本骨髄バンク」に電話をし、そして質問した。

「ある患者さんのサイトにこんな疑問があったのですが、教えていただけませんか」と。

するとその返事は、「そこまで専門的なことは今ここでは分かりませんので、専門家に確めた上で、あとでこちらから電話させていただきます」

そして、その日の夕方「日本骨髄バンク」から電話が入った。たとえ電話があったとしても数日後にちがいないと思っていたぼくは、そのレスポンスの速さにびっくりした。

「正直なところ、そのメカニズムに関してはまだ研究中で説明できないようです」

となると、ますます奇妙に思えてくる。理論的にまだはっきりもしていないのに、なぜそんな方法でやっているのか。造血幹細胞を「骨髄から骨髄へ」とダイレクトに「移植」したほうがはるかに効率がいいのではなかろうか。そうすればドナーに多大な犠牲を強いて採取した、貴重な造血幹細胞がムダなく有効に活かせるのではないか。

それとも幹細胞というものは、サケが生まれた川へと遡上するように、胸の静脈に入れられたとたん、まっすぐ「生まれ故郷＝骨髄」を目指して遡上していくのであろうか。いや、同じ骨髄ではあっても、あっちゃん（妹）の幹細胞がちろさん（姉）の骨髄に向かって突進するとも思えない。なぜなら、姉妹のＨＬＡの型は合っていたとしても、二人は完全に同じではない。つまり、ちろさんの骨髄はあっちゃんの幹細胞の生まれ故郷ではない。だからこそ、拒絶反応が起こって生着不全となり、せっかくの骨髄移植が失敗したりもするのである。

幹細胞は3種に気まぐれ分裂する？

「日本骨髄バンク」に、ぼくはもう一つの疑問も聞いてみることにした。その疑問もまた、骨髄造血説の怪しさを匂わせていたからである。

すなわち、「骨髄バンク推進協会」のウェブサイトを見ると次のようにある。

骨髄液には造血幹細胞が含まれ、この細胞が分裂増殖して赤血球・白血球・血小板に成長し、骨の外側につながる毛細血管から全身に流れて行きます。

この説明は、実は細胞分裂説の矛盾を暴露しているのではなかろうか。というのも、細胞分裂説では「母細胞から遺伝的に全く同じ2個の娘細胞ができる」としているのだから、「造血幹細胞が分裂増殖して赤血球・白血球・血小板に成長し」というのはどこかおかしい。

そのおかしさを、ちろさんふうに言ってみたら、たぶんこんなふうになるだろう。

ええっ？一個の造血幹細胞が、赤血球になったり、白血球になったり、血小板になったりするの？　ずいぶん気まぐれなんだね！

それに……、造血幹細胞がそのまま遺伝的に全く同じ2個の娘細胞に分裂していくんだとしたら、その細胞が次は4個、その次に8個、さらに16個にとそのままどこまでも、造血幹細胞だけが造り続けられていくような気がするんだけれど、そうじゃないの？

それだったらどこまで行っても幹細胞のままだから、きっと幹細胞から赤血球や白血球ができたりもするんだろうけれど、幹細胞には核があるのに、赤血球には核がないわよね。幹細胞にあった核は、幹細胞が2つの赤血球になるときに、いったいどこに、どんなふうに消えてしまうのかしらねぇ。

それから、幹細胞がいったん2個の赤血球を造ってしまったら、それでもうおしまいだよね。だって、赤血球には核がないんだから、分裂で母赤血球の性質を娘赤血球に伝えることができないでしょ。


ちろさんが、ベッドの上でそんなことを考えていたのかどうかは分からないが、少なくても高校で生物の初歩を学んだことのあるごく普通の人にとって、以上のような素朴な疑問が湧いてきて当然である。それとも、造血幹細胞には実は3種類があって、ある幹細胞は赤血球だけを造り、ある幹細胞は白血球だけ、ある幹細胞は血小板だけを造るといった具合に上手に役割分担されているのだろうか。そこには、明らかな矛盾がある。「造血幹細胞が分裂増殖して赤血球・白血球・血小板に成長し」という説明は、むしろ千島学説の「赤血球分化説」と「細胞新生説」を裏付けてくれるものなのである。

そんな素朴な疑問があったから、ぼくはそのことを「日本骨髄バンク」に聞いてみた。するとその答は、「点滴で静脈に入った幹細胞が、どうして骨髄に達するのか」の質問のときと同じように、「まだよく分かっていないようです」だった。そのときたまたまそこにいた「専門家」は「まだよく分かっていない」と思ったのだろうが、実際には「赤血球・血小板のすべてが一個の幹細胞に由来する」というのが現在の「定説」になっているそうだ。それまではこの「一元論」すなわち、すべての血液細胞が一個の母細胞から誕生するという説のほか、2種類の母細胞が存在するとする「二元論」、さらに、もっと多くの母細胞が存在するという三元論や多元論が登場するなど、そこには定説がなく全くの混乱状態だったというが、それに決着をつけたのが、「骨髄造血説」を決定的にしたあの「致死量の放射線を照射したマウス実験」だったという。(酒向猛著『癌を克服するために』)

となると、再び「ええっ？一個の造血幹細胞が、赤血球になったり、白血球になったり、血小板になったりするの？　ずいぶん気まぐれなんだね！」と言わざるをえない。とにかく「骨髄造血説」は謎だらけで、そもそも「幻の造血幹細胞」の正体がはっきりするときがいつかはやってくるのだろうか。

「巨大な医学構築物」の基礎そのものが危ない

科学や医学理論は、ときにとんでもない錯覚や間違いを犯すことがある。例えば「ガンの原因は寄生虫である」としたデンマークのフィビガー博士にノーベル賞が授与されたこともあった。今ではこれは珍説と見られているが、その当時はそれが画期的な大発見に見えたのである。ただ、ガンに対する研究はその後も世界中の研究者たちの最大関心事であり続けたから、新たな研究が進んだことによりそれは支持を失った。しかし、医学や生物学の基礎理論となると、いったん定まってしまった定説が再度疑われることはあまりない。

しかもその定説の上に大量のさまざまな研究が複雑なかたちで積み重ねられてしまっているから、その基礎を覆すことは、大量の博士号や研究論文を紙くずにしてしまうことにもなりかねない。それだけに、大勢の博士や研究者たちの「住む」、その巨大な構造物（学問体系）の基礎を取り替えるのは至難の業なのである。

それに加えて医療の場合は、「理論↓治療法↓医療産業」というさらに巨大な構造物ができあがってしまっている。それなのに千島博士は「その基礎そのものが歪んでいる」と指摘した。つまり、「血は実際には腸で造られているのだから、血が骨髄で造られているという定説に基づいた治療は間違っている」としたわけだ。

この指摘は、あたかも「耐震強度の計算が間違っているから、これまでに造ってきた大量のビルやマンションをいったん壊して建て直すべし」と言っているようなものだろう。いやそれ以上に千島学説は、「医学構造物の基礎そのものが歪んでいて危ない」と言っているのだ。しかも、これは「地震が来なければ大丈夫」といったたぐいのものではなく、現にたくさんの犠牲者を生み出し続けている。医学が進んでもガンを治すことができないというこの事実が、医学の基礎理論の歪みと危険さをはっきり物語ってくれているのではなかろうか。

骨髄造血説に立つガン治療と、腸造血説に立つガン治療ではその治療法が全く違ってくる。ちなみに骨髄造血説は骨髄移植という治療法を生み出したが、それは当初画期的な「夢の治療法」として大きな期待を背負って登場してきたにもかかわらず、ちろさんや本田美奈子さんのように「夢破れた」人も多かった。しかも、骨髄こそが血液を造るという骨髄造血説のその大前提がいまや大きく無惨に崩れつつある。というのも、造血幹細胞は骨髄のみならず、臍帯の中を流れている血からでも、また末梢血からも得られることが分かってきたからだ。

酒向博士はその著書『癌を克服するために』の中で、次のように記述している。やや長くなるが、非常に本質を突いた重要な指摘をしているため、以下に紹介させていただく。

実験を重ねていくうちに、血管の中を流れている末梢血の中からも培養実験で寒天培地にコロニーを形成する造血幹細胞が検出されるという事実が分かってきました。この実験結果は非常に重大であると思います。一般的にはこの現象を、骨髄中存在する造血幹細胞が末梢血中に流れ出しているのだと説明していますが、それはあくまでも骨髄が造血臓器であると仮定しての話です。定説では、胎生期に卵黄嚢に存在した造血幹細胞が末梢血中に流出し、ある時期に骨髄に定着して造血を開始すると考えています。しかし、この定説は単なる憶測に過ぎず、誰も造血幹細胞が骨髄に流れていって造血を開始した現場を見た人はいないのです。

例えば、造血臓器とは造血幹細胞が存在する場所であると定義すると、骨髄のみならず「血液全体が造血臓器である」ということになるはずです。血液学者たちはこの矛盾に気づいていないのか、気づいていても知らぬふりをしているのか、いっこうに反応がありませんし、議論の対象にすらなっていません。

血液学者全員が、この矛盾に知らぬふりをしているわけではありません。妹尾左知丸氏（元岡山大学病理学教授）は『幹細胞批判』（最新医学１９７３年）という論文の中で、骨髄に形態学的に造血幹細胞と考えられる細胞が存在しないこと、そして末梢血の中からも培養実験で寒天培地にコロニーを形成する血液幹細胞が検出されることなどから、次のように論破しています。

「血液学者の頭の中で長い間想定され続けてきた『未分化な幹細胞』はいまだに誰もその形態を見たことがない。あるいはそのようなものは初めから存在しないと考えたほうが妥当である。もし異常状態での造血に際してそのようなものを求めるとすれば、もう一度考えを新たにして成熟細胞の脱分化、他細胞への転換ということを真剣に考えるべきではなかろうか」。

要するに、一般的にイメージされているような骨髄の未分化な造血幹細胞などは存在せず、成熟したと思われている細胞が変化して（これを脱分化という）、若い血液細胞を産出しているのではないかということです。妹尾氏も、この現象を証明したわけではありません。しかし妹尾氏の結論は、造血の過程で千島学説第二原理の「赤血球と組織の可逆的分化説」で説明できる現象が存在する可能性があることを示しています。赤血球のように分化しきったと思われる細胞が、若い血液細胞に変化する現象も十分にありうると言うのです。

酒向博士は、三浦恭定・元自治医科大学血液学教授が発した疑問についても触れている。

三浦恭定氏は『血液幹細胞』という著書の中で、次のように述べています。

「ヒト末梢血中には顆粒球前駆細胞や赤芽球前駆細胞が証明されており、『幼若細胞は造血臓器から動かない』という既成概念に反し、幹細胞は成人になっても流血中をさまよっている」。

三浦氏は血液幹細胞研究の第一人者であり、いい加減なことは言わない人です。その三浦氏が、造血幹細胞が末梢血中に存在するのは定説に反しており、不可解でかつ不思議な現象であると、既成学説に疑問を表明しているのです。この事実は、やはり今の学説がどこか間違っていることを、端的に示していると思います。

定説では、末梢血には分化した細胞しか存在せず、未分化な幹細胞などは存在しないことになっていました。この矛盾については誰もが知って知らぬふりをしており、正しく答えられる研究者はいません。結局、現代医学は骨髄造血説を盲信し、造血幹細胞の実態や造血の本態をまだ解明できていないのです。

最近は胎児の臍帯の中を流れている血液、いわゆる臍帯血が、造血幹細胞を豊富に含んでいる現象が知られるようになり、簡単に造血幹細胞を採取できる部位としてよく利用されるようになりました。これは、胎盤の絨毛が造血臓器であるとする千島学説からすれば当然の現象なのですが、骨髄が造血臓器であるとする現代血液学の定説からすると、このような部位に造血幹細胞が存在するのは奇異な現象ではないでしょうか。

このように、骨髄造血説は矛盾だらけの学説なのですが、長い間正しいと信じられてきたために誰も疑ってみないのが実情なのです。

「骨髄移植1万例」のその成果は?

さて、再び「骨髄移植」の問題に戻ろう。日本での骨髄移植は20数年ほど前から現実のものとなり、1993年から本格的に動き出した。それまでは身内のドナーによる移植が大学病院などで行われてきていたが、その後日本にも「骨髄バンク」が誕生したことによって、1993年1月に初めて身内以外のドナーから提供された第一例の骨髄移植が行われた。

その後は「臍帯血」も骨髄移植に有効と判断されたため、1997年2月からは「臍帯血バンク」経由の移植も始まって、以来骨髄移植はこの2本立てで今日まで走ってきた。そして、今年の2月22日、骨髄移植の施術実績がついに一万例を突破した。すなわち2月22日には、骨髄液移植が7146、臍帯血移植が2855と、合計10001例を数えたのである。

しかし、ぼくが知りたいのは、その一万人の患者たちの「その後」のことだ。一万程度なら、時間さえかければ追跡調査も十分に可能である。もしもこれからも骨髄移植を継続し、そのために即刻30万人以上のドナーを必要としているのだとしたら、まずはその「成果の概要」を示すべきであろう。骨髄移植が実際に有効であり、それによってたくさんの患者が救われているのだとしたら、そのデータは非常に説得力があるものとなるにちがいないからである。

しかし、いま提示されているデータは、さまざまなかたちで報告されてはいても、要するによく分からない。でありながら、ドナー募集のキャンペーンだけが盛んに繰り広げられている。「あなたを必要としている人がいる」と言われても、その人がその後どうなったかを教えてくれなければ、どこか空しい気分になってしまうのも当然である。ドナーとして、数々のリスクも恐れずに骨髄液を提供した「なつさん」ではないが、

私は知りたい。その後の経過が。そして患者さんに会いたい。

出来ることなら、手を取って、励ましたい。

というのが、ドナーたちの本音であり、当然の願いであろう。

その一方、骨髄移植が「最後の望み」と思っている患者にとって、なかなかドナーが見つからないことは、非常に苦しくもどかしいことにちがいない。あるいは病院から見捨てられたあのOさんのように、「年齢的に骨髄移植が難しい」と言われるケースも多々あるというが、そんなとき、ますます骨髄移植が輝いて見えてくるにちがいない。「骨髄移植さえできれば、助かるのに…」と。しかしその場合も、骨髄移植の効果をはっきりと示すことが必要になる

だろう。なぜなら「こんなはずではなかった」と、骨髄移植をしたにもかかわらず後悔したり、亡くなってしまったりする患者も数多く見られるからである。

骨髄移植に希望を託して

「骨髄移植さえできれば助かる！」と心から信じ、白血病で入院した息子の骨髄移植にすべての望みを賭けた人がいた。『命が消えて行く足音』の著者本間輝子さんがその人である。

本間さんの次男・直行君が急性骨髄性白血病と分かったのは1988年、直行君15歳のときだった。そのときの治療法としては、兄をドナーとした骨髄移植も選択肢の一つとしてあったが、大学病院の医師たちは本間さんのその希望を実行しなかった。その当時まだその大学病院には無菌室ができておらず、やりたくてもできなかったのである。

そのため直行君は抗ガン剤の副作用に苦しみ、入院から2年9ヶ月で亡くなってしまうが、その最後の土壇場で医師たちは骨髄移植を実行した。本間さん（母）が強烈に骨髄移植を訴えたため、かたちだけでもやらざるを得ない状況に追い込まれていたからであった。

『命が消えて行く足音』という自費出版の本は、本間さんが息子直行君の闘病生活などを綴ったものであるが、その多くが「医療裁判」のことに割かれている。というのも、直行君が亡くなった後、本間さんは医師たちを裁判に訴え出たからであった。

「骨髄移植を望んだのに、故意に無視されて、その結果息子が亡くなってしまった」と。

この裁判を起こすため、本間さんは13人の弁護士に相談したものの、ことごとく断られたために、結局自分一人で裁判に立ち向かう。そしてその結果、見事に「勝訴」したのだった。

ぼくがこの本に注目したのは、実は直行君が受けた骨髄移植が「骨髄造血説のおかしさ」を、皮肉なことにも証明していてくれたからである。

さて、土壇場で骨髄移植をした本間直行君は、いったいどんな経緯をたどったのだろうか。そのことについて、まず簡潔に述べておきたい。

白血病が発覚して入院した直行君は、その後入退院を繰り返しながら、ひどい副作用に苦しみながらも抗ガン剤治療と放射線治療に明け暮れていた。そして、最初の入院から2年目にはもはや抗ガン剤が効かなくなり、ついに「余命3ヶ月」と宣告された。

「いつ亡くなってもおかしくないのでその心づもりを」と医師に申し渡されたた本間さんは、必死で息子を助ける道を探し求め、知人が丸山ワクチンで元気になったことを知って医師に丸山ワクチンのことを相談する。しかし医師は、「そんないい加減なものを使うなら、即刻退院せよ！」と頭から湯気を出さんがばかりに怒ったという。

両親には「余命3ヶ月」と伝えておきながら、直行君には「半分以上治っている」と医師は伝えていた。それを聞いた直行君は大喜びで、病院からお母さんに電話をした。「半分以上良くなったらしいから、骨髄移植をして全部治したい」と。彼は自分が末期ガンとは知らぬまま、骨髄移植をしたら完治すると信じてしまったのだ。

ところが医師は、末期ガンなんだから骨髄移植をしても意味がないとして反対した。だが母子の強い希望により、結局は骨髄移植を決行することになった。

とはいっても、公式通りに骨髄移植をやったなら「前処置」の段階で死んでしまうくらいに直行君の体は衰弱してしまっていた。そこで「前処置」をせずに骨髄移植をするという「公式破り」の方法を採ることにした。というのも、「前処置」で致死量に匹敵する抗ガン剤と放射線を投与したら、本当に直行君が死んでしまうからであった。ということから苦肉の策として、見掛けだけ、かたちだけの骨髄移植をすることにしたのである。

「ウソの骨髄移植＝まねごと手術」

このことを本間さんは「ウソの骨髄移植＝まねごと手術」と呼んでいる。しかし、「骨髄移植をすれば必ず完治する」と信じきっている直行君がそこにいる以上、たとえまねごとであっても骨髄移植を決行しなければならなかったのである。ドナーは直行君のお兄さんが引き受けた。幸いなことにＨＬＡ（白血球の血液型）が一致していたからである。ドナーとなったお兄さんは「腰に鉛筆大の穴を5、6個開けられ、太い注射器で骨髄から骨髄液を採取され、術後は激痛がまる4日間続いた」という苦しさを強いられるが、「移植」を受ける側の直行君はといえば、「骨髄移植をすれば完治する」と心の底から信じきっていたためか、「無菌室に入るときに、ベッドの上で何度も飛び上がって全身で喜びを表していた」という。

しかも「ウソの骨髄移植＝まねごと手術」でありながら、経過は非常に順調で、医師は「今までに何度も骨髄移植をしてきたが、これまでの中で本間君の経過が一番良かった」と驚いたという。そして術後20日目に「骨髄移植成功！」の宣言が下された。兄の造血幹細胞が、直行君の骨髄に生着したというのである。

以上の経緯は裁判で明らかにされたもののようだから、そこにウソはないはずだ。だとしたら、直行君の骨髄移植のこの経緯には、数多くの矛盾を発見することができる。まず何よりも注目すべきは、「ウソの骨髄移植＝まねごと手術」でありながら、「経過が非常に良好」で、しかも「骨髄移植成功＝造血幹細胞の生着成功」が正式に医師から宣言されたことである。

この事実は、いったい何を意味しているのか。

骨髄移植の基本形は、「前処置」として大量の抗ガン剤と放射線を使ってガン化した患者の造血幹細胞をまず徹底的に殺し尽くし、その上でドナーの健康な造血幹細胞を「移植＝輸血」することだったはずだ。しかし、直行君の場合は体力の問題もあって「前処置」を省略し、ガン化した幹細胞をそのまま放置しながら、ほんのまねごとの「輸血」をやったにすぎない。

ということは、直行君の骨髄にはガン化した造血幹細胞がそのまま存在し、それが骨髄内で相変わらず病気の血液を造り続けていたことになる。ところが、そこに兄の健康な幹細胞を腕の静脈に「移植＝輸血」したところ、「誰よりも経過が良好」で「造血幹細胞の生着」に成功したという。もしこれが本当なら、骨髄移植に「危険な前処理は不要」ということになる。早い話、ドナーの骨髄液をただ「輸血」すればいいわけだ。

それにしても奇妙なのは、静脈に輸血されたお兄さんの幹細胞が、なぜ直行君の骨髄内に侵入して生着したのか。ここでもまた「ちろさんの疑問」が湧いてくる。

もしこのことをちろさんが知ったら、きっとこんなふうに言うだろう。

ん？……直行君の骨髄の中には殺されずに済んだ悪い細胞がいっぱい詰まっていて、それが相変わらずどんどん悪いガン細胞を造っているというのに、お兄さんのいい細胞を輸血したら、悪い細胞が骨髄から消えてしまったの？どうしてなのかなぁ……お兄さんの血液が、迷わず直行君の骨髄を目指して突進して行って、篭城している悪い細胞をやっつけて、直行君の骨髄を占領したのかしら？

「血は骨で造られる」という骨髄造血説に立つ限り、まさにそう考えるしかない。「経過良好」と言った医師は何をもってそう言ったのだろうか。その点は明確ではないが、「(同大学病院の)小児科での骨髄移植で経過が一番良かった」とカルテに書き込まれていたことが裁判で判明したのだから、当然それなりの数値的根拠もあったのだろう。

このように「骨髄造血説」に立つと、説明のつきにくい矛盾が発生する。しかし、「腸で血が造られている」とすれば、この疑問もたちまち氷解してしまうのだ。

「まねごと」だったからこそ良かった

「ウソの骨髄移植」だったのに、なぜ直行君の術後の経過が良好であり、かつ「骨髄移植成功」「造血幹細胞生着」と宣言されたのか。この矛盾は「骨髄造血説」の立場からは説明することができない。もし説明するとしたら、それこそ「輸血された兄の血が直行君(本人)の骨髄にまっしぐらに突入して、篭城する悪い血をやっつけて占領した」と言うしかない。

しかも、もしこれが真実だとしたら、「だったら、わざわざ危険な前処置なんかしなくてもいいじゃないか」ということにもなる。一つの矛盾を説明すれば、そこからさらに新たな矛盾が発生する。このように直行君の「まねごと手術」は、骨髄造血説と骨髄移植の矛盾をたちまちあぶり出してしまうのだ。しかし、千島学説の立場から見れば、これはある意味で当然のことだった。まず、直行君は「前処置」、つまり致死量にも及ぶ抗ガン剤と放射線を避けることができたから、そのぶん免疫力が損なわれずに済んだ。これが「術後の経過良好」の重要な条件になったと思われる。要するに、前処置をしなかったため骨髄移植が無効になったのではなく、前処置をしなかったからこそ良かったということだ。

また、直行君は骨髄移植に絶対的な希望を託し、骨髄移植さえすれば「全部治る」と信じきっていた。だから、無菌室に入る前に「ベッドの上で何回も飛び上がって」全身でその喜びを表し、心配そうに見守るお母さんに盛んに手を振ったのだった。このような「完治への希望と確信」は、人の免疫力を極度に高めてくれる。特に感情や気分は胃腸に大きな影響を及ぼすだけに、直行君の骨髄移植への強い期待感が輸血後の「経過良好」をもたらしたのは当然の成り行きであったように思われる。その意味では「まねごと骨髄移植」だったからこそ良かったのだ。「輸血後」に喉の痛みや口内炎、発熱などがあったとはいうものの、医師からの「経過良好」という言葉に、直行君はますます元気づけられていた。苦しい前処置を受けずに元気だったから、そこには希望と期待感が大きく育っていた。直行君にとって「まねごと骨髄移植」は、実にラッキーな治療になったのである。

骨髄移植における問題は、そこに「生着不全と感染症の壁」が大きく立ちはだかっていることだった。失敗とされるその理由の多くが、この2つに集約される。すなわち、その一つ「感染症の問題」では、骨髄移植では前処置で大量の抗ガン剤と放射線を使うため、極度に免疫力が低下してどうしても細菌感染の恐れが出る。そこでその恐れを回避するために一定期間を「無菌室」で過ごさなければならなくなる。

だが直行君の場合、前処置はしていなかったから、本来は無菌室に入る必要などなかった。実際、前処置をする代わりに風呂で体を洗って消毒してもらっただけだった。ここでも「無菌室」は単なるまねごと（ママゴトもどき？）にすぎなかったわけである。

しかし、この無菌室は、直行君にとって非常に意味のある「装置」となった。その空間の中では普通なら神経をピリピリ尖らせて当然だったが、感染の危険が少ない直行君は食欲もあり、牛丼を食べたりテレビゲームを楽しむなど好きなように過ごすことができたからである。そのことがますます直行君に「快方に向かっている」という自信と希望を強めてくれたにちがいない。そして、そこからさらに免疫力が高まり「経過良好」となる。

このように、「ウソの骨髄移植」とかたちだけの「まねごと無菌室」が、直行君に「プラス循環」をもたらしてくれたのではなかろうか。

もしもそのまま直行君が快方に向かってくれたなら、「ウソの骨髄移植」が本当に成功したことになっただろう。しかし、「余命3ヶ月」を宣告され、土壇場で「ウソの骨髄移植」をしてみても、もはや遅かったようだ。一時は「経過良好」「造血幹細胞生着」と言われたものの、

「輸血」から35日目に「再発」が告げられる。そして、そのことが直行君に伝わって以後、ショックを受けた直行君はどんどん死に近づき「命が消えていく足音」が高まっていった。

千島学説では「食↓ 腸↓ 血↓ 体細胞」を基本方程式とし、ガンも血液の劣化（病変）が原因だとする。だから、ガンの治療には血液を正常状態に戻さなければならず、そのためには「食」のあり方が大きな意味を持つ。と同時に「腸」は感情や気分、意識等々のいわゆる心の状態に大きく影響されるから、健康な血液を造るには精神的な問題も非常に重要だ。いや、「食」以上に「心の状態」が血液に大きな影響を与えてしまう。その意味で、不安やストレス、絶望感等々といった心の問題が、治癒を阻害する最もやっかいな要因とも言えるのだ。

しかし、「心の問題」などというと、なんとなく曖昧でどこかうさん臭い感じもしてしまう。そこで千島学説ではそれを「気」という言葉でくくり上げ、「気・血・動のバランス」こそが健康の基本とした。「気・血・動」はそれぞれ別のものではなくて一体であり、そしてそれはそのまま「治癒への方程式」でもある。

直行君の場合は「ウソの骨髄移植」だったため、幸いにも免疫力が損なわれることはなかった。それに加えて骨髄移植に対する絶対的な信頼感があったから、そこから気力が高まり希望もふくらんだ。こう見ると、「ウソの骨髄移植だったのに、どうして医師は経過良好とか成功とか言ったのか」というお母さんの疑問も、少しは解けてくるのではなかろうか。

とはあれ、本間直行君は18歳になったばかりというのに、骨髄移植への期待も空しく亡くなってしまった。本来は最も鮮やかに輝きわたるはずだった青春の季節が、悲しくも白血病によって閉ざされてしまったのだ。それは中学卒業を間近にした頃の発覚だったから、それからの2年9ヶ月の闘病生活が、高校生活をまるごと押し潰してしまったことになる。

直行君は2年9ヶ月という時間をかけてガンを撲滅するために戦ったが、亡くなった後の解剖によれば、「ほとんどの臓器が末期ガン状態」だったという。この事実はいったい何を物語るのだろう。抗ガン剤や放射線はガン細胞を殺すために使ったのではなかったか。ところがあれだけ副作用に苦しみながらガン治療に取り組んできたにもかかわらず、ガンは縮小するどころか多くの臓器を末期ガン状態に冒していた。抗ガン剤が、実は発ガン作用もしていたのだ。だとしたら、いったいなぜ直行君は辛いガン治療にその青春を捧げなければならなかったのだろうか。この素朴な疑問を問い続けていくと、結局「細胞分裂説」と「骨髄造血説」という医学の基礎理論のおかしさが、再びくっきりと浮き彫りになってくる。

「赤血球→細胞」の事実を観察した森下博士

「骨髄移植」の話が長くなりすぎてしまったが、なぜぼくがこの問題を力を入れて取り上げたのかといえば、それが「骨髄造血説」に基づいた治療法だからである。千島自身が観察したように、誰か権威ある研究者が先入観念を捨てて顕微鏡を覗いてくれるなら、千島学説に間違いがないことが明らかになるはずである。しかし悲しいかな、ほとんどの研究者たちは「そんなバカなことなどありえない」と問題にもしてくれない。となれば、現代医学の定説である「骨髄造血説」の矛盾や問題点を突いていくしかない。ということから、あえて

「骨髄移植の矛盾」を考えてみたというわけである。

千島が「赤血球分化説」を発表したとき、多くの学者たちは感情的な反発を表した。そしてその後も無視、黙殺、排除、封印等々の憂き目に遭った千島学説ではあったが、なかには実際に「赤血球分化説」の検証をした学者もいた。その一人が森下敬一医学博士で、森下博士は顕微鏡下に、千島が見たものと全く同じ現象を観察することができたのだった。

東京医大を卒業した森下は生理学教室に入室、血液生理学を専攻し、昭和30年に千葉大学医学部より学位を授与された。その森下博士がクロロフィール（葉緑素）の生理作用を観察していたときに、ウサギの赤血球にクロロフィールを作用させたところ、なんと赤血球が奇妙なかたちに変化していった。興味をもってさらに観察を続けていくと、赤血球の変化はクロロフィールの作用と関係なく起こることが分かった。

そこで森下博士は、ウサギの赤血球よりももっと大きなガマの赤血球を使って観察してみることにした。すると、赤血球が変化して細胞核を持つ一個の単細胞になっていく一連のプロセスを観察することができた。そしてその細胞を染色したところ、それは立派な白血球だった。つまり、ガマの赤血球が時間を経て白血球に変わってしまったのである。

この顕微鏡観察は、千島学説の「赤血球分化説」、つまり「赤血球が細胞に変化する」ことをそのままはっきりと裏付けるものだった。その後も森下博士はウサギを使って「骨髄で血液は造られていない」ことを確認し、千島学説の正しさを全面的に追認したのである。

そして森下博士のこの観察成果は、1957年3月24日の「中部日本新聞」夕刊紙上に、十段抜きという大きな扱いで華々しく報道された。いまからほぼ半世紀前のことである。

赤血球が細胞に変化することを観察した科学者としては、もう一人ソ連のレペシンスカヤ女史にも触れておかなければならない。というのも彼女こそ、誰よりも早くその事実を世界に発表し、世界を驚かせた科学者だったからである。

レペシンスカヤの「細胞新生説」

1933年、オタマジャクシの赤血球を顕微鏡で見ていたレペシンスカヤは、オタマジャクシの血液中の卵黄球に、核のあるものやないもの、核はあるが染色質がないもの、完全な染色質を含んだ核の存在するもの等々、卵黄球から細胞の発生に至る一連のさまざまな移行像を顕微鏡で観察した。その後も彼女は、ニワトリやチョウザメの卵黄球、ヒドラのすり潰したものや卵白などから細胞が赤血球から新生される事実を観察し、それまでの定説だったウイルヒョウの「細胞分裂説」に異論を唱えた。そして、その研究成果は1934年に出版されて、世界の研究者たちからの熱い脚光を浴びた。

千島が九州帝大に助手として席を得たのは1940年、そしてニワトリの胚の発生の研究に着手して即座に「赤血球分化」に気づき、独自に「鶏胚子に於けるWolff氏体の組織発生と血球分化」の論文を正式に発表したのが1948年だったから、レペシンスカヤ女史はそれより14年も前に「細胞新生説」を唱えていたわけである。しかし、その当時の日本は戦時体制下にあったため、この新説はしばらく日本に伝わらなかった。レペシンスカヤの「細胞新生説」が日本に紹介されたのは、世界大戦が終わった後の1951年だった。

「細胞新生説」は当然のことながら、日本の生物界にも大きなショックを与えた。千島もまたその論文を読み、その勇気ある発表に心から敬意を表した。しかし、レペシンスカヤは数々の実験で「細胞が新生する」ことを観察していながらも、「新生した細胞は細胞分裂によって増殖する」としていたから、それは一種の折衷説・妥協説になっていた。そこで千島は「細胞新生説」に敬意を表した上で、人間やほ乳類の赤血球が腸の食物モネラから生じること、また、赤血球は無核であるがその無核赤血球から有核の白血球を生じ、さらに生体すべての体細胞や生殖細胞が生じると発表した。千島はレペシンスカヤの「細胞新生説」に共感しながらも、そこからさらに一歩踏み込んだ全く独自の「細胞新生説」を発表したのである。

このように、一時は世界を驚かしたレペシンスカヤの「細胞新生説」ではあったが、「細胞分裂説」に固執する圧倒的多数の科学者たちにはばまれて、やがて消えていく運命をたどった。しかし、千島はなおも研究を進めていく。そんななか、新たに森下博士が千島学説を裏付ける発表をし、それが新聞によって大きく報道されたのである。

森下博士は千島学説をほぼ全面的に認め、その後「お茶の水クリニック」を開設し、医師としての医療活動を開始した。さらに「国際自然医学界」「生命科学協会」を設立し、出版物を通しても社会に広くメッセージした。

森下敬一博士の名は、「森下自然食」の名によっても広く社会に知られていった。その当時、日本には桜沢如一率いる「日本CI協会」を筆頭に、数多くの自然食運動が高まりつつあった。しかし、その多くは思想・哲学的な色合いが強く、医師が直接「玄米食や断食による治療」をするというのはまだ珍しかった。それだけに、「腸管造血説」の立場から森下医師がガン治療や難病治療をする「お茶の水クリニック」は、時代に新しい風を吹き込むものとなった。

ぼくが森下博士を通して千島学説に出会ったのは、まさにそうした時代だった。そして、そのときに思ったこと、それは「いよいよ医療が変わる！」という希望だった。妹が亡くなってから数年後、漠然と抱き続けていた革命的な医学にようやく出会えたのである。

以来、早くも30数年の歳月が流れた。が、その当時ぼくが予感した医療革命は、結局何も起こらず、不発のまま今日に至った。その後森下博士による「森下自然食」や「自然医学」は大きな広がりを見せてはいたが、主流となる医学理論も医療も全く何も変わってはいない。むしろ「現代医学信仰」と「ガン呪縛」がますます強固になってきたように思える。

しかしその一方、まぎれもなく新たな疑問が渦巻き始めている。現代医学ではガンは治せないのではないのか。どこかが間違っているのではないのかと。そうした疑問が徐々に高まってきているからこそ、異常なほどのサプリメントブームも生まれ出たのかもしれない。

骨髄造血説から見える数々の矛盾

本章のテーマは「腸造血説」、つまり「血が腸で造られている」ことを明らかにするところにあったが、つい「骨髄造血説の矛盾」を突くことに力点が傾いてしまった。その理由は、いくら理論を押し出してみても、水掛け論で終わってしまうからである。実際、森下博士は自ら顕微鏡観察をして「血が骨髄で造られていない」ことを確認し、その上で「腸管造血説」に基づいたガン治療を施して数多くのガン患者たちを救ってきたが、いくらたくさんの臨床例を差し出しても「腸造血説」が医学界から認められることはなかった。となれば、医師でもないぼくが、観察実績も臨床事例もなく、言葉だけで「腸造血説」を紹介したとしても説得力はゼロに等しい。そこで「骨髄造血説」に基づいた「骨髄移植」の数々の矛盾を突いてみたというわけである。そして、そこから見えてきたものは「骨髄造血説」の怪しさであった。

人間の血液は毎日新しく2000億個造られていると言われるが、もしそれが本当に骨髄で造られているとしたならば、骨髄内の造血幹細胞は絶えず活発に分裂し続けていなければならない。しかし、健康状態の骨髄内でその像を確認した者は誰もおらず、もちろん千島博士も全く観察できなかった。それに、毎日新しく造られる2000億個の血液に匹敵する数の血液が日々死んでいくわけだが、それがどこでどのように死滅していくのか、そのことを明確に観察した者もまたいない。

こうして現代医学は、血液を謎の世界に押し込めた。なのに、「骨髄造血説」を断定的に振りかざして「骨髄移植」を断行する。しかし、やればやるほど謎が深まっていく。そして同時に、ガン治療の犠牲者も増えていくのである。

理論と理論の戦いでは水掛け論に終わってしまいがちで、結局はいまの「骨髄造血説」が揺るぐことはない。しかし、全く別の角度から「骨髄造血説のおかしさ」を突くことは可能だ。例えば、「骨髄造血説」では「血液は主に手足の長骨で造られる」としているが、だとしたら手足のない人は生きていくことができないはずである。なぜなら、手足がなければ当然長骨もなく、長骨がなければ造血ができず、血液ができなければ生きていくことができないからである。しかし実際には、手足のない人ではあっても、ちゃんと健康に生きている。その代表的人物の一人が『五体不満足』の著者乙武洋匡さんで、乙武さんは先天性四肢切断症のため手足が極端に短いが、ご存知のように誰よりも明るく元気に活躍しておられる。手足の長骨が失われた乙武さんは、いったいどこで血液を造っているのだろうか。

骨髄造血説からすれば、「その他の骨髄」から造っているというのかもしれないが、たとえそうであっても健常者よりは血液の量が少なくて当然であろう。そして、その場合は慢性的な貧血状態が続き、とても元気にスポーツや仕事などができるとは思えない。ところが、乙武さんと同じように手足が極端に短いレーナ・マリアさんの場合は、水泳やプロ歌手として健常者よりもはるかに明るく元気に生きているのだ。

手足の長骨がない人の造血は?

実際、ぼく自身、10年近く前にそのレーナ・マリアさんにお会いして驚き、かつ非常に感動させられた。クリスチャンであるレーナ・マリアさんが作家三浦綾子さんに会うために北海道に来たときに、その合間をぬって対談の取材をさせていただいたのだったが、貧血状態どころか誰よりも健康で元気な笑顔を絶えず見せてくれたからである。

目の前のレーナさんには腕（長骨）がない。なのに、両足の指をまるで手のように巧みに使ってケーキをおいしそうに食べ、珈琲カップも上手に扱っていた。話によれば、その調子で料理も上手に作るらしいし、化粧だってきれいに念入りにできる。また自動車の運転も大のお得意で、助手席の「彼氏」が怖がるほどのスピードで見事にスイスイ道路を走ると言う。

そのごとくレーナ・マリアさんは運動神経が発達したスポーツレディであり、１９８６年にスウェーデン代表として世界障害者水泳選手権に出場し、その翌年パリで開催された欧州障害者水泳選手権にも出場して数々のメダルを獲得した。そして、そのハイライトは１９８８年のソウルパラリンピックへの出場であり、さらに１９９８年3月の長野冬季パラリンピックの開会式でもその熱唱ぶりを、テレビを通して世界中に披露した。

レーナさんは足も片方が右脚の半分の長さしかないという重い障害を負っているから、両腕がなく、片足も極度に短い彼女が、体力を消耗する激しいスポーツの水泳で大活躍できるなど「骨髄造血説」ではとうてい考えることができない。また、彼女はプロ歌手でもあり、長時間ステージに立って大きな声で美しい歌を歌ってくれている。ぼくも彼女のステージを観たことがあるが、それはまさに堂々とした素晴らしい歌唱力であった。たとえ健常者であったとしても、なかなかできることではない。しかしレーナさんは、連日続くハードなステージを軽々とこなし、水泳でも驚異的な活躍をする。長骨にハンディのあるレーナさんは、いったいどこで血液を造ってあのように元気に生きることができるのであろうか。

千島自身もまた、手足のない人が健康な人生を送っている姿を実際にいくつも確認した。飛騨高山の中村久子さんという主婦もその一人で、中村さんは幼児のころ手足の先から壊疽にかかり、手足が切断されてダルマ状態になってしまったが、その後結婚し二人の女児を産んでりっぱに育てあげた。もし骨髄造血説が正しいなら、多量の出血を伴う出産では貧血の心配がある。しかし中村さんに貧血症状は全く見られず、むしろ血色が良かったという。

このほかにも手足のない人が元気に生きている事例は多く、かつては戦争で手足を失った負傷兵たちも数多くいた。戦時中、戦地で野戦病院長をしていた河井鉄男博士は何度も負傷兵の手足を切断し、切断手術後の貧血をひどく心配したというが、傷が治った後の兵士たちがみな元気だったのに驚き、帰国後「腸造血説」を知ってその疑問が解けたという。

もしも血液が本当に主に手足の長骨で造られているとしたら、手足を失えば生きることが困難になって当然である。しかし実際には、負傷兵はいうまでもなく、レーナ・マリアさんも乙武洋匡さんも、健常者以上の元気さを見せてくれているのである。この事例ひとつを見ても「骨髄造血説」はどこかおかしい。しかし、千島学説の「腸造血説」に立てば、それは当たり前のことなのである。

理論だけではなかなか「腸造血説」が理解してもらえないこともあって、以上のように「骨髄造血説の矛盾」をいくつか紹介させていただいた。血液を造る主役であるはずの長骨がなくて、なぜ手足のない人が健康に生きられるのか。この疑問に対する「解」は、ずばり「腸造血説」にある。

にもかかわらず、現代医学はどこまでも「骨髄造血説」に固執して、その上に治療法を積み上げ、組み立てているのだ。しかし、間違った理論から引き出された治療法がうまくいくはずもない。だからこそ、確かな「ガン治癒」のためにも、いま一度、現代医学の基盤そのものを再吟味することが不可欠になってきているのだ。

第7章　千島学説的ガン治癒法

基本方程式は「食べ物↓腸↓体細胞」

ここまでは現代医学の基本にある「細胞分裂説」と「骨髄造血説」の奇怪さに触れ、それに異を唱えて登場した千島学説のほんの一部を紹介してみた。細胞は細胞分裂によって増殖するのではなく、赤血球が分化したものという「赤血球分化説」と、血は骨髄で造られるのではなく、腸内で造られるとする「腸造血説」である。

この新説を図式で示せば「赤血球↓（ＡＦＤ現象）↓体細胞」となるが、特殊な環境下にあっては「体細胞↓赤血球」という逆の現象も起きる。特殊な環境というのは、絶食や断食などで血液の素材となる食べ物が供給されないときや、大量出血が起こったとき、あるいは顕微鏡観察などで細胞を危機的な人工的環境に置いたときのことで、そうした状況下では「細胞↓血液」という逆現象を観察することができるのだ（血球の可逆的分化説）。しかし、これはあくまでも特殊なケースにすぎず、通常状態での生命体は「血液→細胞」というかたちで生命の維持を図り、かつ成長する。そして、体や細胞を造る血液のその大元になっているのが食べ物だから、千島学説は「食べ物→腸→赤血球→体細胞」という基本方程式で示すことができる。要するに「食べたものが血となり、肉や骨となる」のである。

ここで注目すべきは、「ガンもまた細胞である」ということだ。しかもそれは外部から侵入してきた悪魔のエイリアンなどではなく、自らの細胞、自分自身の体の一部がガン細胞に変わってしまったのだ。その原因をウイルヒョウは「慢性刺激による突然変異」としたが、これは単なる言葉による推理にすぎず、何の説明にもなってはいない。慢性刺激とはいったい何か、なぜ突然変異は起こるのか。その内実を実証しない限り科学とは言えないのである。

しかもウイルヒョウは、突然変異でガン化した細胞が、細胞分裂によってどんどん増殖して大きくなっていくとする。ガン細胞のその恐るべき分裂増殖がいざ始まれば、もはや誰もコントロールすることができない。だから、ガン細胞は一刻も早く見つけ出し、徹底的に殺して排除するしかないことになり、この思想がそのまま現代医学の基礎を成しているのである。

これに対して千島博士は、食べたものが腸で赤血球となり、赤血球が病的に劣化したときAFD現象を通してガン細胞化するという。赤血球からガン細胞へと変化する一連のプロセスは、千島が何度も顕微鏡を通して観察し続けてきたものである。もちろんこうした現象は、千島一人のみならず、多くの研究者たちによっても観察されたものだった。パリ大学のアルペルン教授もそうであったし、「高松宮妃癌研究基金学術賞」を受賞した5人の学者たちも千島学説の正しさを実証した。森下博士もまたしかりであった。

森下博士は1978年に出版した著書『ガン消去法』の中で、次のように述べている。

実際、顕微鏡でのぞいたガン細胞は千差万別の姿をしています。似かよったかっこうのものよりも、ちがったかっこうのガン細胞のほうがずっと多いのです。ガン細胞が分裂して増殖するというのならば、おたがいに同じか、よく似ているのが当然なのに、実際にはこうなのです。これは、ガン細胞が赤血球の融合でできるからなのです。その証拠に、ガン細胞の中にはよく白血球や赤血球などがそのまま認められます。こうした事実は、私自身、かつて三年もの間、毎日、朝から晩まで顕微鏡で観察しつづけてはっきりとたしかめたことです。

要するに、試験管のなかと、生きている人間の体のなかとでは、まったく状況が異なり、事情がちがっているのです。ガン細胞が赤血球や白血球などがより集まってつくり出されるということについては、フランスの医学アカデミー会員、アルペルン教授その他世界のガン専門家たちも、これを指摘しはじめていますので、これからは大きな問題になってくるにちがいありません。このようなみちすじで研究してはじめて、ガンの正体がはっきりつかめたといえるわけで、こうした観点に立ってこそ、ガンの治療法も予防法も明らかになるのです。

細胞分裂説では母細胞と全く同じ2個の娘細胞が分裂によって造られ、その繰り返しで幾何級数的に増えていくというのだから、もし細胞分裂説が正しいとすれば、ガン細胞は一目でそれと分かる「ガン細胞の顔」をしていて当然であろう。しかし、実際のガン細胞を顕微鏡で覗いてみると、ガン細胞は千差万別の姿をしているという。ということは、母細胞がさまざまな種類の娘細胞を造り出すということなのか。ここにも細胞分裂説の矛盾がある。

千島学説は正しいけれど…酒向博士の体験

森下博士は千島学説の正しさを自らの研究で確認して新たなガン治療に取り組んでいったが、『癌を克服するために』を書いた酒向博士もまた、自らの目で千島学説の正しさを確認した一人だった。順天堂大学の医学生時代に森下博士の著書を読んで千島の腸造血説を知った酒向は、千島学説を研究してみたいと強く思い、名古屋大学大学院の医学研究科に進んだ。しかし、医学部の大学院は授業などほとんどなく、実際には「高い授業料を払って働く医局員」にすぎなかった。大学院では研究というよりは、多くの場合学位（博士号）を取ることが目的化されているからである。

そんななか学位取得のための「研究」にも着手するが、テーマの決定権は教授が握っているから、自分勝手に決めることはできない。酒向は千島学説の研究をしたかったのだったが、教授からは多くの院生と同じように「抗ガン剤の感受性試験の研究」が与えられた。

その「研究」で酒向が得たのは「実験技術」の腕が上がったことと、「効きもしない抗ガン剤の感受性などを調べても意味がない」という思いの再確認だった。そんなとき、たまたま教授の定年退職に伴う次期教授選挙が始まったために医局内部の統制が乱れ、ラッキーにも「勝手なテーマで研究できるチャンス」に恵まれた。

そこで酒向は千島学説や森下博士の研究論文を読みふけり、ますます千島学説の正しさを確信した。そんな酒向は千島学説からヒントを得て、「生体内でガン細胞が赤血球から発生しているとしたら、試験管の中で赤血球はガン細胞に対して増殖促進作用を示すのではないだろうか」と考え、目立たないように千島学説に関連した研究に着手したのである。

その予測はどんぴしゃりだった。酒向は「赤血球が株化ガン細胞に対して増殖促進作用を有することを証明した」のである。そこで酒向は、それを学位論文に仕上げようと思ったが、千島学説のように「赤血球が変化してガン細胞になる」などと書いては問題になると考え、「生体内で赤血球がガン細胞に取り込まれて栄養素として消費されることが、ガン患者が貧血になる原因の一つと考えられる」ともって回った言い方にした。

ところが、この論文を日本血液学会の雑誌に投稿したところ、「新しい知見はあるが、内容が悪い」という理由で掲載拒否された。が、幸いにも、日本癌治療学会への投稿ではなんとか受理されて論文が掲載されたため、酒向はその論文を学位（博士号）審査に提出した。

しかし、酒向のその論文は、論文審査で難航をきわめた。普通なら主任教授がいったん認めた論文は、よほどの問題がない限り主任教授の面目を潰さないためにも合格させるのが習わしだったが、このときだけは別だった。たまたま審査論文の数が少なくて時間がたっぷりあったことと、ボス的存在の医学部長が「この研究は中学生が試験管を並べたような幼稚な実験だ」と悪意をもって感情的にけなしたことが大きく影響したようだ。ボスのその発言を機に、酒向はあちこちからアラ探しの質問の集中攻撃にさらされたのだ。その場の「空気」を支配するのはボスである。その結果批判的な声が相次ぎ、結局は不合格となってしまった。

その理由は、「赤血球が栄養素としてガン細胞に取り込まれるために貧血が起こるなどという現象はありえない」ということだった。酒向は試験管の中で行った実験結果から「生体内でも赤血球が癌細胞に取り込まれて栄養として利用される為に貧血が起こる」という現象が存在する可能性があるとしたのに、教授会では「そんなことは言えない」と否定した。

そのときに酒向は思う。「試験管の中の実験モデルでは生体内の現象（in vivo）のことが分からないという論法がまかり通るなら、試験管の中（in vitro）の実験は全て意味がないことになり、医学生物学において、試験管の中での実験は全て無駄という事になるではないか」と。酒向は、千島が体験したことと全く同じことを追体験させられたのである。

千島学説を追認することは大学の面子としてできなかったものの、酒向が書いた別の論文で学位を認めるということで妥協が成立し、酒向は晴れて博士号を取得した。

千島が取得した博士号も、実は似たような妥協の産物だった。差し障りのない無難な論文に学位が与えられようとしたとき、千島は「博士号なんて要らない！」と一度は突っぱねたものの、「学位がないと立場が弱い」という周辺のアドバイスをやがて受け容れ、結局は博士号を取得したのだった。この事実は、いかに既成学説の壁が厚いかを物語っている。そこには革新的な研究成果に対して感情的に反発し、ただただ従来の学説を盲信する「バカの壁」が厳然としてある。酒向博士はこの体験を通して、「千島学説的な発想が正統派から危険思想のごとく思われている」ことを身をもって痛感させられたのであった。そして言う、「私自身、千島先生と同じ経験ができたことを、名誉であり、誇りであると思っている」と…。

治癒のカギとしての炎症反応

この章のテーマは「千島学説的なガン治癒法」であるが、ガンの治療法を探るには、まず「ガンとは何か」「なぜ細胞がガン化するのか」を知らなければならない。原因がはっきりと分からなくては、対策（治療法）も考えようがないからだ。現代医学はいまだにガンの原因が突き止められず、だからこそ決定的な決め手を持たない。しかし、「ガン細胞も赤血球が変化したもの」とする千島学説には、ガンを治癒する明解な道筋がある。

さて、ガンを治癒するその明解な道筋とはいったい何か。それは、赤血球がガン化したプロセスをそのまま逆にたどることである。その場合はまず、なぜ細胞がガン化するのか、つまり「ガン細胞の起源」を知らなければならず、それなくして回復への帰り道、つまりガンの治癒はありえない。千島学説ではガン細胞の起源に関して「赤血球↓体細胞（ガン細胞）」という基本方程式を提示しているわけだが、これに関してさらに詳しく考えてみたい。

「ガン細胞は病的血液中の赤血球から生じる」…これが千島学説的なガン起源に関する解答である。しかしこれだけでは、病的な赤血球がどのようにガン化していくのか、その具体的なプロセスが分かりにくい。そのプロセスには実は「炎症反応」という生体の最も基本的なメカニズムが関わっているのである。

「炎症」といえばポピュラーな言葉で、その定義は「感染等の生体侵襲に対し、免疫系が応答する種々の反応の総称」とされている。また炎症には発赤、熱感、腫脹、疼痛、機能障害という5つの徴候が記されており、そのうちの4つはローマ時代の医学者であるセルサスによって早くから指摘されていた。これにもう一つ「機能障害」を加えたのはウィルヒョウで、以来「炎症の5徴候」がほとんどの病気に見られると言われている。

その意味で炎症のメカニズムを解明することは、病気治療における内科学の最も主要な課題と言えるだろう。ところで、現代医学は「炎症」をどのように見ているのだろうか。

●炎症の徴候

発赤や熱感は当該部位に対する血流の増加による。

腫脹・疼痛は血管透過性の亢進による。

●炎症の経過

刺激を受けることにより、まずその付近の血管が一時的に収縮する。その後血管が拡張し血管透過性が向上する。直後には血漿等、血液の液体成分が漿液として滲出し、炎症性水腫となる。この時期を炎症の第一期とする。

ついで、白血球が血管内皮に接着し、血管外へと滲出し、病巣へ移動する。この移動を遊走という。初期に滲出するのは好中球であり、ついで単球、リンパ球である。これらが感染を防ごうとする。この時期を炎症の第二期という。

急性炎症では刺激が無くなると回復する。損傷した部位は肉芽の形成や血管の新生により回復する。この時期が第三期である。刺激が長期にわたると慢性炎症となる。

つまり生体は、体内に侵入（発生）した病原体や毒素が局所から拡散しないようにと炎症反応を起こすが、これは生体が健康体に戻ろうとする合目的的な防御反応である。ところがこの炎症反応が過剰化・過激化すると、それは生体の自己組織の損傷をもたらす。

炎症では、熱感、発赤、疼痛、腫脹が見られるが、これらは生体が患部でＰＧＥ２（炎症を促進する炎症作用と、逆に炎症を抑制する抗炎症作用＝Ｔ細胞からのインターロイキン-２やインターフェロン-γなど）を産生し、患部の血流を増加させ、治癒を促進させようとする反応なのだという。

炎症は体の自然な治癒反応

非常にややこしい説明だが、お分かりだろうか。簡単に言ってしまえば、熱が出たり、患部が赤くなったり、腫れたり、痛みを感じるという症状は、「辛い病的症状」に見えながら、実は「生体が健康体に戻ろうとする合目的的な防御反応」だということだ。そしてその主役を担っているのが「血液」なのである。『免疫革命』などの著者として著名な安保徹医師（新潟大学医学部教授）も、この炎症反応について次のように述べている。

痛む、熱をもつ、あるいは赤く腫れあがる、発疹が出るということは、血流が増えて、いわば身体が燃え上がっている状態です。こういうときは、じつに不快です。

たとえば、熱が出ると必ず身体がだるくなります。熱が上がると、横にならざるを得ないほどぐあいが悪くなります。しかし、その症状こそ、患部に血流を送って治癒を起こそうとしている体の自然な治癒反応だと理解することが必要です。熱があるから、痛みがあるからこそ、治癒に向かうのです。逆に、熱を抑えるということは、代謝を抑制して身体を冷たくしていく反応です。ということは、熱がなければ治癒も起こりません。

ところが、医学が進歩し、同時に薬学が飛躍的に進歩したことで、ひじょうに強い薬が開発できるようになりました。すなわち、症状を徹底的に抑え込む薬です。その最たるものが消炎鎮痛剤、ステロイド、そして免疫抑制剤です。これらの薬を使うと、効きめの強い薬ですから、あっというまに治癒反応が止まります。すると、不快な症状が表面的に一時的にとれますから、患者さんも治ったように錯覚してしまいますし、医師のほうも治療がひじょうにいい結果に進んでいるように思ってしまうわけです。

でも、ほんとうはこういう強い対症療法を続けると、身体を修復する反応が止まってしまう危険性が大いにあるのです。いま、さまざまな強い薬がつぎつぎと開発され、それらを使った対症療法的行為が盛んに行われています。そして、同時に、病気が治りにくくなっているという皮肉な状況が生まれています。それは、対症療法薬が真の治癒をもたらしていないことの、まぎれもない証です。

安保教授は、「（炎症の）症状こそ、患部に血流を送って治癒を起こそうとしている体の自然な治癒反応だ」と指摘する。そしてこの認識こそが、実はガン治癒のカギを握っている。

安保教授はこうした認識の上で「自律神経系のシステム」「白血球のシステム」「代謝エネルギーのシステム」の相互的な働きを説明し、さらに「自律神経に支配されている白血球（特に顆粒球）を見る」ことにより「病気のしくみ」と「治癒のしくみ」を論じているわけだが、その大前提になっているのは「患部に血液が集まる」という現象であり、これは千島学説の「赤血球分化説」を、ある意味でそのまま裏付けてくれるものとなっている。

それはいったい、どういうことか。

「炎症の主役は血液中の赤血球」とする千島博士は、炎症に関して次のように言う。

ガンは一種の「慢性炎症」

▼ほとんどの病気は炎症を伴う。肺炎、肋膜炎、気管支炎、肝炎、胃腸炎等々、ほとんどすべての臓器や組織の病気は、急性ないしは慢性の炎症を伴って発生する。

▼炎症の特徴には、紅、腫、熱、痛と、機能障害の5大特性があげられている。これは体の一定部位に対し、物理的、化学的、細菌や微生物、あるいは精神的刺激が集中した

ときに、その刺激に応じて生体の防衛反応として血液がそこに集中して起こるものである。炎症反応では、局所は紅色を呈し、膨張し、熱くなり、疼痛を感じ、その部位の生理的機能が阻害されることになる。病理組織学的に炎症組織を見れば、血液の集中が一見してよく分かる。

▼炎症というのは血液の循環が妨げられて、体の一定部位に血液が集中してうっ滞して起こるものである。肺炎、肋膜炎、腹膜炎などは、それぞれ肺、肋膜、腹膜に血液が集中し、その部で赤血球が血管外に出て、白血球に変わり、さらに炎症の部分にあるすべての細胞に分化して赤く腫れ、熱を持ち、痛む（急性炎症の場合）、そしてその機能が正常な働きができなくなることをいう。

▼炎症部での主役は血管外に出た赤血球の病的分化である。例えば肺結核、肺炎、肝炎、その他の炎症では、その部分に血管外に出た無数の赤血球があり、それが炎症部では比較的速やかに中性嗜好性白血球に分化し、つづいて各炎症に特有な細胞へ変化（分化）してその臓器の容積を大きくする。

▼ガン腫の最外層には赤血球が多数散在し、それが各種の白血球や病巣部の外層の細胞に分化し、それらがＡＦＤ過程で中層のラングハン氏巨大細胞に分化し、さらに退行崩壊してチーズ様の乾酪変性（最内層）に陥る移行型が認められるはずである。

▼ガン腫の場合は、赤血球からリンパ球（小円形細胞または小皮細胞）を経て小型のガン細胞へ生長し、また赤血球のＡＦＤ現象によって大型のガン細胞への移行状態も見ら

れる。

▼要するに、結核結節でもガン腫のガン巣（ガン細胞の集塊）でも、それらの組織細胞の根源は赤血球であり、その分化によったものであることは、そこに一連の移行型が観察できることと、細胞分裂によって各種固有の細胞が形成されるという証拠がないことからも判断することができる。

このように千島学説から「赤血球のガン細胞化」に関連する個所を拾い出していくと、実際の観察に基づいた数限りない著述がある。そして、そこで一貫して言っているのは「ガンは一種の慢性炎症」ということだ。炎症とはすでに述べたとおり、本来は「生体が健康体に戻ろうとする合目的的な防御反応」である。ただし炎症反応が過剰化・過激化したときに、それは生体の自己組織の損傷という危害をもたらす。つまり炎症では、熱感、発赤、疼痛、腫脹という症状が現れて、ついには機能障害を引き起こすのである。

それだけに、ガン細胞が見つかったからといってガンを切り取ったり、ガン細胞を殺してしまえばいいというものではない。なぜならガン細胞はガンの原因ではなく、血液劣化の結果だからである。だから、いくら手術でガン組織を摘出してしまっても、赤血球がガン細胞化していく条件（原因）をそのままにしておくならば、やがて「再発」したり「転移」したりもする。しかも抗ガン剤治療や放射線治療で免疫力を低下させてしまうと、「再発」時や「転移」時にあっというまに病状が悪化してしまうことにもなる。

「ガンは一種の慢性炎症」とする千島博士は、そこに生命システムの絶妙な治癒反応を見る。ガンは決して悪魔などではなく、それはむしろ血液悪化の危機を知らせるシグナルなのだ。ガンという名の慢性炎症は、体の一定部位に血液が集中・うっ滞して起こるもの。そしてガン細胞もまた、病的な赤血球が「炎症」という治癒反応のプロセスの中で異常分化（ガン化）したものにほかならない。

ガンは「血液の浄化装置＝安全弁」

千島学説全集をあちこち引っくり返してばかりいたためか、つい表現が固くなり、ややこしく分かりにくくなってしまったようだ。千島博士は研究者として、観察事実に基づいた専門的な記述を全集５５０ページにもわたってあくことなく展開しているのだが、そんな世界に引き込まれてしまうと、ついぼくまで顕微鏡下の生命の海に溺れてしまいがちになる。

しかし、本書は決して専門的な医学書ではない。テーマはあくまでも「千島学説的ガン治癒法」にある。そこで専門的な記述などは大胆に意訳して、千島学説に言う「ガンという名の治癒反応」を、森下博士の分かりやすい言葉に置き換えて紹介してみることにしよう。

ガンというと、体のいろいろな部分にできるガン腫（オデキ）になったところだけがガンだと思われていますが、ガン腫というオデキはいわば結果としてできたものなのです。ほんとうに「ガン」と呼ばなくてはならないのは、そのオデキをつくらせたものです。そのオデキをつくらせた蔭の悪魔は何でしょうか。それは「血液の汚れ」なのです。

血液が汚れると、それが体のなかのいろいろなところに炎症をおこさせますが、その炎症の一つが、まさにこのガン腫です。血液が汚れてくると、その人の体でいちばん敏感なウィークポイントにこのオデキがあらわれるのです。ガンの正体が「血液の汚れ」だとしますと、このガン腫というオデキは、いったい何なのでしょうか。

ガン腫は、実は体がつくりだした「浄化装置」なのです。つまり、血液が汚れに汚れてしまって、このままでは命もあぶなくなるというときに、このガン腫ができて血液をきれいにしてくれる働きをするのです。

最近、フランスの学者がガンのオデキのなかで抗毒素ができて、それが血液中に分泌されていることを発見しました。いままではガン腫は悪魔の創造物だから、切りとるとか、放射線で焼き殺すとかしてやっつけなければならないとばかり思っていたものが、抗毒素を血液中に送りこみ、病気の毒素を中和してくれていることがわかったのです。血液が汚れるというのは、こういった毒素が血液のなかに入りこむことです。

毒素が腸のなかでつくられ、その結果できるガン腫というオデキは、その血液をきれいにするための浄化装置です。まったく体というものはうまくできているものと感心するばかりです。だから、ガンになった、ガン腫ができたということは、むしろ喜んでよいものです。ですから、ここのところをよく理解し、頭を切りかえて下さい。

もし体がガン腫を作ってくれなかったら、人間は汚れた血液のまま、急転直下、死んでしまわなければなりません。ガン腫ができるおかげで生きのびることができるのです。

「血液が汚れると、それが体のなかのいろいろなところに炎症をおこさせる」と森下博士もまた「ガン＝慢性炎症」を指摘する。しかも森下博士はこの慢性炎症反応を、血液の汚れを浄化する体の絶妙な「浄化装置＝安全弁」と命名した。「ガンは悪魔」どころか、むしろ「救い主」であり、「ガンは怖い」どころか「ありがたいもの」なのだ。

同じガンでありながら、見方が違えばガンに対する気持ちも全く違ってくる。ガンを敵視して徹底抗戦を宣言すれば、絶えずガンの逆襲に怯え続けなければならなくなるが、ガンに感謝して考え方や生き方（生活習慣など）を変えれば、やがて「浄化装置＝安全弁」も不要となる。実際、森下博士はお茶の水クリニックで、数多くのガン患者を治癒に導いてきた。ぼくの友人の母もその一人であった。

ガン治癒で何よりも大切なことは、ガンそのものをやっつけることではなく、「ガンというそのオデキをつくらせた原因」を消してしまうことである。森下博士ふうに言えば、「ガンは血液の汚れを浄化する装置」なのだから、血液がきれいになれば浄化装置は不要化する。「ありがたいガン＝浄化装置」にいつまでもずっとそこにいてほしいと思っても、血液がきれいになってしまえば、不要化した浄化装置は必然的に解体されて消えてしまうのだ。

ということから、「きれいな血液を造る」ことが最大のテーマになってくるわけだが、それには血液の素＝食べ物を変えることがまず不可欠となる。それに加え、大きくなりすぎた

「ガン＝浄化装置」を積極的に縮小させていく方法もある。「体細胞（ガン細胞）→赤血球」という可逆的分化を進めるというのがそれである。

ガン治癒の決め手は「結局は食べ物」

「きれいな血」と言えば自然食あるいは玄米食、「ガン細胞を血に戻す」と言えば断食と、ここまで読み進めてくれた賢明な読者なら、きっとすぐに連想してくれることだろう。実際、まさにそのとおりでもあるのだが、ぼくとしては「そこに着地して終わり」ということにはしたくない。自然食や玄米食、そして断食をすることがガン治癒に効果があることは十分に承知していながらも、人間の身体は決してそれほど素直で単純なものでもないからである。

それに、自然食と聞いただけで違和感や嫌な記憶を思い出す者もいるにちがいないし、玄米食という言葉にもどこか怪しげな響きがある。まして断食などと言えば、理解しようと思う以前に拒否反応が起こってしまうにちがいない。実際、「そんなことまでして長生きしたいとは思わないよ」という声がどこかから聞こえてきそうでもある。

というわけで、ぼくは「千島学説的ガン治癒法」として、ここで自然食や玄米食の効用をあえて長々と書かないことにしたい。その種の本は本屋さんに行けばそれこそ山ほど積まれているし、あえて書かなくても「肉食はいけない」とか「砂糖の摂り過ぎは害」「食品添加物の危険」等々は常識的にほぼ知られていることでもあるからである。

また若き日のある時期、「自然食」にはまってしまったことがあるぼくには、「自然食・玄米食」という言葉そのものになんとなく抵抗感があり、どこか食傷気味でもある。というよりは、そこに「自然食教」的な不気味な呪縛感すら覚えてしまうのである。

というのもその当時、巷には「〇〇式自然食」といった運動家集団が乱立して覇を競っていて、同じ自然食を標榜しながらも「目くそが鼻くそを嗤う」がごとき論争をし合っていた。そのさまはまるで怪しい新興宗教さながらで、各集団の掟は厳しく、「これはダメ、あれもダメ、それは違う」と「食」を「思想」によって厳しく管理しきっていた。たまたまそんな場面に何度か出くわしたことのあるぼくは、不幸なことながら、「自然食・玄米食」を声高に標榜する集団を、どこか冷めた目で眺めてしまうクセがついてしまったようである。

その後自然食ブームは、「思想」から「ビジネス」にシフトして広がっていった。いわく「有機・無農薬・安全食品」等々である。実際、巷には得体の知れない危険な食品があふれ返っていたから、なるほどビジネス的には意味もうまみもあったにちがいない。その中にはまさに涙ぐましいほど実直で魅力的な商品群も数多くあったが、しかし、そこには単なるビジネス便乗型の、かなりいい加減でいかがわしいものも多々混じっていたような気がする。

そんなこともあって、ぼくはここで厚顔にも「自然食・玄米食のススメ」を声高に叫ぼうとは思わない。そうは言いながらも、ガン治癒の最後の決め手は「結局は食べ物」という強い思いも一方にある。食が血液の質をやはり決定的に決めてしまうからである。しかし、食べ物は誰かに強要されて食べてもあまり意味がなく、自ら感謝しておいしく食べてこそ、初めて健やかな血となり、肉（体細胞）となってくれるのではなかろうか。

というわけで、自然食・玄米食についてはこれ以上触れないことにする。ただ一つだけ「ぼくの場合」に関して言えば、玄米は正直、本当においしいとぼく自身は思う。わが家の場合は妻が玄米にさまざまな雑穀を混ぜて炊いてくれているのだが、その深みのある味は、白米がまさしくカス（粕）に思えてしまうほどだ。それは玄米のゆえだろうか、それとも妻の腕か愛情か。あるいはぼく自身が玄米に好感を抱いているがゆえかは知らない。

かつての恩師宮沢秀明さんは「おいしいから生で食べているだけ」と言ったが、ぼくもまた、おいしいからいま玄米を食べている。ただそれだけのこと。味覚に関しては人それぞれだから、「まずくても食え！」などと言ってしまっては、ぼく自身がいちばん嫌いな「玄米教の教祖」になってしまいそうでもある。だからそれだけは無理強いしないようにしたい。

ぼく自身のどうでもよい「食雑感」はともかくとして、千島博士は「ガン治癒のための食」をどう考えていたのだろうか。それについて紹介してみたい。

千島博士はずばり一言で言う。「3S主義を励行してほしい」と…。ここで言う3Sとは、「菜食・少食・咀嚼」である。これについてはあえて説明するまでもないだろう。文字どおり、植物性の食材（穀物・野菜・根菜類など）を、よく噛んで、少なく食べる。というよりは、実際に食べてみれば分かるように、玄米をよく咀嚼して食べれば、少ない量でも十分な満足感が得られるのだ。何よりも大事なポイントは「咀嚼」にあるのだろう。

ところが千島博士のこの「3S」の内容を、ぼくは長い間勘違いして人に語ってきた。「菜食」を「粗食」と早合点していたのである。ここでぼくが言う「粗食」とは「美食」に対応する概念であって、決して「粗悪な食」という意味ではないのだが、「粗食＝素食（素朴な食事）」になぜかぼくは魅かれていた。ちなみに「菜食」はぼくのイメージの中で「粗食＝素食」に含まれていたし、玄米もまたしかりである。ということで、千島博士は「３Ｓ＝菜食・少食・咀嚼」を勧めてはいるが、ぼく自身は勘違いに気づいたこれからも「粗食・少食・咀嚼」の道を進んでいきたいと思っている。

肺ガンを克服した国際弁護士

こんなことを書いてしまうと、まるでぼくが仙人のような生き方をしているかのように思われてしまうかもしれない。ところが、「３Ｓ」は基本食に限ってのことであって、実際には、とても人様には言えないようないい加減さがぼくにはある。このような本を書く以上は、千島学説の優等生的な暮らしぶりを披瀝しなければならないはずなのに、逆に千島博士から「破門」を宣告されてしまいそうな、「隠されたひどい実態」が実はぼくにはある。

そのことをいやと言うほど強く自覚させられたのが、同じく千島学説的なガン治癒にトライして、見事に肺ガンを克服した国際弁護士小島さんの「肺ガン治癒の記録」を読んだときだった。小島さんもまた「千島学説研究会」のメンバーであり、彼の場合は文字どおり、優等生的な努力の果て、ついに「右上肺部外側の直径３・２センチのガン」を石灰化させ、小康を得ているのである。

ということで、「千島学説的ガン治癒法」の一つのケースとして、以下に小島秀樹さんの例を紹介してみたい。そこには、ぼく自身脱帽させられてしまうほどに確かなガン治癒の足跡がある。そしてそれは、ガンに苦しむ多くの人々に大きな希望を与えてくれるにちがいない。

日米双方の弁護士資格を取得して国際弁護士として活躍していた小島さんが、「肺ガンの疑い」を告げられたのは1997年11月のことだった。東京の大手病院で受けたCTスキャン検査で、右上肺部外側に直径3.2センチ大のカゲが認められたのである。

しかし、そのカゲはすでに1991年の健康診断で目に止まっており、そのとき「2.8センチ大のカゲ」が認知されていた。そこでその後何度も定期的に検査を受けてきたが、そのカゲは全く動かず、大きくはならなかった。医師たちの判断は「おそらく良性の腫瘍であり、大きくならない以上、そのままにしておいても構わない」というものだった。

その言葉に安心した小島さんは、その後も普通どおり仕事に励んだが何ら異常はなかった。ところが、ある日担当医から電話が入り、「学会の発表で同じようなケースがあり、最後にガンと診断されたから、ぜひもう一度よく診てみたい」と言われ、1997年11月の検査の結果「肺ガンの疑いが濃厚」と告げられたのである。

そして「疑い」が「断定」へとジャンプしたのは翌1998年1月のこと。針生検で細胞を抽出して調べた結果、ついに「肺胞上皮ガン」と診断されたのであった。ガンと分かった以上はすぐ手術をしたほうがいいと、医師たちは当然手術を強く勧め、それに躊躇する小島さんに「手遅れになったらどうするのか」と熱っぽく説得した。

小島さんが手術をすることに躊躇したのにはいくつかの理由があった。その一つは、それまでの経緯の記憶を喚起して自分で過去の診断記録を調べてみたところ、そのカゲは198年からそこにありながら、ほとんど大きくなっていなかったことだった。そして思った。「9年も大きくならないガンなんてあるんだろうか」……。この疑問は、「だったらこのままにしておいても大丈夫なんじゃないか」という希望と期待感をそのまま芽吹かせていた。

小島さんが手術を躊躇したもう一つの理由は、「ガン宣告」そのものに対する懐疑心であった。小島さんは針生検の結果「肺胞上皮ガン」と診断されたものの、その判断そのものに疑問を感じていたのである。というのも、かつて医師たちとの会話の中に、「組織や細胞を抽出して拡大して観たところで、これがガンだという明解な結論はなかなか出せない」という発言があったことをしっかりと記憶していたからである。そのときに小島さんは理解した。

「そうか、細胞の特定の形をガンと定義しているわけではなく、いろいろな形の異常発達した細胞で、身体に悪影響を与え、死に至らしめる可能性のあるものを総括してガンと言っているのだな」と…。

さすがは弁護士という職業柄、「懐疑的態度」が身についた小島さんである。医師たちの何気ない会話の中から、ガン判定の根拠のあいまいさをつかみとってしまったのだ。ここで思い出していただきたい。森下博士もまたガン細胞に関して次のように述べていたことを。

顕微鏡でのぞいたガン細胞は千差万別の姿をしています。似かよったかっこうのものよりも、ちがったかっこうのガン細胞のほうがずっと多いのです。

ガン細胞が分裂して増殖するというのならば、おたがいに同じか、よく似ているのが当然なのに、実際にはこうなのです。

ガン細胞が鮮明な「ガンの顔」を持っているのならいざ知らず、「ガン細胞は千差万別の姿」をしているのだ。だから、いかに経験豊富な専門医であってもその判定は非常に難しい。このことは画像診断を専門とする医師たちには当然の話でも、普通の市民にはそれがなかなか分からない。そこで「検査の結果、ガンと判明しました」という医師の言葉を、そのまままるごと信じきってしまうことにもなる。だが小島さんは違っていた。「6年も大きくなっていないのだから、手術をしなくてもきっと大丈夫」という楽観的な希望と、「ガンだかどうだか本当は分からない」という疑惑とが絡み合い、結局は手術拒否へと突っ走った。それに対する医師たちの驚きは大変なものだった。目の前で敢然と手術を拒絶するのは見知らぬ単なる一患者ではなかったからである。そして言った。

「医者が手術を！と言えば、だれもがみなそれに従う。なかには、もう手遅れと言っても、ぜひ手術してほしいと懇願する患者もいる。君のように、手術自体の有効性に疑問を持つ人は誰もいない。だから言うとおりにしたらどうか」と。

医師たちのその忠告に対して小島さんは、

なぜガンになるのか。どうすれば治るのか。そのための治療法は何か。どうすれば再発が抑制できるか。どの程度手術のリスクがあり、どうすればそのリスクが軽減できるか。

と執拗に質問した。ある意味では当然の話である。しかし、その質問に対する明解な説明は全くなく、ただ「なぜガンになるのかは分からないが、ガン組織を除去して再発がない限りは治ったことになる」と言うばかりであった。

そのときに小島さんは思う。「なぜガンができるか分からない人が、なぜガンを切除すれば治ったことになるなどと言えるのだろうか」と。この辺りの思考のやりとりは、まるで裁判記録を読むかのようにスリリングである。それはともかく、医師の説明に全く納得ができなかった小島さんは、病院での手術を拒否して独自に治癒の道を模索していった。

朝夕の腹式呼吸や丸山ワクチンもやってみたし、知人に紹介されて霊能者のところに通ってみたりもした。そんななか、食養法（マクロビオテック）の久司道夫氏と出会う。そして「肺ガン宣告」から3ヶ月後の1998年4月から、「食養の道」へと踏み出していった。

千島学説に出会い、希望の足場を得る

マクロビオテックを語る場合、桜沢如一の名を忘れるわけにはいかない。桜沢如一は18

93年京都生まれ。幼いころに両親を亡くし幼少時代は貧困や病気に苦しむが、20歳頃には石塚左玄の食養法によって健康を回復し、30歳頃から晩年に至るまで食養指導家・思想家・反戦平和運動家として世界をまたにかけて活動した。特にパリにわたってソルボンヌ大学に学び、仏文で数多くの著書を出版し、東洋文化を紹介し続けたその功績は非常に大きい。桜沢如一の活動は、いま日本CI協会・正食協会に受け継がれているが、小島さんにマクロビオテック（食養法）を教示した久司さんは、まさにその桜沢如一の弟子であった。

久司さんと桜沢如一との出会いは、世界連邦設立運動を通してであった。久司さんは東京大学法学部政治学科及び同大学院を卒業後、渡米してコロンビア大学で世界平和と世界連邦の設立の可能性について研究していたが、その途上、南原繁、賀川豊彦、ノーマン・カマンズ等々の先師に加え、桜沢如一からも多大な影響を受けたのである。

その意味で、小島さんは久司さんを通して桜沢如一の「食養法」を伝授されたことになる。久司さんはその後もアメリカに留まってマクロビオテックを普及し、1974年には米国の食事のあり方についての提言書「マクガバン・レポート」の3人のアドバイザーの1人として活躍したりもした。またマクロビオテックに関する数十冊の著書を出版し、それらは10数カ国語に翻訳されて世界に大きな影響を与えている。そんな久司さんに直接出会えたことが、手術を拒否した小島さんのその後の大きな支えになっていた。

小島さんが実行した食養法は、次のようなものだった。

一日三回玄米と有機野菜、海草の3点セットを摂り、砂糖や菓子は一切食べず、肉類はすべてノー。また毎日朝夕二回温かいタオルを絞って身体全体の皮膚を摩擦する温湿布を行い、毎日30分以上必ず歩き、歌も毎日歌ってできるだけ肺を使うように努める。

そのころ小島さんは知的財産権のレクチャーなどで全国各地飛び歩いたりもしていたが、そんなときでもホテルに玄米食を用意させ、半身浴で血流を整えてから講演に臨んだりした。もちろん食事の誘いは全て断り、講演先での昼食でも、持参した玄米おむすびを一人密かに食していた。小島さんはとにかく久司さんが指導する食養法に忠実に、必死でガン治癒の道をひた走ったのである。

そんな生活が半年ほど続き、1998年10月初旬に病院で再びCTスキャンによる検査を受けた。小島さんとしては半年も真面目に食養生をしてきていたから、「もしかしたら肺の影が縮小ないしは消滅したかもしれない」などと勝手に期待感を膨らませたりもした。

しかし結果は、全く何も変わっていなかった。その事実を突きつけられた小島さんは、期待感が大きかったそのぶんショックも大きく、見るも無惨に落ち込んでしまった。医師からも「いつ急に大きくなるか分からないから、早く切ってしまったほうがいい」と強く勧められ、自分がなおも危機状態に置かれている認識を持つや、頭髪が一晩で茶色っぽくなってしまったりもした。小島さんは手術を拒否して食養法にすべてをかけながらも、心の中では「本当にこれでいいのだろうか」と、絶えず不安に怯え続けていたのだった。

そんなとき、小島さんは千島学説を知ることになる。そしてアーユルヴェーダーと千島学説の研究家でもあるT医師から「小島さんの場合はマクロビオテックの食事を100%実行しているのだから、これを続けていけばガンが悪化することはない」と激励され、ようやく心の安定を取り戻すことができた。その後小島さんは、忰山紀一著『千島学説入門』などを無我夢中で読み、「なぜガンができ、どうすればガンが治るのか」という問いに、初めて明解な「解」を得る。それまでは、次々と襲ってくる不安を必死になって払拭しても、なおもどこからか次々と不安の津波が発生し、それにただ飲み込まれていくばかりだったが、千島学説を知ったとき、ようやく治癒への確かな希望の足場を得ることができたのである。

湿疹に苦しみながらも出口を見つける

しかし、半年間必死でマクロビオテックを実践しながらも、検査は「何の変化もなし」と冷酷にも告げた。その事実にすっかり滅入ってしまった小島さんではあったが、11月になるやようやく皮膚に変化が現れ出た。小島さんはそれに驚きながら、以下のように綴っている。

食養開始7ヶ月目の11月頃から、右足下半分のふくらはぎや背中下（腰上）部分に湿疹ができ始めた。翌1999年3月には、左肩に鈍い痛みがきたかと思うと、両胸や右首部分に湿疹ができ始めた。4月になると背面上半分全て、背面腰上部分、左右の腕部分、右足内側部分などを中心に体全体を湿疹が襲いかかった。かゆみで寝られない夜もあった。排毒であるとして、一切の治療を受けずに耐えた。ひどい皮膚の状態にも関わらず、常に頭はすっきりとしていた。私自身これが食事からきているもので、体の性格が変わる転換期ではないかという直感はいくらかはあった。

しかし、そのかゆみと外見の醜悪さは気分を滅入らせるのに十分であった。いったいこのひどい皮膚の湿疹が何ヶ月続くのかという辛さからくる苦痛感はあり、万が一の場合、最後の断末魔かもしれないという不安がときおり頭をよぎった。


要するに、98年の11月に現れ出た湿疹が、その5ヶ月後の99年4月には全身に広がってしまったのである。それでも小島さんは仕事を休まず、もちろん食養も止めなかった。湿疹は首にも露骨に現れたし、また手のひらにもギョッとするほどの異様さで現れ出た。だから仕事で人と対面したり、握手をするのもためらってしまうほどだった。だが、そんなひどい湿疹も、やがて徐々に消えていった。全身にあった湿疹がほぼ姿を消したのは7～8月頃だったから、小島さんはまる9ヶ月間にわたって湿疹の苦しみに耐えたことになる。

ようやく湿疹が消えて一安心した小島さんではあったが、それですべてが終わったわけではなかった。湿疹はその後も波状的に現れては消え、小島さんは結局3～4年にわたって湿疹の苦しみと付き合っていく。だが、それは決して皮膚病とか栄養不足などのせいではない。マクロビオテックと千島学説を理解した小島さんはそう考え、波状的に襲い来る湿疹を好転反応、治癒反応としてとらえて耐え続けた。たとえ湿疹に悩まされても頭の芯は常にすっきりしていたし、病気特有のけだるさを感じることもなかったからである。

それだけ湿疹に苦しみ、しかもそれだけ長期間にわたって繰り返し湿疹に襲われたなら、多くの場合はそれを「食養の害」として怪しみ、たぶんわずらわしい玄米食などどこかで止めてしまうことだろう。しかし、小島さんはそうしなかった。不安な気持ちは完全に払拭できずとも、千島学説を知ったことによって湿疹を治癒に向かう炎症反応としてとらえ、体内に蓄積された毒素（血の汚れ）を外に吐き出し続けたのである。

そして、食養開始から2年2ヶ月が過ぎた2000年6月初旬、ついに小島さんは暗くて長かったトンネルから抜け出したという実感を得た。3ヶ月ごとに会って指導を受けていた久司さんから「もう治っていますよ！」と太鼓判を押されたからであった。その当時、土日には山登りばかりやっていた小島さんは、すっかり健康そうな顔や身体つきになっていた。かつては77キロあった体重も63キロにまで絞られて、見るからに引き締まった体型になっていた。久司さんはそんな姿や顔つき、皮膚の状態を見て「もう治っている」と言ったのだったが、小島さんはその言葉が意味するものを身体の実感として知っていたのである。

しかし、久司さんがそう言い、自分にもその実感があるからといって、それが本当かどうかは検査をしてみなければ分からない。そこで少しでも早く検査をしてみたいとも思ったが、なかなかすぐには実現しなかった。小島さんがCTスキャンの検査を受けたのはその秋11月のことである。そのとき、初めて小島さんの「身体の実感」が「データ」となって現れ出た。

「おめでとう！」と医師からの祝福

CTスキャンの画像データは、小島さんのガン組織の明らかな変貌を鮮明に映し出していた。といってもガンが消えてしまったわけではなかったが、医師はその画像を見ながら、次のように説明してくれた。

中心部の白い個所は線維化をあらわしており、性格はいままでと全く違っています。
ただ、周辺は白さがまだ中心ほど濃くないので、線維化しきってはいません。
しかし、ここまでくれば、もう切る必要はないでしょう。
リンパの腫れはすっかり消失していますし、肺内の転移もありません。
きわめて良い方向に向かっています。

このように診断したO医師は、最初から小島さんの状態を見続けてきた医師であり、かつ小島さんが親しくしてきた医師でもあった。またO医師は大学病院の胸部外科の教授であり、胸部外科学会の会長を務めたこともある。そのO医師がCTスキャンの結果を診て、ガンが治癒に向かっていることをはっきりと認めてくれたのである。

O医師は他の医師たちと同じように、「ガンが急に大きくなることがあるから、早く切ったほうがいい」と最初から強く手術を勧めてきた。ところが、ガン宣告からちょうど3年後「快方に向かっている」と宣言してくれたのだ。これはある意味でO医師が、自らの敗北を認めたことでもあった。というのも、手術をしていれば当然抗ガン剤治療もやっていたわけで、もし3年前にマニュアルどおりのガン治療をしていたら、ガンを克服した目の前の元気な小島さんを見ることはできなかったかもしれない。実際Ｏ医師は小島さんに、「自分の40年以上の医者人生で、ガンがこういうふうに治った人は一人もいなかった」と告白したという。

そんなＯ医師を小島さんは、「勇気がある」と高く評価した。画像の説明の仕方しだいでは適当にごまかすこともできたからである。しかもＯ医師は、小島さんのガンが快方に向かっていることを心の底から喜んでくれていた。

その後も毎年11月には必ず定期検査を続けたが、いつも結果はすべて良好で、２００３年11月の検査では「おめでとうございます」と改めて言葉にしてくれたほどだった。

ここまでＯ医師がはっきりと言ったのは、ガン細胞が「石灰化」していることを確認したからだった。そして、さらに言葉を続けた。「周辺部も含めてガンは全部死んでいるかもしれません」と。この言葉に、小島さんは当然のことながら大喜びし、次のように綴った。

私は歓喜し、周りの人に感謝し、生きていることに感謝した。病院を出ると全ての自然が美しく見え、人生が楽しく思えてならなかった。「私は時間を与えられたのだ」と実感した。ナポレオンがワーテルローの戦いでほとんど勝ち戦にならんとする状況下で、パリに向けて「我、戦いに勝てり」と伝えるも、その後英国側連合軍は劣勢を挽回し、仏軍が破れたことを私は想い起こし、２０００年11月の検査時はあまり対外的に宣言はしなかった。が、その後の検査は、私の自信を十分に確立してくれた。

特に２００３年３月にＯ医師から「私の顧問弁護士になっていただけますか」と問わ

れたとき、私はO医師が本気で治っていると思っているのだなと確信できた。治っていないガン患者に、医師は自分の財産に関する重大な法律相談などしないからである。

それにしても、医師に太鼓判を押されると、どうしてこんなにも嬉しくなり、安心するのだろう。医師の検査技術が進んでおり、ＭＲＩ、ＣＴスキャン、血液検査などの数値や画像診断の精度が高いからだろうか。権威を批判しつつも、権威に弱いのだろうか。いやそうではなく、医学の持つ検査技術の力と、医師の持つ過去の事例から獲得した経験則や技術に基づく判断には、それなりの敬意を払ってよいのだろう。

世界を舞台に活躍する小島弁護士の周辺にはたくさんの医師たちがいた。そのなかで小島さんが自らの肺ガンに関して相談をしたり関係を持った医師は4人ほどだったが、そのすべての医師が手術を強く勧めていたのである。もちろん小島さんの妻や娘たちもそれを願った。ところが小島さんは、手術や抗ガン剤治療を拒否して厳しい摂生と玄米食を選びとり、その食養に愚直愚鈍なほど忠実に3年を過ごした。その途上、猛烈な湿疹の襲撃に見舞われたり、ときにははてしない不安に襲われたりもしたが、しかし、時はまぎれもなく小島さんを治癒に導いてくれた。そしてその確かな証が２０００年11月のＣＴスキャンの画像であり、医師からの「おめでとう！」の言葉、そして「顧問弁護士依頼」だったのである。

二つの医療「アロパシーとホメオパシー」

『ある挑戦…国際弁護士の肺ガンとの戦い』と題する小島さんのぶ厚い原稿をぼくが手にしたのは、たしか去年（2005年）の秋口くらいだったように思う。そのときには、ぼくはもうすでに湿疹の嵐をくぐり抜けていた。小島さんの場合は「食養」を始めてから半年後に湿疹が現れ始め、それから9ヶ月間にもわたって激しい第一波の湿疹襲来に苦しむことになるが、それに比べてぼくの場合は、その来襲、サイクルともかなりスピーディで短かった。

5月23日の「ガン宣告」からまもなくスタートしたぼく独自の「千島学説的な治癒トライ」は、翌6月には早くも湿疹の嵐を呼び、襲っては凪ぎ、また襲っては凪ぐといった波状的な湿疹の襲来は、2ヶ月足らずですっかり消えてしまったのである。その意味で、ぼくの「湿疹騒動」は比較的軽く済んだことになる。もちろん体質やガンの症状は人それぞれだから、単純に比較できるものではない。だが、そこにはそれなりの理由もあったように思われる。小島さん自身、そのことを後になって気づくようだが、千島学説的に見た場合、ぼくは非常にラッキーな取り組みをしたと言えるかもしれない。

ぼく自身が当初取り組んだ「ガン治癒法」の概要はすでに書いたが、やはり「その後」のことも書く必要があるだろう。しかし、その前に「ガンと湿疹」の関係についても触れておかなければならない。なぜぼくが「千島学説的ガン治癒」で小島さんやぼく自身の湿疹に触れたのか、その意味がよく分からず怪訝《けげん》に思っている読者も多いと思うからだ。

一般に、ガンと湿疹は全く別物であり、病気の深刻さからしても全く次元が違うと考えられているようだが、しかし、ガンも湿疹もいずれも「炎症」という視点から見れば、この両者には実は深いつながりがあるのである。

そのことを語る前に、まず医療における二つの立場を明らかにしておきたい。

「二つの立場」とは、一つはアロパシー医療、そしてもう一つはホメオパシー医療である。ちなみに「熱を下げるのに解熱剤を服む」とか「血圧を下げるのに降圧剤を使う」などというのはアロパシー、つまり「その病気とは別のもの＝症状の対立物」を使って症状を抑え込むことだ。それに対してホメオパシーは、世に言う「毒も薬」、つまり「特定の症状を起こす物質には、それと類似した症状を治す効力がある」という経験則から、その病気に「似たもの＝ホメオパシー（ギリシア語）」を微量に与える。「類は類を治す」という考え方である。

このホメオパシー医療を体系化したのは、『医学原論』の著者にして「実験薬理学の父」として知られるドイツの医師サムエル・クリスチャン・ハーネマン（1755～1843）である。ハーネマンは数多くの自己実験を通して、薬理効果に二相性があることを発見した。薬理効果の二相性とは、例えばアヘンを服用すると最初は多幸感や興奮を覚えるが、やがて抑うつ状態が訪れる。つまり一連の初期症状の後に、それとは反対の症状が現れるというものである。

ホメオパシーはこの「類似の法則」をうまく利用した治療法で、患者に類似薬を与えると、まずは症状が悪化するものの、やがて好転に移っていく。ハーネマンはその理由を、まず悪化するのは類似薬（実は極限まで希釈した毒）がもたらす直接的作用であり、その次に現れる好転は、身体がバランスを回復しようとして起こす反作用（治癒反応）と考えた。

ハーネマンのこのホメオパシー医療は、現代医学ではもちろん異端視されている。しかしその驚くべき効果に着目する者も多く、ホメオパシーはいまでもヨーロッパやアメリカ、インド等々で代替医療として盛んに行われている。また、世界中を旅して歩き、世界の原始的医療から最先端医療までのすべてを視野に入れ、自然治癒力やプラシーボ反応の威力を強調するアンドルー・ワイル博士も、ホメオパシーを高く評価してその詳しい解説をしている一人である（『人はなぜ治るのか』日本教文社刊）。しかも、ホメオパシー的な現象は決して単なる学説に留まるものではなく、体験的に誰もが知っていることなのである。

病気は皮膚から外に出ていく

ということから「ガンと湿疹」の関係について触れてみたいが、ガンは慢性炎症とする千島学説的な立場からすれば、この両者の根は一つで、深いところでつながっている。ハーネマンも同じように考え、皮膚に現れ出た炎症症状を抑えつけてはならないとした。ハーネマンは「慢性病の法則」の中で、治療をしても治らないのは、以前に受けたアロパシー医療によって身体の奥に何らかの障害が生じ、それが原因となって病気が強化され、複雑化しているからとした。ハーネマンは「体の奥に潜む何らかの障害」を「毒」と呼んでいるが、早い話、アロパシー医療によってその毒を身体の深部に押し込めてしまうと、やがてガン、糖尿病、リウマチ、精神分裂病等々の多様な病気となって現れ出るというのである。

したがって病気を治癒するには、まずその深部にある慢性的な「障害＝毒」を消し去らなければならない。それには深部の毒を皮膚に湿疹（炎症反応）として引っ張り出すのがよい。

その意味でガンと湿疹は決して無関係ではなく、湿疹の嵐はガン治癒のひとつのバロメータとも言えるのである。実際、小島さんは長い期間にわたって湿疹に苦しみながらも、それが消えかけたときに医師から「ガン細胞が石灰化しているから、ガンは全部死んでいるかもしれない」と治癒に太鼓判を押されたのであった。ワイル博士も述べている。

ハーネマンの教えでもっとも重要な点のひとつは、病気の目に見える症状をおさえることの危険を説いているところである。

彼は皮膚のかゆみや発疹を例にあげ、病気は皮膚から外に出ていくので、体表にあらわれる症状は体内の症状よりもいい徴候だと教えてくれる。抑圧的な治療法は病気のプロセスを内部に押しやり、重要臓器にまで追いつめてしまうというのだ。

抑圧的治療はかゆみや発疹を消すことができるが、将来もっとたちの悪いトラブル、さらに強力な抑圧的治療にも抵抗するようなトラブルを発生させる。

そしてその事例としてステロイド剤（副腎皮質ホルモン）のことを、次のように言う。

ステロイド剤はひじょうに強力な抗炎症ホルモンであり、発疹の抑制に著効を示すが、ひとたび使用をやめるとたちまち症状が再発し、しかも以前よりも悪化する。病気のプロセスが解消されたわけではなく、症状を奥に追いやっただけなのだ。

病気は外からの対抗力が停止するとすぐに力を結集し、新しい表現をとってあらわれようとする。ステロイド剤が全身に使用されると、その抑圧的効果と毒性はさらに顕著になる。多くの患者を診ていると、ハーネマンの警告がよくわかるようになる。

このように、ホメオパシーからみても湿疹は「内なる毒素」を外に引っ張り出す治癒反応であって、湿疹が出ること自体に大きな意味がある。小島弁護士の場合は食養開始後7ヶ月目から湿疹が現れ始めたが、ぼくの場合はそれが非常に早かった。その理由の一つに「血流」の問題があったように思われる。それを裏付けるかのよう小島さんは、その後湿疹対策としてさまざまな試みをしていくが、一番効果があったのは「足もみ」だったと書いている。小島さんは2000年の治癒宣言の後も両足脛などの湿疹に苦しみ続けていたが、2002年5月から足のマッサージをしてもらったところ2、3ヶ月で湿疹が消え、内股の痒みも消失したという。その後再発しても2度ほど足もみをすればたちまち消失した。そして言う。

血流が悪いことが、どうも老廃物を除去して体外に排泄する力が衰える原因と思える。静脈瘤もその顕われであろう。静脈が問題なく循環機能を果たしていれば排泄はうまくいき、湿疹も出にくいのではなかろうか。足を冷やさないこと、血流をよくすることが今のところ足の湿疹解消法である。実はいま、その血液循環の悪さと今回の肺ガンとは関連していたのではないか、とも考えている。

足裏からひざ上10センチ位までにかけてのマッサージと、その直後の５００ccの湯水を飲む方法には効果があるようである。少なくとも私には今のところ効き目がある。血流を促進することは、恐らく健康維持の基本なのであろう。

ここまできたところで、千島学説的なガン治癒法をずばり一言で言っておきたい。千島博士はガンの予防や治療で何よりも重要なことは「気血動の調和」とする。千島博士は主に「血」の研究に人生を捧げたのだったが、「気血」は絶妙につながって影響し合っており、しかも「その流れ」が重要とした。だから、「血流」の問題が健康維持に不可欠であり、かつ病気の治療でも重要とした。小島さんもまたそのことを身をもって体験したのである。

「気・血の乱れ」と「動＝血流」

小島さんの記録を読んでいると、そこには愚直なほどの生真面目さが見てとれる。厳しい食養法を遵守し、長期間にわたる湿疹に耐え、さまざまな湿疹対策を試みながら、やがて「血流」の重要さにたどり着く。厳しい菜食・玄米食は血をきれいにする営みだったが、小島さんは「気」と「動」の重要さに気づくのにやや時間がかかってしまったのかもしれない。

ここで言う「気」とは主にストレスの問題で、小島さんは十人以上の弁護士と、それとほぼ同数のスタッフ（計二十数名）を抱え、かつ毎月３５０万円の賃料を払いながら弁護士事務所を経営していく厳しさを日々感じていた。また医師によるガン治療を拒んで食養に賭けながらも、本当にこれでいいのだろうかという不安に絶えず襲われていた。その不安は千島学説に出会うまで続いたし、千島学説を知った後もそう簡単には完全に払拭することができなかっただろう。さらに家族たちの理解もなかなか得られなかったようだから、その孤立感は当然ストレスとして小島さんを襲ったにちがいない。つまり「食＝血」の軸はほぼ完璧に確立できても、しばらくは「気＝ストレス」の面で乱れが続いていたのではなかろうか。

「動＝血流」に関しては、土日ごと山登りをするようになったころから快方に向かっていったように思われる。さらに「足もみ」を始め、社交ダンスやジャズボーカルなども始めたという。その結果「気血動の調和」が回復し、いまは仕事にも趣味にも生き生きと取り組んでいる。小島さんは千島学説にいう「気血動の調和」をもっていまを輝いて生きている。

さて、ぼくの場合だが、ガンと分かった段階で、まず玄米食に切り換えた。もっともその他のことはかなりいい加減（大らか？）で、仕事等々でストレスはかえって高まったりもした。だが、少なくてもガンであることにストレスは全くなく、逆に「ガン宣告」をチャンスと捉え、これで千島学説を書く資格（足場）ができたとほくそ笑んだ。またすぐに「足もみ」に通ったことが、血流を良くすることにつながったような気がする。その他、糖鎖の科学に裏付けられた糖質栄養素や微量元素（ミネラル）の摂取、あるいはプロポリスや酵素等々、直感的、そして千島学説的にいいと思ったものはそれなりに取り込んでみた。それらが相乗して「内なる異常」が湿疹としてスピーディに外に顕われ出たのではなかっただろうか。

このような大ざっぱな言い方をしてしまうと、なんとなく信頼性が崩れてしまうような気がするが、しかしガンとは案外その程度のものかもしれない。ガンを現代医学の複雑で分析的な知識から理解しようとすると、迷路に陥ったり難解で矛盾だらけの詭弁の海に溺れてしまいがちだが、ガンとは実は非常にシンプルな治癒反応かもしれないのだ。

ぼくがこう言っても、たぶん笑われておしまいだろうから、そのことを見事に言い切った、アンドルー・ワイル博士のレポートを紹介してみよう。ワイル博士は、ある医学博士（アラン・カピュラー）のガン治癒事例を、『癒す心、治る力』の中で次のように紹介している。

からだは治し方をちゃんと知っている

アランはイエール大学で生物学を学び、最優等で卒業した。その後「ガンの研究をしたい」と考え、ロックフェラー大学で6年間ガン研究に打ち込んで博士号を取得した。しかしアランは医師にはならず、思うところあって畑仕事を始め、生活のためにと会社を興してタネを育てる仕事に取り組んでいた。

そんなアランが「鼠蹊リンパ節の腫脹」に気づき、検査の結果「リンパ系のガン、混合細胞リンパ腫」と判明したのは1989年のこと。そのとき「余命7年」が言い渡され、すぐに抗ガン剤治療を始めるべきだと、医師から強く勧められた。しかしアランは、自らガン研究をしたことのある分子生物学者としての経験から、「自分に毒を盛る気がしない」として化学療法を拒絶し、マクロビオテック（食養法）に取り組んだ。だが、なかなかリンパ節に変化が見られない。ところが食事療法からほぼ1年が経ったころ鼠蹊リンパ節の腫れが引き始め、たちまち腫れがなくなってしまった。血液検査の結果も完全に正常に戻っていた。

　しかし3年後の1993年初頭、アランが仕事の行き詰まりで激しいストレスに襲われたとき、リンパ系に再び異常の徴候が現れた。それに対してアランは再び食事療法を始めると同時に、ホクシー療法も取り入れた。ホクシー療法というのは7種類の薬草などで作った強壮剤を摂取することである。すると、2ヶ月も経たないうちにすっかり完治してしまった。

　そんなアランに対してワイル博士は質問した。「病気の経験から学んだことは？」

　アランの答はこうだった。


　ガンになったおかげでからだについて実に多くのことを学んだ。からだに対する食べものの影響に、ものすごく敏感になった。いままでは変なものを食べると、三〇分以内に気分が変わるのがわかる。それにガンが治るプロセスに関して、とても面白いことを発見した。それは単純な、一段階の変化じゃない。指の発疹と首の腫れはつながっていたんだ。なにかが皮膚から排泄されていた。病気の奥のほうの勢いが表面に移動してきて、からだから出ていこうとしていたみたいだね。現代医学の医者はそんな関連性に気づかないけど、ぼくはたしかだと思う。皮膚はもうきれいでしょ。完全に出ていったんだ。

　痛感したのは、自分の医者は自分自身であり、自分で治さなくちゃいけないってことだね。そのコツは、自我を捨て、それまでの考えを捨て、からだが勝手に治っていくのにまかせるってことなんだ。からだは治し方を、ちゃんと知っている。

どうだろう。アランはガン治癒のプロセスをとてもシンプルに語っている。「指の発疹と首の腫れはつながっていて、なにかが皮膚から排泄されていた」と…。そして、「なにかが完全にでていった」と言い、「からだは治し方を、ちゃんと知っている」のだから「からだが勝手に治っていくのにまかせればいい」とその秘訣をさり気なく語っている。

医学博士であり、分子生物学者にしてガンの研究者でもあったそのアランが、「病気の奥のほうの勢いが表面に移動してきて、からだからでていこうとしていたみたい」と率直に語り、それに任せていたらガンはすっかり治っていた。小島弁護士の場合もまさにそれだったし、ぼくも同じような体験をした。ガン治癒で大事なことは、ガン細胞を徹底的に殺し尽くそうとするのではなく、「身体の奥に潜んだ何か＝毒素・血液の汚れ」を外に排泄してしまうことである。そしてそのために不可欠なのが、「気血動の調和」を取り戻すことなのである。

「気血動の調和」と言っても、きっとチンプンカンプンにちがいない。「血」に関しては「赤血球分化説」や「腸造血説」「赤血球と組織の可逆分化説」などを通して触れてみたが、「気」に関してはまだほとんど何も説明してないからだ。「気」という言葉には意識や感情、ストレス等々さまざまなものが包み込まれているが、それは同時に最先端サイエンスが言う「量子真空ホロフィールド」の世界でもある。それについては次章で触れてみたい。

第8章　回帰の旅の物語

「気＝超エネルギーの場」

ガンとは何か。この問いに答がなければ、ガンを治癒する道は見つからない。なぜガンができるのか。そのメカニズムやプロセスが分からなければ、ガンを消し去ることができない。現代医学はガンを細胞レベル、遺伝子レベル、分子レベルにまで追い込んで分析し、必死でガン細胞を殺したり、ガン遺伝子を修復する道を模索している。「ガンとは何か」に対する明解な解を持たぬまま、ガン治療に没頭しているのである。

これに対して千島学説では、ガン細胞は細胞レベルで見れば赤血球が病変してできたものであり、ガンは単なる局所的な病気ではない。それは血液の劣化や血流のよどみや乱れから発症し、そこには「気」もまた大きく関わっているとする。すなわち「気血の劣化」がガンを造り出し、「気血循環の停滞や乱れ」が病状を深刻化する。だから「気血の問題」を解決しなければ治癒はなく、ガンを治癒するためには「気血動の調和」が不可欠と千島学説は言う。

千島の時代は顕微鏡観察が基本であり、当時の顕微鏡で観察できるのはせいぜい血液レベルのものだった。が、1953年にDNAの二重らせん構造が発見され、その後分子生物学が急速に発達した。ヒトのゲノムの全塩基配列を解読するヒトゲノム計画が完了したのは2003年のこと。そしていま、ポストゲノムとしての「糖鎖の研究」が進んでいる。これは細胞間コミュニケーションの化学的メカニズムを解明しようとする営みである。

千島博士の研究は主に血液や細胞に向けられていたが、千島は実はさらにミクロの世界にも思いを巡らせていた。それが「気の研究」であり、千島は「気（意識・精神・心）と身体の関係」についても深く思索した。千島は「気」という言葉の中に、分子生物学の世界や、それよりもさらに内奥にある「超エネルギーの場」を直感していたのである。

気は、宇宙に遍在する物質や生命の根源的要素で、これを私は超エネルギーと呼ぶ。現代物理学の物質とエネルギー概念は論理的矛盾を含んでいるので、私は物質とエネルギーを発生論、進化論的に考察し、超エネルギーの凝集↓エネルギー↓素粒子↓原子↓分子と考える。（『血液と健康の知恵』）

千島が言う「気」とは「超エネルギー＝宇宙に遍在する物質や生命の根源的要素」のことであり、それは「血」の背後にあって血や身体に決定的な影響を与えている。千島はガンを

「血液病・全身病」と位置づけて「食」の重要性を語り、食べ物から血を作る腸をガン治癒の重要な「場」としているが、それと同時に「気」の重要性も指摘しているのだ。

実際、「気」が「病む」ことをもって「病気」と呼ぶ。気の乱れが身体に悪影響を及ぼして、さまざまな異常症状を引き起こす。ちなみに「病」を辞書で調べてみると、そこには「くせ、性癖、疲れ、欠点、悩む、心配する、固い、難しい、恨む、遺憾、はばかる、苦しめる、とがめる、憂える」等々の意味があり、それはエネルギーの自然な流れを阻害する現象を示唆している。要するに、エネルギーがスムーズに流れなくなることを「病気」と呼んでいるのだろう。一方「病気」のもう一つの文字「気」であるが、「病《やまい》は気から」と言われるように、一般的には「気持ち・気分」など、精神や感情、心の状態を気と呼んでいる。しかし「気」にはさらに広い意味があり、辞書では次のような説明がなされている。

○空気、大気、気圧 ○天地間の自然現象、風雨、寒暑、天気 ○雲気、水蒸気、かすみ ○元気、万物生成の原動力、心身の根源となる活動力 ○ちから、いきおい、活気 ○きだて、こころもち、心気 ○うまれつき、もちまえ、気質 ○におい、かおり ○宇宙の万物を生成する質量、理気の学 ○いき、息をふきかける ○おもむき、ようす、感じ、気運。

これに対して千島博士は、「気」にさらに次のような説明を添えている。

○呼吸と生命　息することは生きることに通ずる。古代ギリシアのヒポクラテスはそれをプシケ（Psyche＝呼吸）と呼び、インドのヨーガではプラナ（prana）、ギリシア語ではプノイマ（Pneuma）と呼んだ。いずれも「空気、呼吸」の意味。
○精神、心の状態　元気、勇気、気質、気性、意気、気力、気魂、気分、正気、狂気、陰気、陽気、平気、運気、英気、快気、士気、志気、才気等々。
○神、霊、精霊、神霊、悪霊、幽霊、もののけ、魂、活力等々。
○以上の意味は、東洋での「気」だけではなく、古代ギリシアのプシケ、プノイマ、古代インドのプラーナ、英語のスピリット（Spirit）、ドイツ語のガイスト（Geist）、フランス語のエスプリ（Esprit）などにもすべて含まれ、これは古代人が、大気を呼吸することは生命または神、霊、活力、魂につながると直感的にとらえていたものと考えられる。
英語で呼吸をRespiration というが、Re＝再び、Spire＝芽を出す、伸びる。すなわち、大気中から生命を再び体内に取り込む呼吸を意味するものと解してよい。

となると、「病は気から」という意味は、単に「心（気持ち）の状態が病気を引き起こす」といったものに留まらず、そこにはもっと深い意味が秘められていることにもなりそうだ。

辞書によれば「氣」を構成している二つの文字のうち、「气」はわきあがる上昇気流、雲気を意味し、「米」は米粒のように小さなものを意味しているというが、これはいわば「気＝スパイラル」と「米＝量子」をシンボライズしているかのようだ。千島学説では第8原理で「生命弁証法」を掲げ、「波動と螺旋運動」を生命現象のキーワードとしているが、そのことからしても「氣」には非常に深い意味が込められているといえるだろう。

全身的な活動を失った人間

「気」の問題に入ると、とたんに非科学的なイメージが湧き、どこかうさん臭い世界に連れ込まれたような感じがする方も多いにちがいないが、東洋医学や古代医学ではこの「気血の調和」を健康の根本原則として位置づけてきた。単純化して示せば「気＝呼吸法＆エネルギーの流れ」「血＝食養法」で、外部から体内にインプットする気と食を、病気治療の根本に据えてきたのである（食の概念には「水」も含まれる）。

しかし千島学説ではこれにさらに「動」を加えて、「気血動の調和」を健康の根本原則とした。「動」とは流動、脈動、血流、循環などを意味し、身体を動かすこと（運動）でそれを促進しなければならないとするのである。

なぜ千島が「気血の調和」に加えて「動」を強調したかといえば、現代人の生活スタイルではどうしても運動不足になってしまいがちだからだ。昔の人々は仕事や暮らしそのものが身体を動かすことにつながっていたが、いまは全身を動かすことが極度に少なくなっている。それが深呼吸をはばみ、体内の血流を滞らせる。要するに、いくら外部から気や食を取り入れた（インプット）としても、体内でうまく処理・活用（プロセッシング）できなければ、病的な症状や行動が現れて（アウトプット）しまうのだ。

どんな生命体であっても、いやコンピュータのプログラムでさえ、その基本になっているのは「インプット↓プロセッシング↓アウトプット」という流れである。つまり、外（環境）から自分が必要とするものを取り入れて、それを内部で上手に処理活用し、そして不要なもの、あるいは自分以外の存在が必要としているものを外に出す。この流れは「インプット↓プロセッシング↓アウトプット」と示すこともできるし、「テイク＆ギブ」あるいは「受発信」と示すこともできる。どんな存在であっても、物質やエネルギーのやり取りと、情報の受発信をスムーズに行うことによって初めて存在、成長しうるのだ。

人間の身体も当然「インプット↓プロセッシング↓アウトプット」の営みをしている。空気を吸っては吐き、水や食べ物を飲食しては排泄し、五感から情報を受信しては、自分なりに処理（判断）して再発信（自己表現）する。そこには明らかに「処理＝プロセッシング」という営みがある。そしてその処理機能をうまく働かせてくれていたのが「全身を動かす」というものだった。この営みは、人類がいまのような身体を持ってから数百万年という長い期間にわたってやってきたもので、人類はその圧倒的に長い期間を狩猟採集者として動き、暮らしてきた。つまり、山野を歩きまわり、身体中の運動器をフルに使って食べ物をとる。そうすることで、人体内の生理的な処理システムはうまく機能した。全身的な動きが体内のプロセッシング機能を支えてきたのである。

ところが、そのように作られて機能してきた人間の身体は、農業の始まりとともに異変を起こすようになった。農業というのは一定の土地に定着し、毎年同じような労働を繰り返し、同じような食べ物に依存する生活スタイルである。そのとき「全身的な動き」は「筋肉の一部を酷使する労働」に変わり、食の多様性も失われて偏食化した。農業は人類史にあって最初に押し寄せた大きな希望の波（アルビン・トフラー）ではあったが、人間の身体からすれば、それは「全身的な動き」を失わせ、病気を発症させることにもつながっていったのである。

予防医学の第一人者・小山内博医師も、『生活習慣病に克つ新常識』の中で、次のように述べている（一部リライト）。

人は自然の一部であり、人類は数十万年以上にわたって狩猟採集者として暮らしている間に、からだはそれに適応するように形成されました。ところが農耕生活への移行は全身的な活動の少ない繰り返し動作の多いものとなり、血液循環の不全から循環器の問題が起こってきたし、腰痛や肩こりなどの運動器の障害も発生してきました。

また農耕社会では、支配と非支配の関係が生じて他人のために働かされることになり、双方ともに疾病が発生することになりました。まず、加齢とともに血圧の高い者が増加していきます。ヨーロッパでは、貴族の間から、喘息、関節リウマチ、糖尿病、痛風などの疾病がみられるようになりました。お産が困難になったのも貴族の夫人であり、日本でも大名の姫君たちからであったことを考えると、生活態様の変化は、確実に疾病の変化と結びついているものと考えられます。

二〇世紀になると働く人の生活様式が激変し、それが健康に大きな影響を及ぼすものとなりました。機械文明の進歩は生活にも及び、身体活動の機会はほとんど失われ、からだとの矛盾が際立っているのが今日の状況です。からだのほうの変化は少しずつであるのに対して、生活様態は数百年、ことに最近では十年もたてば大きく変わってしまいます。これでは、からだのほうがついていけません。

心の面でもからだと同じようなことがあって、めまぐるしい変化に対応することができず、そこから、がん、動脈硬化、心臓病のような生活習慣病が増大していくことになったのは、当然の成り行きと思われます。

日本で大人気の韓国のテレビドラマ「チャングムの誓い」でも、王宮での食や病気の様子がリアルに描き出されている。医女チャングムは、病気がちな王や王族に対して、体に良い食べ物を工夫し、外で歩くことを勧め、緊急時には鍼や足もみ、指圧などを施術することによって何度も救ってきた。そこには腸の問題や、権力争いでのストレスの問題も大きく浮上している。王宮の中での暮らしは、人間が体内機能をうまく働かせることができた原始的生活とは対極にあるものだけに、お産も含めて健康問題が噴出していたのである。

農耕生活でさえ全身的な活動を阻害し、多くの疾病を発症させたのだから、いまの文明生活がどれくらい不自然なものになっているかは言うまでもない。特に近年の生活環境は全身活動とはおよそ縁遠いもので、ちなみに自分自身のことを考えても、仕事ではパソコンの前に長時間座りっぱなしで、それも同じ姿勢で座り続けていることが多い。しかも電磁波を浴びっぱなしだから、これでは体内のプロセッシング機能がおかしくなっても不思議ではない。また移動には車を使うことが多く、本格的に歩くことはほとんどせず、それに加えて仕事や人間関係などでのストレスがある。要するに現代人は全身的な活動をほとんど忘れ、たえずストレスにさらされているため、体内の諸々の機能がすっかり萎えてしまっている。千島はそれを憂い、「気血の調和」にもう一つ「動」を加えて「気血動の調和」としたのである。

「ゼロ・ポイント・フィールド」

さて、「気」の問題に戻ろう。千島は「気」を宇宙に遍在する物質や生命の根源的要素＝超エネルギーと考えていたが、それは千島の単なる直感で、妄想めいたものにすぎなかったのだろうか。千島は1979年に亡くなっているからその後の科学の進化を知らなかったが、千島の直感は最先端科学の宇宙論、生命論、意識論を予感したものでもあったのだ。その全貌をスケッチするのはとうてい無理な話だが、最先端サイエンスの動きを紹介したリン・マクタガート女史の『フィールド　響き合う生命・意識・宇宙』（インターシフト発行）から、そのほんのさわりだけでも紹介してみよう。まず結論から言えば、最先端科学は宇宙の根源にあるゼロ・ポイント・フィールドを鮮明に浮かび上がらせてくれている。

ゼロ・ポイント・フィールドとはモノとモノの間の空間における微小な振動＝エネルギーに満ちた海であり、ひとつの巨大な量子場と考えられている。そして人間を含めたあらゆるものが、この無尽蔵のエネルギーの海との間で、常に情報を交換し続けている量子のエネルギーのかたまりというのである。量子物理学者なら誰でもゼロ・ポイント・フィールドについては十分に承知しており、量子力学が示すところによれば、完全な無の真空などは存在せず、宇宙の全空間から物質とエネルギーを取り除いたときに残るその「虚空」は、星と星の間に横たわる空間でさえ、原子レベルから見れば活発な活動に満ち満ちた世界なのだ。

　量子論を代表する科学者ハイゼンベルクの不確定性原理によれば、いかなる粒子も完全な静止状態に止まることはなく、あらゆる原子内物質と相互作用をし続ける基底状態のエネルギー場によって常に運動状態にある。このことは、宇宙の基本的な構造が「量子場の海」であることを意味している。またアインシュタインの有名な公式「$E=mc^2$」を量子論的に見れば、あらゆる素粒子がほかの量子とエネルギー交換しながら相互に作用しており、量子は無から出現しているように見え、瞬時（正確には10のマイナス23乗秒）に相互に結合したり無に戻ったりしながらランダムな変動をもたらしているというのだ。こうして長い間信じられてきた古典物理学的な「安定していて静的な宇宙」というイメージが、量子論の登場により大きく変貌することとなった。そしていま、このゼロ・ポイント・フィールドから、無尽蔵のエネルギーを取り出そうという研究が盛んに進められている。

　その最先端を走ってきたのはレーザー物理学者のハル・パソフで、パソフがいま取り組んでいるのは、宇宙の根源にあるゼロ・ポイント・フィールドの作用や量子真空からエネルギーを取り出す研究だ。この研究は米国防総省《ペンタゴン》の後押しを受け、ペンタゴンの最重要テーマの一つとして位置づけられている。パソフはまたＮＡＳＡの宇宙輸送に関する研究プログラムにも参加し、ゼロ・ポイント・フィールドに関する理論的支柱の役割を果たしている。

ということは、ゼロ・ポイント・フィールドは、もはやオカルトまがいのうさん臭い話などではなく、ペンタゴンでもＮＡＳＡでも最重要テーマとして位置づけているものなのだ。すなわち千島が予感した「気＝超エネルギー＝宇宙に遍在する物質や生命の根源的要素」の存在とその活用が、最先端科学の成果として具体的な姿を見せ始めてきているのである。

パソフがペンタゴンやＮＡＳＡに期待されているのは、いうまでもなく「ほとんど無尽蔵のエネルギーをゼロ・ポイント・フィールドから取り出すこと」である。というのも、ゼロ・ポイント・フィールドの総エネルギーは物質内のエネルギー総量の10の40乗倍というケタ外れに大きなもので、ちなみに1立方メートルの空間に含まれるエネルギーで、地球上のすべての海水を沸騰させることができると言われているほどだ。それだけに、もしそのエネルギーが活用できるなら、あっというまに石油問題やエネルギー問題が解決し、宇宙旅行の夢も実現してしまうだろう。

こうしてゼロ・ポイント・フィールドは、いまエネルギー分野で最も注目される最重要、最先端のテーマになっている。しかしそこにはもう一つ、非常に重要な問題が潜んでいた。それは、ゼロ・ポイント・フィールドの存在が明らかになることによって、宇宙のあらゆる物質が波動によって相互に結びついており、その波動は時間と空間を超えて無限の彼方にまで広がり、宇宙の中の1つの部分がそれ以外のすべての部分と結びついているということが科学的に分かってきたということだった。

ゼロ・ポイント・フィールドの研究に励んできたパソフは、世界でも屈指の権威をもつ物理学雑誌『フィジカル・レヴュー』に論文を発表（1987年）し、物質の安定状態、つまり安定して存在していられることそのものが、原子内粒子とそれを支えるゼロ・ポイント・フィールドとのダイナミックな相互作用によるものであることを示した。量子論において多くの物理学者たちは、「なぜ原子が安定な状態でいられるのか」という謎と格闘してきたが、実はゼロ・ポイント・フィールドがすべての物質の安定性をもたらしていたのである。

さらにパソフは、物理学的な計算の結果から、ゼロ・ポイント・フィールドの波動が原子内粒子の運動をもたらしているだけでなく、逆に、宇宙のあらゆる粒子のすべての運動がゼロ・ポイント・フィールドを生成していることをも示した。これは、宇宙には自己生成的なフィードバック・ループがあるということだ。そしてこのことは、宇宙に存在するあらゆる物質がゼロ・ポイント・フィールドの波動を通じて結びついていることを物語っている。


ややこしい話になってしまったが、もう一つ、ニュートンが1687年に著した古典物理学の聖書とも言われる『プリンキピア』の中で、運動の基本公式として仮定した「F=ma」についてもここで触れておきたい。この公式はニュートン以来の物理学者にとっての第一戒律であり、この根本原理が意味しているものは「力（Force）は質量（mass、あるいは慣性）と加速度（acceleration）の積に等しい」というものである。この公理は本質的に慣性質量を定義するもので、これまでの力学の最も重要な基礎の一つとされてきた。

にもかかわらず、この根本原理を数学的に証明した者は誰もいなかった。ところがパソフの論文に目を通してきた宇宙物理学者バーニー・ハイシュが、「慣性もまた真空中の加速によってもたらされるのではないか」と考え、慣性とゼロ・ポイント・フィールドの関連についての研究を開始した。この研究にはパソフはもちろん、著名な応用数学者でもあったアルフォンソ・ルエダ（カリフォルニア州立大学教授）も参加したが、ルエダの計算結果は「物理的宇宙の中に存在するあらゆる物体がもつ慣性という特性が、ゼロ・ポイント・フィールド内で加速されることに対する抵抗にすぎない」ということを示していた。それを知ったハイシュは、それを格式高い物理学誌『フィジカル・レヴュー』（１９９４年発行）で発表した。

その論文が明らかにしたものは、私たちが物質と呼ぶ固くて安定したものは実は一種の幻想であり、アインシュタインの「E=mc²」の公式も、単に質量を出現させるのに必要なエネルギー量を示す処方箋にすぎず、宇宙にはただ一つエネルギーという実在だけが存在するということだった。つまり質量はエネルギーと等価なのではなく、質量はエネルギーそのものである。そしてさらにその根源をたどれば、そこには質量さえも存在せず、存在するのはただ電荷だけ…ということである。

その後、この三人の物理学者とＩＢＭのダニエル・コールは、宇宙の構造そのものがゼロ・ポイント・フィールドに由来することを示し、「真空が粒子を加速させ、次いでそれを凝縮させて高密度のエネルギー、つまりわれわれが物質と呼ぶものを生み出す」という論文を

発表した。これは、かつて千島博士が直感した「気」の実体と酷似している。すなわち、

気は、宇宙に遍在する物質や生命の根源的要素で、これを私は超エネルギーと呼ぶ。
私は物質とエネルギーを発生論、進化論的に考察し、
超エネルギーの凝集↓エネルギー↓素粒子↓原子↓分子と考える。

と千島博士が『血液と健康の知恵』の中で書いた「気の本質」を、パソフ、ハイシュ、ルエダの三人の物理学者とダニエル・コールが、量子論的に証明してくれたのだ。

ところでゼロ・ポイント・フィールドは、波動干渉の符合化によって世界で起きたあらゆる情報の刻印もする。ということは、その巨大な情報のデータベースにアクセスして、そこから情報を汲み出すことも可能になる。宇宙の奥底に存在するこの巨大な量子場ゼロ・ポイント・フィールドは、生命現象や意識・心の世界でも働いているからである。体に関していえば、細胞間のコミュニケーションや複雑に入り組んだＤＮＡの働きなど、生命に関するあらゆる情報は、量子レベルでこのゼロ・ポイント・フィールドとつながっている。あらゆるものが目に見えないクモの巣のように、それ以外のあらゆるものと結びついているのである。

すべての生き物が光を発している

さて次に、「ガン細胞と光の関係の研究」から、ＤＮＡが光（生物光子《バイオフォトン》）を放出する源であることを突き止めて、この体内の光こそが病気と健康のカギを握っていることを発見した理

論生物物理学者、フリッツ・アルバート・ポップの研究成果を紹介してみよう。

大学時代から生体に及ぼす電磁放射線の影響に関心を持っていたポップが、発ガン性のある化学物質を調べていたところ、発ガン物質が特定の波長（380ナノメートル）の光にだけ反応することを発見した。そこからポップは細胞やDNAの「光修復」に関心を向け、光修復も380ナノメートルの波長で最も効率よく働くという事実にやがて直面する。

そのときにひらめいたことは、人間の体内には光修復を担う何らかの光が存在していて、発ガン物質がガンを引き起こすのは、その光を永遠にとらえて波長を変えてしまい、光修復機構がそれ以上働けなくなるからではないか、というものだった。そこでポップは実験物理学者ベルンハルト・ルースといっしょにX線検出器に似た装置を独自に開発して、生物体から光が放射されているかどうか実験したところ、光電子増倍管は驚くほど強い光子を検知した。その光子はそれまでに観測したどんな光よりもコヒーレントな光だった。

コヒーレンスとは、波の持つ性質の一つで、干渉のしやすさ（干渉の度合い、干渉縞の鮮明さ）を表す。量子物理学でいう量子コヒーレンスは原子内粒子の共同歩調能力を意味し、コヒーレンスの高い原子内の波や粒子は、互いを認識し合うばかりか高度に相互結合され、いわば一斉に共鳴し始める音叉のような状態になるのだ。しかもそれぞれの波動の位相がそろって同調するにつれ、それは一つの巨大な波や巨大な原子内粒子として活動を始めるため、個別に切り分けることが困難になる。そしてこの不思議な量子効果は全体にも適用されるために、どれか一つに対して行われたことがほかのものにも影響を与えるようになる。

それまではこうしたコヒーレンスが観測できるのは、超流動体や超伝導体といった非生物の物質だけで、しかもそれは絶対零度（マイナス273・15℃）に近い超低温での観測だったが、なんとポップは生体内にコヒーレントな光（光子）があることを発見したのだ。

そこからポップはさらにさまざまな新事実を発見する。たとえば、光子が体のさまざまなプロセスのスイッチを入れること。光子の発するさまざまな振動が体内のほかの分子に多様な周波数をもたらすこと。DNAが光子の重要な保存場所になっていて、生物光子を放出する源になっていること。細胞同士のコミュニケーションが、生物光子によってもたらされること。そしてあらゆる生き物が光子を放出し続けており、放出される光子の数は複雑な生き物ほど光子の数が少ないという事実だった。ちなみに原始的な動植物は1秒間に1平方センチメートル当たりほぼ100個の光子を放出するが、人間ではそれが10個ときわめて少ない。

生命の共鳴＝壮大なシンフォニー

ポップの研究は、それまでの分子生物学の謎を解くパワーを持っていた。通常の科学では生命現象や生体メカニズムを化学反応で説明しているが、個々の細胞は1秒当たりの平均で10万回もの化学反応を行っているのだ。しかもそれは身体中のすべての細胞が同時にやっていて、それがうまくいくには化学反応のタイミングが極めて精妙に調節されていなければならない。もしその精妙な調節の司令塔がDNAだったとしたら、そこには当然フィードバック機構がなければならない。しかし通常の科学はこうした問題に全く解を持っていなかった。

それに対してポップは、細胞間コミュニケーションの謎に対する解が生物光子放出にあり、細胞間のコミュニケーションは量子レベルで起こっていると考えていた。そうした発見はすでに他の科学者たちもやっており、それ以降も多くの科学者たちが「組織から出る弱い放射線が、同じ個体の近くにある組織の成長を刺激する」という事実を次々と発見した。またドイツの物理学者ハーバート・フローリッヒは、ある種の集合的振動がタンパク質を互いに協力させ、DNAや細胞内タンパク質の指令を実行させる担い手であることを示した。

エネルギーが一定の閾値《いきち》を超えると、分子が調和して振動し始め、やがて高いコヒーレンス水準に達し、分子がコヒーレンス状態に達する。すると、非局在性などの一定の量子力学的な特性を持つようになり、分子が一斉に足並みをそろえるような水準にまで達する。（フローリッヒ）

このことは千島が言う「超エネルギーの凝集↓エネルギー↓素粒子↓原子↓分子」という流れにおける「分子レベルでのAFD現象」を現わしているのかもしれない。AFD現象、つまり成長・発展・進化はコヒーレンスが高い状態で起こるものだからである。しかし、こうした研究のほとんどが長い間無視、軽視されてきた。その理由は、小さな光の粒子を十分な感度で計測する装置がなかったからだった。だが、ポップが開発した計測器は、それまでの先人たちの数々の研究業績を科学的にしっかりと裏付けるものとなった。

量子コヒーレンスは原子内粒子の共同歩調能力であり、コヒーレンスが高まると音叉が一斉に共鳴し出すような状態が起こる。しかもそれはどんどん周辺に波及して、波動の共鳴は単に原子↓分子↓細胞↓組織↓体全体のコミュニケーションだけでなく、生き物同士や環境とのコミュニケーションにも使われていることがその後の実験研究で分かってきた。それは音叉の共鳴どころか、巨大なオーケストラが多様な楽器で壮大なシンフォニーを奏でるようなもので、波動の共鳴により、魚や野鳥の群れの動きが瞬時に変わったりもしていた。

また「コヒーレントな光」は健康と病気を見分けるカギも握っていて、ちなみに放し飼いの鶏が産んだ卵と集合ケージで飼育した鶏の卵の光を比較してみたところ、放し飼いの鶏の卵のほうがはるかにコヒーレンスが高かった。そんなことからポップは生物光子放出を食べ物の質を測定する道具として利用していくが、その結果分かったことは、最も健康な食べ物は光のコヒーレンスが最も高く、光の強度が最低ということだった。

光子の量が増加するのは生体システムに何らかの撹乱があるからであって、光の強弱とコヒーレンスの高低には深い意味があったのだ。実際、ポップが測定器を使ってガン患者を調べてみたところ、ガン患者たちはことごとくコヒーレントな光を失っていた。すなわち、内部コミュニケーションの回線が撹乱され、外界とのつながりも失われていたのである。

その後ポップはストレスと生物光子の関係についても調べていくが、そうした数々の実験から分かってきたことは、「生物光子の放出は、生体システムによるゼロ・ポイント・フィールド変動の補正現象ではないか」ということだった。要するに、ゼロ・ポイント・フィールドがすべての存在の背景に潜象態としてあって、そこを介在して細胞同士のコミュニケーションがなされていく。それは量子レベルで起こり、その波動の共振は身体全体だけでなく、他者にも環境にも瞬時に影響を与えていく。また逆に、他者や環境からの影響も受ける。このように、身体のコミュニケーション・システムは、共鳴と周波数の複雑なネットワークなのではないかと考える科学者たちが、いま続々と出てきているのである。

信号（情報）が生体を動かしている

フランスの医学者ジャック・バンヴェニストもその一人だった。バンヴェニストはポップの「宇宙にある個々の分子は固有の周波数を持ち、それが世界に語りかける際に使う言語は、一種の共鳴波である」という考えに共感し、実際にある実験を試みた。

ある実験とは、モルモットから摘出した心臓にまず血管拡張物質アセチルコリンとヒスタミンを与え、次いで拮抗的に作用するアトロピンとメピラミンを与え、その影響、つまり冠動脈の血流量や心拍数を機械で測定するというものだった。この実験で画期的だったのは、投与したものが現実の化学物質ではなく、物質の分子が出す信号をコンピュータに記録して、それをモルモットの心臓に情報として送っていたことである。そしてその信号は化学物質と全く同じようにモルモットの心臓に影響を与えていた。現実の化学物質を使わずとも、モルモットの心臓は、コンピュータが伝える20キロヘルツ未満の周波数を持つ電磁放射線の信号だけで、化学物質を投与したときと全く同じように反応したのである。

バンヴェニストはフランス国立保健医学研究所で主任研究員を務め、フランス科学界の最高栄誉である国立科学研究センターの銀メダルも受賞していた。その彼が分子と生きた細胞のコミュニケーションの仕組みを探求し、細胞は信号によって活動していると発表したのだ。その研究成果は高く評価され、ノーベル生物学賞受賞候補の噂が囁かれるほどだった。

ところがその後「アレルゲンに対する一部の白血球の反応」の研究を始めたバンヴェニストは、ちょっとした助手のミスからとんでもない発見にたどりつく。助手の計算ミスで、きわめてアレルゲン分子の少ない溶液で実験したにもかかわらず、白血球の反応がちゃんとあったのだ。おかしいな?と思いながらも、バンヴェニストはその実験をさらに続行した。

すると、ほとんど抗原が存在しない溶液でも強力な生物学的影響が生じ、最終的には1個の分子も存在しない「単なる水」でも、依然として影響が生じていた。それはまさにホメオパシーの原理を立証するもので、溶液が薄くなればなるほどその影響は大きくなり、極限まで溶液を稀釈して分子が1個もなくなっても、分子の情報は水に記憶されていて、それが生物学的な影響を与えていることをその実験が立証してくれた。バンヴェニストはモルモットの心臓実験で、物質の分子の信号(周波数=情報)が生体に影響を及ぼすことを明らかにしていたが、それに加えて、その情報は「水に記録される」ことを実証したのだった。

ところで、なぜ水は情報を記録することができるのか。この問題に意欲的に取り組んだ二人のイタリア人物理学者がいた。ミラノ核物理学研究所のジュリアーノ・プレパラータとエミリオ・デル・ジュディスの二人である。二人はその研究で、水の分子はレーザーと同じようにコヒーレント・ドメインを形成するとした。すなわち水分子の単一波長は、他の分子の情報をもらいやすいというのである。このことは量子物理学者、保江邦夫も指摘しており、不ぞろいのエネルギーを組織化してコヒーレントな光子にする際に、水分子が一定の役割を果たしているという。なるほど、細胞内の分子は絶えず水に囲まれているのだから、水は生命体の情報の伝達できわめて重要な役割を果たしているのかもしれない。水が一種のテープレコーダーのように、情報を刻印して保存していると考えられるのだ。

この驚くべき発見を論文にまとめるに当たり、バンヴェニストはフランス、イスラエル、イタリア、カナダの4カ国・5つの研究所・13人の科学者と協力して300回以上も実験を行い、4年間にわたるその研究成果を1988年に『ネイチャー』で発表した。ところがこの論文が思わぬ問題を引き起こす。結論から言えば、それまでの科学ではありえないその驚くべき内容に、「精神異常者・醜いでっちあげ・いかがわしい科学」等々と、それまでの絶賛とは逆のレッテルが貼られてしまったのであった。

それはさておき、「水の記憶」に関する研究を進めていったバンヴェニストは、その後も数々の驚くべき事実を発見する。そしてそこから得た結論は、ポップが理論化したように、「振動の周波数によって分子が互いに話し合っていることは避けがたい事実」ということだった。コヒーレンスが高い状態では、二つの分子は遠く離れていても互いに同調し、同一周波数で共鳴し合う。そして共鳴する2つの分子は次にまた新しい周波数を生み出し、それがまた次の段階の生化学反応で次の分子や分子集団を共鳴させることになる。それも分子が非局在的に、かつほとんど同時に相互に話し合っているのだ。こうしたことを可能にするものは、ゼロ・ポイント・フィールドという媒質があるからのこと。生命の謎に迫ったポップもバンヴェニストも、結局は、ゼロ・ポイント・フィールドに行き着いたのである。

脳も量子の法則に従って機能する

「気」の話がゼロ・ポイント・フィールドの話になってしまったことを、怪訝に思っている方もおられるにちがいない。しかしこの問題に触れない限り、ガンの治癒や千島学説の真髄を語ることができない。というのも、人体の絶妙なメカニズムはゼロ・ポイント・フィールド抜きに説明できないし、「気」（意識や心）もまたゼロ・ポイント・フィールドと深く結びついているからである。ということで「気＝思い・意識・心」の問題を考えてみたいが、「量子の世界に入り込まない限りはその神秘の謎を解くことができない」と考え、「脳の組織化、知覚、意識をめぐる謎」に挑戦したのが、アメリカの脳科学者プリブラムであった。

プリブラムは世界最高の神経科学研究所があるイエール大学に職を得て、サルやネコを使った脳の研究に没頭していた。ところが実験を重ねていくうちに、ふとある疑問が湧いてきた。「脳の一部が特定の機能を実行していることは確かだが、現実の情報処理は、個別の神経細胞よりももっと基本的な何かによって実行されているのではないか」と。

そこでプリブラムは、仲間たちとさらに研究を続けた。その結果は、それまで信じられてきた神経理論とは全く相容れないものだった。そこからプリブラムは新たな研究の旅に旅立つが、そんななか出会ったのがエメット・リース（ミシガン大学）の論文だった。

この出会いから、プリブラムはどんどんホログラフィーにのめり込んでいく。すると、ホログラフィーを発見してノーベル物理学賞を受賞したデニス・ガボールとの出会いが生まれ、そこから一気に新しい世界を開くことができた。

ガボールは、どんな複雑なパターンでも分析し一定の数式として記述する「フーリエ変換」という計算式を使って成果をあげていた。これは量子的な波動同士の関係を記述するのにも用いられていて、この計算式は、エネルギーとして測定された波動どうしの関係を、時間も空間も関係なく記述した速記録のようなものだった。さらにフーリエの公式のすごいところは、これを逆方向に使えば、情報からイメージを再構築することもできたことだった。

ガボールとの出会いからプリブラムとその同僚たちは、自分たちの仮説を発展させ、ガボールと同じ数学で人間の脳のプロセス群が説明できることを示した。つまり、「脳も、量子理論の奇妙な世界の法則に従って機能していた」のである。

プリブラムの理論のポイントを簡潔に言えば、人間がものを見たとき、脳は波動の周波数パターンによる「速記録」に書き込まれたその情報を処理し、それを分散型ネットワークのように脳全体に分散させる。このように波動干渉パターンとして記憶を保存するやり方は非常に効率がよく、ホログラフィーにおける波動干渉パターンを利用すれば、米国議会図書館の全蔵書が、大きめの角砂糖くらいのものに収まってしまうと言われるほどである。そしてこのことが、人間の記憶量の圧倒的な多さを無理なく説明してくれるものとなる。

プリブラムの理論は、公表当初の1960年代には大いなる疑念を抱かれていたものの、やがて多くの研究者に支持されていった。プリブラムはさらにその後「脳はきわめて弁別能の高い周波数分析装置」であることを示し、「脳には、本来なら利用できる無制限の波動情報を制限する一定のメカニズム（保護膜）があり、ゼロ・ポイント・フィールドに含まれる無制限の波動情報に攻撃されないようになっている」とした。また、人間の感覚（嗅覚・味覚・聴覚等）が周波数を分析して機能しているという証拠もプリブラムは発見した。

脳の研究からホログラフィーへ、さらに脳と量子の世界、ゼロ・ポイント・フィールドを結びつけたプリブラムの研究は、とにかく革命的なものだった。それだけに、プリブラムはこの成果を全く別の他者の手でぜひ検証してほしいと願っていた。そしてそれに応えたのが、ドイツの数学者ウォルター・シェンプだった。

量子ホログラフィーで進化したMRI

音波と周波数と位相の学問「調和解析の数学」を専攻していたシェンプは、ひょんなことからひらめいて、独自のホログラフィー理論を考え出していた。そして光学理論を調べていたところ、やがてガボールの数々の仕事に遭遇する。その後シェンプは、波動ホログラフィーの原理がＭＲＩ（核磁気共鳴映像技術）にも応用できるのではないかと考え、それが可能ならもっと単純な方法で鮮明な画像が得られるはずだと思った。

とはいってもそのときすでに50歳。しかしそのアイデアを具現化したいと熱望し、新たに医学、生物学、放射線学を学んでＭＲＩ革命に挑む。それは「量子ホログラフィー」を利用したＭＲＩ装置の開発だった。ＭＲＩとは脳や身体の軟組織などの画像を撮影する装置で、ちなみに脳の画像の撮影では、まず脳全体に散らばった水の原子核を発見しなければならない。それには陽子に磁場をかけてスピン運動を加速させ、陽子を激しく振る舞わせた上で水の分子の位置を特定する。その際、分子の速度が落ちると放射線が出るが、シェンプはその放射線に身体に関する暗号化された波動情報が含まれていることを発見したのだった。

そこでシェンプは、暗号化されたその波動情報をキャッチし、フーリエ変換の道具を使って最終的に身体の３次元画像を再構築することにトライした。その結果、それまでは４時間かかっていた撮影時間が20分にまで短縮でき、しかも鮮明な画像を得ることができた。

ここで終わっていたならば、これは単なるＭＲＩのバージョンアップ物語にすぎない。ところがシェンプはその開発プロセスで、「物体に関するあらゆる種類の情報が、ゼロ・ポイント・フィールドの量子変動として保持されている」ことを発見してしまった。だからこそ、その情報を復元させて三次元のイメージ再構築ができたのだった。この発見はパソフが予測していたように、ゼロ・ポイント・フィールドが「巨大な記憶保管庫」であることを物語っていた。シェンプの最初の目論見は「きれいな画像をスピーディに撮影するＭＲＩの開発」にあったが、シェンプが最終的に着地したのはゼロ・ポイント・フィールドの世界だった。シェンプが開発したＭＲＩ装置は、ゼロ・ポイント・フィールドに暗号化されて保存されていた情報を、フーリエ変換を使うことによって画像化するというものだったからである。

その後シェンプはイギリスの物理学者ピーター・マーサーに出会う。マーサーは独創的な音の波動理論の研究者であったが、シェンプと出会ったことで大きくジャンプする。シェンプの造ったＭＲＩ装置がマーサーの直感に刺激を与え、そこに整然とした数学的基礎を確立してくれたからである。そのマーサーからすれば、シェンプのＭＲＩ装置は、プリブラムが人間の脳について考えだしたものと同じ原理で動いていた。ゼロ・ポイント・フィールドからの自然放射線情報を読み取っていたからである。それは脳内での情報処理を数学的に説明し、しかも単なる理論に留まらず、機械という具体的なかたちになっていた。ＭＲＩは、マーサー自身の量子力学理論の正しさを証明してくれていたのである。

その意味で、脳の研究からホログラフィー、さらに脳と量子の世界、ゼロ・ポイント・フィールドを結びつけたプリブラムの理論は、シェンプが開発したＭＲＩ装置によって確かに実証されたとも言える。ぼく自身もガン転移を調べるためＭＲＩ検査を受けたが、フィルムに映っていたあの画像は、実はゼロ・ポイント・フィールドから得られたものだった。しかし現代医学はガンの検査などで量子論に基づいたＭＲＩ技術の恩恵を受けてはいても、ゼロ・ポイント・フィールドに関してほとんど無知・無関心であり、現代医学はいまなおニュートンの古典物理学に立って、「切る・殺す・焼く」の原始的な戦争に明け暮れている。

意識とは、コヒーレントな光

脳とゼロ・ポイント・フィールドの関係を明らかにしたプリブラムの研究は、やがて世界中の科学者たちから支持されていくようになった。日本の量子物理学者、保江邦夫もこの分野で脚光を浴びた一人で、神経の微小なプロセスを理解するのに役立つ数式を導きだすことに成功した。その数式は、脳のプロセスが量子レベルで起こり、脳内の樹状突起ネットワークが量子コヒーレンスによって足並みをそろえて動作していることを示していた。さらに保江は岡山大学麻酔科の治部真理と共に、脳の量子メッセージ伝達が、細胞内の微小管に沿った振動場を通じて生じていることを理論化した。(『脳と心の量子論』)

またイタリアの物理学者エジオ・インシンナは、微小管を使った実験研究で、脳の生理とゼロ・ポイント・フィールドとの相互作用についてさらに一歩踏み込んでいく。微小管の研究ではアリゾナ大学の麻酔医スチュアート・ハメロフが際立っていたが、そのハメロフはポップと同様に「生きた組織が光子を放出している」ことを実験で確認し、脳の一定領域では光が十分に貫通することも発見した。隣接した微小管には極めて高いコヒーレンスがあり、その結果、ある微小管の振動が近くにある微小管を一緒に共振させる傾向があることを発見したのもまたハメロフだった。

こうしたそれぞれの研究はやがて共同研究へと向かい、プリブラム、保江、ハメロフ、さらにスコット・ヘイガン(マギル大学)の4人は、1994年に人間の意識の性質に関する理論をまとめあげた。その理論を分かりやすく言えば、微小管と樹状突起の細胞膜が「からだのインターネット」を構築していて、脳にあるすべての神経細胞が同時にそのネットワークにログインし、内部の量子プロセスを介して、身体中のすべての神経細胞と「同時」に

「会話」しているというものである。そしてそこから見えてくるものは、意識は単に脳内で起きるものでなく、意識は身体のあらゆる部分で生じる全体的現象だということだ。さらに言えば、「意識とは、コヒーレントな光」なのである。

この章のタイトルは「回帰の旅の物語」だが、それとはかなり違ったイメージの世界に誘い込んだ印象を与えてしまったかもしれない。確かに、「気」の話からいきなりゼロ・ポイント・フィールドにジャンプして、量子真空からエネルギーを取り出そうとするパソフや、生体内の光を突き止めたポップ、「水の記憶」を明らかにしたバンヴェニスト、脳のホログラフィー理論から記憶が脳に分散しているモデルを提唱したプリブラム、量子ホログラフィーを利用して画期的なMRIを開発したシェンプ、微小管の研究で「からだのネットワーク」を発見したハメロフ等々の世界に案内することは、「回帰」というよりは、むしろ「放浪」のイメージが強いことだろう。しかし、最先端の量子世界に飛び込んで、従来のサイエンスでは想像もできなかった数々の驚くべき発見をした彼らこそ、人間を含めた宇宙すべての「原郷＝ゼロ・ポイント・フィールド」を垣間見させてくれた科学者たちであった。

彼らが見せてくれた宇宙や自然とは、決して盲目でも機械的なものでもなく、それどころか知的で意志を持った存在であり、生き物や生命の仕組みは一種の量子プロセスだった。また意識はコヒーレントな光であり、それは「からだの精密なネットワーク」を通じて身体全体とくまなく絶えず会話をしている。われわれが記憶と考えるものも、実はゼロ・ポイント・フィールドから放射されたコヒーレントな信号にすぎず、脳はその信号をキャッチする受信機構であり、脳は波動干渉パターンのホログラフィックな変換を通じて量子真空（ゼロ・ポイント・フィールド）の情報を検索する。つまり、記憶はそもそもわれわれの脳内には存在しておらず、ゼロ・ポイント・フィールドに保存されているのだ。

もし以上の内容が、直感や思索から紡ぎだした単なる言葉だけのものだったとしたら、いつものように「オカルトまがい」と笑われておしまいだろう。しかしここに紹介したゼロ・ポイント・フィールドのスケッチは、恣意性や各種のバイアスを排除して行った厳密な実験から導きだされたものであり、もちろん実験の追試や再現もなされている。それだけにこれは単なる「推測」ではなく、既存の科学理論の成果を踏まえた「新しい科学」なのだ。

千島学説は顕微鏡観察で血液や組織などについてはとことん慎重に厳密に追求しているが、「気の研究」においてはひどく荒削りなものに終わっている。それもその当時は、量子世界がまだおぼろにしか見えていなかったことと、千島自身がその専門家ではなかったためだろう。しかし千島が直感した「気」の世界は、その後の最先端科学の成果を得て、ゼロ・ポイント・フィールドというリアルな風景をいま見せてくれている。千島は「気血動の調和」こそが健康の要諦であり、かつ病気治癒の根本と言っているが、いまならその「気」をゼロ・ポイント・フィールドとして考えることができるだろう。

「気」の実相を見極めるために、以上、最先端科学をリサーチした医療のトップジャーナリスト、リン・マクタガート女史の労作を参考にさせていただいたが、量子物理学者がいうゼロ・ポイント・フィールドは、アーヴィン・ラズロの言う「量子真空ホロフィールド」でもある。物理学者・哲学者・音楽家等々と多彩な顔を持ち、そのすべての分野で秀でた業績を残したラズロ博士は、その著書『創造する真空（コスモス）』で「量子真空の世界」を「響き合う宇宙の海」と詩的な言葉で言い表し、さらに「叡智の海・宇宙」とも言った。

千島が見ていたのもまさにそれであり、「血」は身体のすべてを造り出し、身体の異常を癒す力を有するが、その「血」に命の響きを奏でるのは「気＝量子真空」なのだ。その意味で、千島学説をラズロの世界から見てみることも意義深いのではないかと思われる。

響き合う宇宙の海＝量子真空

アーヴィン・ラズロは、ミクロ（量子）の世界からマクロ（宇宙）までを貫く原理と、その構造を科学的に探求する「システム哲学」の最先端科学者として知られるが、そこには自然・生命・意識に対する深い洞察があり、かつ詩人のスピリットもまた息づいている。それもたぶんラズロが、まず天才的なピアニストとして登場し、音楽家として世界を旅する中で、世界の本質や生命の神秘をたえず凝視し、思索し続けてきたからであろう。

その意味でラズロは思索する音楽家とも言えたが、二十代のある日、生きるステージを音楽から科学へとシフトしようと決意して、まず古代ギリシア思想から科学の基礎を学び、近代科学の創始者たちに学び、さらに現代科学、そして最先端科学へと突き進んできた。

その途上、熱力学のノーベル賞受賞者イリヤ・プリゴジンと出会い、彼の「散逸構造」に刺激を得て、「一般進化理論」にのめり込んでいく。さらに量子物理学、進化生物学、宇宙論、意識研究等々の分野の最新の発見に目を凝らしては咀嚼・再検討し続け、その結果、ついに「創造する真空」量子真空ホロフィールドの世界にたどり着いたのであった。

その間、３００篇以上の画期的な論文を発表し、著書も60冊以上を数えるに至った。ラズロ博士がたどって来た道は、決して部分的な「科」学ではなく、あらゆる科学の成果と情報を再吟味して再構築する「科学の編集者」の営みでもあった。そんなラズロ博士の目から見たときに、千島学説はいったいどんなふうに映るのだろうか。

ラズロは、その著書『叡智の海・宇宙』の扉でいきなり「アーカーシャ（虚空）」に触れ、再び最終章で、最先端科学が描き出した「アーカーシャ的宇宙観」を、ラズロならではの詩的な言葉で次のように綴っている。

想像してごらんなさい。光もなく、音もなく、形もない充溢《プレナム》を。
それは、宇宙のすべての精神と霊（スピリット）の子宮である。
原初の意識に満たされており、そしてまた、
空間と時間の中で存在するすべてのものがそこから出現する。
揺らぐエネルギーによって満たされている。
この宇宙的な充実のなかには何も存在しないが、しかしそこには
すべてが潜在性として存在する。生じうるもの、そして実際に生じるものは、

すべてここに、形もなく、音もなく、光もない、静止した擾乱《じょうらん》のなかに存在する。

数多くの量子物理学者や数学者たちが、思索と実験と計算によってたどり着いたゼロ・ポイント・フィールドは、まさにこれだった。ラズロはそこから宇宙の誕生と物質出現プロセスについて語り、さらに千島が直感した「気」の世界、つまり「超エネルギーの凝集↓エネルギー↓素粒子↓原子↓分子」のＡＦＤプロセスを、量子真空ドラマの営みとして次のように描きだしている。

瞬時に現れては瞬時に消え去るエネルギーのさざなみの泡立ち。

泡は広がるにつれて粒子状になる。渦巻きが出現し、まだ一時的なものとはいえ、最初の波形が、進化をはじめた充溢の表面を変調する。

さらに宇宙的な長い時間が経過すると、エネルギーのさざなみのパターンは合体し、永続する形と構造をもつようになる。これらのパターンはばらばらではない。

なぜなら、それらは共通の波の場《ウェーブフィールド》のなかで、

より大きなパターンを共に形成していくマイクロパターンなのだから。

これらのパターンは、それらを噴出させ作り出した根底に存在するが、

今や無形ではなくなった充溢《プレナム》の部分である。

それぞれのさざなみは、それ自体が極微世界《マイクロワールド》であり、

充溢《プレナム》が解放したエネルギーと共に脈打ち、
その極微《マイクロ・トータリティ》の全体性のなかに、生まれてきた源の巨視的全体性《マクロ・トータリティ》を反映している。

ラズロが綴るこの言葉は、ビッグバンの創造ドラマであると同時に、それは「いま・ここ」で、そしてあらゆる「場」で絶えず行われている営みでもある。

千島の場合は「気」から生まれた命の営みを、「血」を通して観察し続けた。食べ物から造られる赤血球は、「気」の充溢のさざなみが刻印されて誕生する。「血」というその「極微の全体性」の中には「気」の「巨視的全体性」が反映されているのだ。その意味で赤血球は、現代医学が定説とした「細胞核を失った年老いた細胞」などでは決してない。それはラズロや量子物理学者が言う「進化する充溢のエネルギー」が初めて形と構造を持ったものなのだ。

千島も、赤血球についてこう述べている。

従来の定説によれば、赤血球は細胞核を失った年老いた細胞だと考えられている。しかし、これは全く逆である。赤血球こそ生体内で最も幼若な細胞（鳥類以下の有核赤血球）、またはまだ細胞核を合成して細胞になる以前の段階にあるもの（人やほ乳類）で、人間にたとえるなら幼稚園児のようなものである。

赤血球は細胞環境に従って、どんな細胞にでもなりうる潜在的能力をもったものなのである。幼稚園児がその後の家庭環境、社会環境、教育しだいでどんな人にもなれるように、生物発生学的な術語を使って言えば、赤血球は多種類の細胞へ分化する能力をもつ多潜能（Poly potency）な存在であり、すべての細胞へ分化する潜在的能力をもつ全能性（Totipotency）のある細胞、または細胞以前の段階だということができる。

そして赤血球はやがてＡＦＤ現象によって、白血球、体細胞へと変化（進化）していく。千島学説がいうこのことは実は非常に重要な意味を持っており、赤血球が白血球に変化するということは、核のない赤血球に新たに核が生じるということだ。このことは、いまの生物学や医学、遺伝子学の根幹を完全に覆す。「核は核から」が定説化されているからである。

しかし最先端の量子物理学は千島学説をごく当然のものとして受け容れるであろう。なぜなら赤血球はゼロ・ポイント・フィールドから生じ、それがエネルギーのさざなみのパターンを宿す量子プロセスを経て、巨視的全体性を反映しながら核や細胞に変化していくからだ。ラズロ博士も「量子真空」での出来事を、続けて次のようにメッセージする。そしてそこからは、赤血球から核が生じることの必然性がごく自然に理解できる。

マイクロ・パターンたちは、最初の爆発によって、膨張する宇宙のなかに自分の履歴を書き残し、構造と複雑さをもつようになる。

マイクロ・パターンたちは、動乱する充溢を変調する。

表面でさざなみが複雑な波構造へと一貫性をもって統合されていくにつれ、充溢は表面ほど構造化されていく。内部では、進化する構造が微小な渦をつくり、それが情報をになうホログラムに統合されるにつれ、充溢の内部はより大きく変調されていく。内部に存在する、情報体としての全体場と、表面のマイクロ・パターンは共に進化していく。それらが作る建築物は成長していき、全体場を豊かにする。

そして、豊かになった全体場は、進化する極微構造に情報を与え、形を与える。表面と内部は共に進化し、複雑さとコヒーレンス（一貫性）を高めていく。

生命体がもつ驚くほどの一貫性

ラズロは言う。「内部で進化する構造が微小な渦をつくり、それが情報をになうホログラムに統合されるにつれ、充溢の内部はより大きく変調されていく」。そして「内部に存在する情報体としての全体場と共に進化し、豊かになった全体場が、進化する極微構造に情報を与え、形を与える」と…。これが千島が言う「赤血球に核が形成されて白血球になるプロセスではなかろうか。微小な渦にはすでに生命のさざなみ（信号）が潜在し、それが情報をになうホログラムに統合され、変調され、進化し、さらに成長し、豊かになり、進化する極微構造に情報を与え、形を与える。そしてついに「光を放つDNAになる」のだ。

きわめて微小な領域の物理学である量子物理学は、物質、力、光が実はエネルギーであり、それは常に量子として存在し、このエネルギーのかたまりは、質量、重力、慣性など物質と同じ性質をもちうるものの、物質ではなく、粒子であると同時に波動であることを発見した。しかも量子と量子はどんなに遠く離れていようとも、瞬時に相互関係し続けることを明らかにした。これによってニュートンの古典力学は窮地に陥り、それまでの自然科学の土台そのものが大きく揺らいだ。しかしいまだに生物学も医学も遺伝子学も、ニュートン力学の世界でさまよっている。しかし千島は「量子的な世界」を「気の世界」に直感し、具体的な顕微鏡観察の裏付けを得て赤血球分化説を発表したのである。

医学は生命を扱う学問であり、そして生命体である生物は、驚くほどの一貫性（コヒーレンス）を持っている。身体の組織のどの部分も、瞬時に、ダイナミックに他の部分との相互関係を持ち、一つの細胞や器官に起こったことは他のすべての細胞や器官にも何らかの影響を与える。これはミクロ世界の量子の振る舞いを考えなければ理解できない。生物が持つこの驚くべき一貫性は、従来の生化学の化学反応の一貫性をはるかに超えたものなのだ。

しかもそれは生体内だけの一貫性に留まらず、生物はその環境とも驚くべき一貫性を持っている。環境で起こったことは生物の内部環境にも反映され、だからこそ環境適応能力や環境調和の働きも発揮される。そして生命が持つこの一貫性（コヒーレンス）の謎を解いてくれたのが、ゼロ・ポイント・フィールド「量子真空」の発見であった。

生命体が持つこうした一貫性は、現代医学が論拠する「人体＝生化学的な機械」ではとうてい説明することができない。というのも、生命体の一貫性は、分子、遺伝子、細胞、器官、身体から、さらに環境等々にも一貫して作用するコヒーレンスであり、それもすべての構成要素が瞬間的に、継続的に結びつき、そこから生命体を維持するために必要な調整や応答、変化があらゆる方向に同時に伝わっていく。現代医学ではこの生命のコミュニケーションを、機械論的に化学反応などで説明し、さらにDNAの生化学信号や神経活性化因子、神経伝達物質などの神経系作用をもって説明するが、しかし神経系での信号伝達速度は1秒間に20メートル以下にすぎず、しかも多種類の信号を同時に大量に伝達することはできない。しかし生化学や神経系では説明できないことが、われわれの身体の中で実際に起こっているのだ。

さらに、ラズロ博士は言う（『叡智の海・宇宙』）。

複雑な生物では、秩序を保つことは至難の業である。人間の身体は、約1千兆個の細胞からなるが、これは銀河系の星の数よりはるかに多い。

毎日この細胞のうち6000億個が死に、同じ数の細胞が新たに生まれている。1秒間に1000万個以上の細胞が新旧交代している計算になる。また、90秒ごとに数百万個の抗体が合成される。一つの抗体は約1200個のアミノ酸から作られる。そして1時間ごとに2億個の赤血球が作られる。心臓と脳の細胞は他の細胞よりも寿命が長いとはいえ、人体の中で変化しないものなどないのである。

そして、どの瞬間をとっても、そのとき身体のなかで共存する多数の物質が何千もの生化学反応を起こしているのである。

だから、こうしたきわめてコヒーレンスの高い人体の営みを理解するには、「量子論的なプロセスが生命体の生化学過程を補っていてこそ可能」であり、また、「ゲノム・生命体・環境」

の相互関係においても「量子真空」抜きには説明できないとラズロは言う。

アーヴィン・ラズロが説く「量子真空の世界」を簡潔に説明するのは大変な作業だが、しかし量子真空があらゆる情報を記録した海「情報場」であることだけはここで強調しておかなければならない。量子真空が情報場であるからこそ、それが媒介することで自然領域と精神領域の相互関係が生じうるのだ。問題は、量子真空がどのように情報を生成し、保存し、伝達しているのかということだが、それを説明した理論にロシアの物理学者シポフとアキモフの「ねじれ波理論」がある。これは光速の10の9乗倍、つまり光速の10億倍の群速度でねじれ波が宇宙を結びつけているというものだ。

「情報場」はあたかもインド哲学の「アーカーシャ年代記＝アカシックレコード」のようである。そこでラズロらはこの宇宙の情報場を「Aフィールド」と呼び、このAフィールドは、科学におけるGフィールド（重力場）、EMフィールド（電磁場）、さらに核力や量子の場と並ぶ宇宙の基本的なフィールドの一つであるとした。ラズロは次のように言う。


情報体としての宇宙では、Aフィールドが現実の重要な要素である。この「場」のおかげで、この宇宙は驚異的な一貫性を維持している。ある場所で起こることは、すべてほかの場所でも起こる。ある時点で起こったことは、それ以後いつでも起こる。何ごともそれが起こる場所や時間に限定されることはなく、「局所的」なことなど何もないのである。すべてのものごとの記憶は、すべての場所、すべての時間に広がっていくのだから、すべてのものごとは世界的（グローバル）であり、実際的には宇宙的（コズミック）である。これが「情報体としての宇宙」の概念であり、これからの時代の科学と社会を特徴づける世界観となるものである。

物質は、真の実在ではない。物質は実は量子化された波束に包まれたエネルギーなのである。この宇宙の基礎が物質ではないということは、「情報体としての宇宙」の真に驚異的な特徴ではない。真に驚異的なのは、そのなかで起こるすべてのことが、他のすべてのものに影響を及ぼす、すなわち「情報を与える」ということである。

Aフィールドの真に驚異的な特徴は「情報を与える」ことであり、量子真空が生み出すそのAフィールド効果がコヒーレンス（一貫性）を作り出して、宇宙のさまざまな定数を微妙に絶妙に調整し、自然界やあらゆる生命体、人体にも影響を及ぼしている。Aフィールド効果が人体のあらゆる分子や細胞等々それぞれのホログラムを人体全体のホログラムと結びつけ、さらに共同体、社会、生態環境などのホログラムともつなげているというのだ。

ガンの話だったはずなのに、この章に入っていきなり量子真空とかAフィールド効果などの話に発展してしまったことに、きっと驚き、怪しんでいる方も多いことだろう。しかし「病気」には「気」が大いに関係しているだけに、どうしても「気の作用とそのメカニズム」を知ることが不可欠だ。千島学説でも「気血動の調和」が健康と治癒の要諦であるとする。そしてこの場合「気」を単なる気持ちの持ち方やストレス解消、呼吸レベルに留めず、もっと本質的に深く考えることが必要ではないかとぼくは思う。

実際、現代医学もまたこの「気＝量子真空＝Aフィールド効果」の恩恵を無意識のうちにこうむっている。現代医学は、手術や薬などだけで病気を治療しているのではなく、実はAフィールド効果を上手に使って多くの病人を治癒に導いているのである。そのことを明らかにしたのが「治癒と健康のメカニズム」を解明したアメリカの医学博士アンドルー・ワイルであり、ワイルは『人はなぜ治るのか』や『癒す心、治す力』『太陽と月の結婚…意識の統合を求めて』など数多くの出版物を通して治癒のメカニズムを明らかにした。

ワイル博士は治癒のキーワードに「プラシーボ反応」という言葉を使い、プラシーボ反応の多様な側面、不思議な作用、驚くべき効果を数多く紹介しているが、それらを読めば、プラシーボ反応がまさにAフィールド効果によるものであることがはっきりと分かるだろう。

現代医学はプラシーボ反応をとかく否定的、消極的な意味でとらえているが、実は現代医学もまた「プラシーボ反応＝Aフィールド効果」の恩恵を受けているのである。

すべての治療法に共通するもの

17歳のときに交換留学生として日本にやってきたワイルは、留学後、船で東南アジア、インド、中東、ヨーロッパを旅して帰国した。その体験から「言葉が違えば世界の見方が違う。言葉が現実観をつくるのではないか」と言語と現実観の関係に興味を持ち、ハーバード大学に入ってまず言語学を学び、さらに心理学、生物学、薬理学、医学の5つの学部を学び終えた。そこには「心と身体の不思議な結びつき」の謎を解きたいという意欲があふれていた。

その後のワイルは国立衛生研究所の研究員になり、マリファナ研究で医学博士号を取得し、研究員として再び北米、南米、アジア、アフリカ等々へと、世界各地の伝統医学やシャーマニズムなどを訪ねて旅立った。ワイルは現代医学はいうまでもなく、東洋医学やホメオパシー、オステオパシー（骨療法）、カイロプラクティック、ナチュロパシー、さらには多種多様のシャーマニズムやマインドキュアー（精神による治療）、信仰療法、心霊治療、クワッカリー（にせ医療）等々と、世界中に散在する多種多様な治療法を、自らの身体を使って実際に体験してきたのである。その意味で、ワイル博士は「体験する科学者」であり、体験を通して「世界各地のさまざまな医療」に現地で実際に触れてきたことになる。

そんななか「心と身体の不思議な結びつき」の謎が変性意識状態と関係ありそうだとワイル博士は考えた。変性意識状態とは簡単に言えば「ハイになる」ことで、ワイル博士の本を何冊も訳している翻訳家、上野圭一氏の言葉を借りれば、「陶酔、高揚、酩酊、恍惚、忘我といったホットな状態から、集中、静穏、透徹といった、意識が冴えわたりこころが鏡のように澄んだクールな状態までの幅広い連続的なスペクトル」を体験することで、これは「ドラッグはいうまでもなく、音楽、踊り、セックス、スポーツ、瞑想、催眠、宗教的法悦その他もろもろの行動によって得られる」とワイル博士は言っている。

そして「人は生まれながらにしてハイを求めている」とワイル博士は結論づける。ハイを求める衝動は、人が本来的に持っている能力であり、それはいつでもたえずその発現の機会をうかがっている。そしてその発現をうながす引金が何であれ、ハイになれたときには驚くべきことが起こる。これを量子論的に言えば、ハイな状態のときに「コヒーレントな光」が高まって、ミクロからマクロまでがシンフォニーの響きに共鳴するのかもしれない。

それはさておき、ありとあらゆる治療を体験し研究してきたワイル博士は、西洋医学、東洋医学、その他もろもろの異端的な治療やシャーマニズム、、信仰療法、心霊治療、にせ医療等々までを含め、それらすべての治療法に共通するものを見いだした。

そしてそれを次のようにまとめあげた（『人はなぜ治るのか』）。

1　絶対に効かないという治療法はない。
2　絶対に効くという治療法もない。
3　各治療法は互いにつじつまが合わない。
4　草創期の新興治療法はよく効く。
5　信念だけでも治ることがある。
6　以上の結論を包括する統一変数は、治療に対する信仰心である。

ハーバード大学で医学を含めた5つの学問を修め、国立衛生研究所の研究員を経て、現在アリゾナ大学で医学を教え、実際の診療にも当たっているワイル博士がこう言うのだ。「信仰心」というのは意識や心の世界のものだが、それが治療に大きな影響を与えていると…。

ワイル博士が抽出したこの結論は、とかくうさん臭くていかがわしいオカルト宗教やオカルト治療法の物言いと思われがちだが、しかし「量子真空」でのAフィールド効果を知れば、それはごく当たり前の現象と言えるのだ。しかもそのことをまぎれもなく裏付けている現代医療の事例を、ワイル博士はこれでもかと言わんばかりに数多く紹介していく。

プラシーボ反応は医学の最重要な果肉

それらを詳細にここで紹介することは不可能だが、例えばごく身近な例として、ウィルス性の風邪なのに抗生物質を注射したり服用すると風邪が治ってしまう。抗生物質が効くのは細菌に対してであり、風邪に抗生物質を与えても理論的には無意味なのに、なんと風邪が抗生物質で治ってしまうのだ。こうした奇妙な現象に対してワイル博士は言う。

私は、抗生物質療法を開始して24時間ないし48時間以内に、ウイルス性の咽喉痛が収まった症例をたくさん集めてきた。その中には、他の治療では何日も何週間も治らなかったというケースもあった。

ウイルスによる喉の痛みが、なぜ抗生物質で治ってしまうのか？　プラシーボ反応以外には考えられないし、それで治る人が多いということは、医師・患者双方の抗生物質の効力に対する信仰がいかに強いかを示しているといわざるをえない。

プラシーボとは「人を満足させる」という意味のラテン語であるが、医療分野では「気やすめの薬」という意味で使われている。つまり薬を欲しがる患者に対して「ニセ薬」を与えるのだ。その薬はニセモノなのに、病気の症状が消えることもあれば、完全な治癒が起こることもある。こうした事例は実はかなりあるのだが、多くの医師たちはプラシーボ反応を否定的に見下し、だまされて治った患者を「教育程度が低くて、無知で、頭に血が上りやすく、神経症的な人」などとして、とかく侮蔑しがちな傾向にある。

しかし世界を旅して数々の治療法を見てきたワイル博士は、その現代医学の医師たちにも、シャーマンや心霊手術師たちと共通するものを感じ取った。要するに、患者の医学信仰と医師の治療に対する厚い信頼、そして医師たちの強い科学信仰が、患者のプラシーボ反応を無意識のうちに引き出しているのだと。その一例が抗生物質に対する両者の信仰であるし、薬のほか注射や手術に対しても、無意識のうちに期待と信仰が働いているという。プラシーボ反応というのは痛みや強い刺激、はっきりとした症状によってその効果がより鮮明になるからだ。その事例としてワイル博士は、入院して不眠症に悩む中年婦人のことを紹介している。

強度の不眠症だったその婦人は、夜中に看護婦を呼び出して注射を打っていたが、効果はほとんどなかった。ところがある晩、看護婦のミスで非常に痛い注射をした。婦人は大声をあげて飛び上がったが、そのあとその婦人はぐっすりと眠ることができた。そこで看護婦が試しに一晩おきに痛い注射をしたところ、その晩に限ってはよく眠った。同じ薬を同じ量使っていたのにである。このことは痛みがプラシーボ反応を引き出してくれた好例である。

それは外科手術でも同じで、手術でも時々「ニセ手術」をすることがあるという。手術をしても意味がないのに患者が手術を強く望むとき、体をメスで切り開いて、実際にはまねごとで終わってしまうというやつだ。それでも病気が好転する事例があるというし、もちろん真っ当な手術ならさらにその効果が現れる。外科手術のような強行手段が有効な活性プラシーボになるのは、「それが患者に強烈な印象を与え、しかも医師自体がその有効性を確信しているからだ」とワイル博士は言う。「ウソの骨髄移植・まねごと手術」で直行君が好転したのも、そこにプラシーボ反応があったからだと思われる。

とはいっても、すべてがプラシーボ反応の効果だなどというわけではない。しかし、「ほとんどの治療法が、実際には活性プラシーボとして機能している」。そして「治療の直接的な効果によって、患者は自分の身体に何らかの反応が起こっていると確信する。その信念そのものに、プラシーボ反応を誘発する力があるのだ」とワイル博士は言う。

そのことを裏付ける面白い例として、ワイル博士は中米奥地を旅しているときに出くわした「魔術的な注射信仰」を紹介している。未開の人たちは自分たちの原始的な治療法が西洋医学に比べ劣っていると考えているためか、病気になるととにかく注射をしたがるという。そこで村々にはその需要に応えて「注射屋」が登場する。注射の中身は薬ではないが、注射をされるとたんに元気になるらしい。こうした「注射信仰」はナイジェリアにもあるらしく、そこには村から村へと旅回りをする「注射屋」がいるという。注射液には赤・黄・青の3色があり、色によって値段が違う。もちろんそれはただの着色水であって、薬ではない。

にもかかわらず、注射をされると元気になる。それも高い注射ほど良く効くようだ。
くどいようだが、これは現代医学を究めたワイル博士が言うのだ。つまりは、人の病気が治癒するのは、単に物質的・化学的・物理的な作用だけによってではなく、むしろ心の力＝活性プラシーボが大きく影響しているというのである。

プラシーボ反応を制御しているものは、じつは無意識の心なのである。信念は、同時に意識の深層に浸透しない限り、言語レベル・知的レベルだけで形成されるものではない。それは内蔵につながる神経が関与する、無意識の世界に属するものなのだ。
プラシーボ現象をなんとか除外しようとする努力は、心得違いも甚だしいといわなければならない。そうすることは理論的に不可能であるばかりか、実際的にも愚かしい。なぜなら、治療に対する純粋な治癒反応としてのプラシーボ反応こそ、医学の最も重要な果肉だからである。

そしてこのプラシーボ反応は、ラズロ博士が言うAフィールドで起こる。それは量子論的世界での出来事である。ところでプラシーボ反応を効果的に働かせて治癒を引き起こすには、「3つの信念の相互作用」が必要だとワイル博士は言う。すなわち、まず患者がその治療法を信じること、医師もその治療法を信じていること、さらに患者と医師が互いに信じ合っていること。この3つが最適条件で働くなら、たとえ非合理的な理論に基づく治療法であったとしても、真の治癒が起こりうる。逆に、３つの要素の相互作用がうまく働かなければ、最も科学的、合理的な治療法でも失敗に終わることがある。これが世界を旅してさまざまな治療法を見続けてきたワイル博士の行き着いた結論であった。

しかしここで終わってしまっては、すべてが相対化されてしまう。確かにプラシーボ反応を引き出す「気」は何より大事な要素にはちがいないが、それに加えて「血と動」もまた大切だ。すなわち「気血動の調和」…。そこに千島学説の真髄がある。

コヒーレントな光を蘇らせる

どうやら、気、量子真空、プラシーボなど、ややこしい世界に少し深入りしすぎてしまったようだ。しかし「気」は、驚くようなプラシーボ反応を引き起こすこともあるから、無視、軽視するわけにはいかない。その反対に、「気」がおかしくなってしまうと死に至ることもある。シャーマニズム社会によく見られる「ヴードゥー死現象」が、文明社会で発生することもありうるのだ。というよりは文明社会こそヴードゥー死を誘発しているのかもしれない。

ワイル博士はこのヴードゥー死についても触れているが、これは呪われた人が床につき、食事もとらず、家族や友人とも会いたがらず、呪われたことが分かってから1～2週間のうちに死んでしまうというものだ。ちなみにガン宣告や余命宣告などは、現代社会に「ヴードゥー死」を誘っているといえるかもしれない。ガン宣告も余命宣告も患者の「気」をひどく乱し、それは「呪い」にも匹敵するものだからだ。「気」から発生するプラシーボは、プラスに作用するだけでなくマイナスにも作用する。ある意味で、ガンと知らされたそのときから、それは多くの患者たちを、あるいはヴードゥー死に追い込んでいくのかもしれない。

それくらい「気」にはパワーがあり、健康や病気に対する影響力がある。しかも「気」の波動はストレートに胃腸に作用する。ちなみにストレスやショックで胃が痛み、腸に異変が起こると「血」にたちまち影響が及ぶ。それが千島学説の方程式であり、だからこそ「気」を大切に考えなければならない。「気」が「血」の健康度を大きく左右するからである。

そして「血」が病変してしまうと、そこからさまざまな病気が発生する。「ガンは赤血球が変化してできたもの」と千島学説は言うが、そのことを酒向医師は『癌を克服するために』の中で、さらに分かりやすく次のように述べている。すなわち、

▼ガン細胞とは、赤血球から白血球へ、さらに白血球からそれぞれの組織細胞へ、細胞が分化していく途中で「分化が障害された細胞」であり、目的の組織細胞に分化できない「できそこないの細胞が蓄積して塊を形成した病変」である。これを別の病理学用語で言い換えると、「超慢性炎症」であると表現できる。

▼ガンができる原因は、不健康な生活習慣による肉体的変調と、不健康な精神状態による精神的変調が長年継続し、その害毒が蓄積したことによる「細胞の分化能力の喪失」である。よってガンは、局所性の疾患ではなく、発病したときから全身性の疾患である。西洋医学的に言えば、恒常性の失調による「免疫力の低下」、東洋医学的に言うと、

「気血の乱れ」がガンの原因である。

▼手術、抗ガン剤、放射線による西洋医学的ガン治療法は、一時的にはガン細胞を消滅させることが可能であり、ガンが小さいうちは有効である場合が多いが、根本的なガンの原因に対する治療ではないがために、一時しのぎの治療であり、有効範囲が限られている。

▼ゆえにガンの正統的な治療法としては、西洋医学で言えば、恒常性の失調による「免疫力低下を回復」する方法、東洋医学で言えば「気血の乱れを正す」ことにある。

しかり、「気血の乱れ」がガンの原因であるから「気血の乱れを正す」ことこそがガンの正統的な方法である。あるいは、「免疫力の低下」を本来の状態に戻す。そこには明らかに「回帰」の思想が息づいている。そう、人間には本来「ビー・フルートフル！」という神様（サムシング・グレート）、あるいは宇宙のメッセージがプログラムされていて、全身がコヒーレントな光で満ち満ちていたはずだった。しかしそこに何らかの原因でバグが発生し、その光が弱々しくなった。それが病気であり、ガンであろう。となれば、コヒーレントな光を蘇らせることこそ大切になってくる。

ここで思い出していただきたい。ゼロ・ポイント・フィールドの神秘に挑んだ先駆者たちは生体内にコヒーレントな光を発見し、共同研究の結果、彼らは「意識とはコヒーレントな光」であることに気がついたことを。このような言い方をしてしまうと、あるいは宗教、オカルトのような印象も持たれるかもしれないが、実に最先端科学である量子物理学が、意識のコヒーレントな光が全身と共振共鳴することを発見したのである。すなわち、鮮烈な意識（コヒーレントな光）が全身に強烈なインパクトを与え、そこからプラシーボ反応が誘発されると…。ここで重要なのは意識のコヒーレンスで、量子コヒーレンスとは共同歩調能力だから「気の乱れ」はコヒーレンスな光を弱めてしまう。それが「血」にも影響を与え、ときに「分化障害を起こしたできそこないの細胞」が、一カ所に蓄積してガンという塊を形成してしまう。だからガンというこの塊を溶かすのは、コヒーレンスな光を再び体内に蘇らせることにほかならない。「気の乱れ」を正して、さらに「血」の素なる食べ物を正せば、ガンにも治癒が起こりうるのである。実際、コヒーレンスな光の蘇生は、奇跡的な治癒を多々引き起こす。そんな希望の事例の一つが、重症なガンを克服したある女性（米国）の例である。

実験心理学の博士課程で研究をしていた26歳の女性Rさんに、リンパ系のガン・ホジキン病が宣告された。そのとき状況はかなり深刻なものになっていた。Rさんは結婚して妊娠していたが中絶はせず、鼠径リンパ節の廓清手術を受け、さらにコバルト照射を受けた。すると食欲が落ち、髪の毛が抜け落ち、衰弱が進み、ひどい呼吸器感染症を併発して体重が40キロにまで減った。しかも精神状態も悪化して、死んでもいいと思うようにさえなった。

そんななか、医師はRさんにＬＳＤを使ってトリップすることを勧め、それを受けたＲさんは医師とＬＳＤの力を借りてお腹の中の胎児と意識交流をする。そしてその瞬間、Ｒさんは生きる決意を固め、生きるためにはどんなことでもしようと決心した。

その後Ｒさんは離婚して実家に帰り、研究を捨ててガン患者を相手にする仕事を始めた。

また瞑想も始め、砂糖を断ち、生のものを食べるなど食生活も変えた。すると元気が回復し、体重も体力もついてきた。その後無事に出産を済ませてX線療法を受けたところ、リンパ節の腫瘍は退縮していた。しかし翌年頸部に新しく2つの腫瘍ができたため、手術で摘出して再びX線療法を開始した。このときは完全に生食を守り、瞑想とイメージ療法を行った。

その結果もたらされたものは「奇跡的治癒」であり、これは医師が数々のデータをもって証明してくれたものだった。Rさんは外科手術、放射線、食事療法、瞑想、イメージ療法などさまざまなものをやり、生活環境も仕事も付き合う人も変えたが、ガン完治への決定的な引金となったのは何といっても意識の変化だったと自ら自覚している。

Rさんのこの事例は、ガン患者に大きな希望を与えてくれるのではなかろうか。たとえガン治療でひどい副作用に苦しんでいたり、転移があったとしても、「気血」さえきちんとすればガン完治の希望があることを証明してくれたからである。Rさんの場合はまずLSDの力を借りて一気にAフィールドにジャンプし、そこからプラシーボ反応を引き出して全身を共鳴させて治癒したのかもしれない。そのとき、瞑想やイメージ療法は「気」を整え、肉や乳製品や砂糖を断った生食（食事療法）が「血」を浄化してくれたように思われる。

このように「気血の調和」はコヒーレントな光を高めてくれるが、問題は治癒へと誘うAフィールドにジャンプするその方法だ。RさんはLSDの力を借りたが、他に方法はないものだろうか。

ハイ（変性意識）状態へのトビラ

「Aフィールドにジャンプする」などというとこれまたオカルトめくが、心理学的に言えばこれは「変性意識状態(Alterd States of Consciousness)」になるということだ。つまり日常意識とは全く違う「世界や宇宙との一体感、全知全能感、強烈な幸福感」など、いわゆる「ハイな状態」が突然訪れることで、悟りの境地とか臨死体験などもその一種かもしれない。

ところで変性意識状態はなぜ起こるのか、この問いに科学的な解を示したのが「量子真空」である。そこには時空を超えてすべての情報が記録されているから、ハイな状態からそこにアクセス（共振・共鳴）さえすれば、誰もが何かを引き出せるのだ。

そして、この問題を研究していた者こそ『ナチュラル・マインド／ドラッグと意識に対する新しい見方』の著者、ワイル博士だった。ワイル博士は世界を旅して向精神植物と人々の関係を調査体験し、薬物の助けなしにハイになれる方法を研究した。そこに心と身体の相互作用の秘密と、健康や治療の問題を解くカギがあると考えたからであった。

ワイル博士はまずドラッグ研究から入って変性意識状態の研究を進めたが、ハイな状態は音楽、踊り、セックス、スポーツ、瞑想、催眠、宗教的な法悦などによっても体験することができる。そしてそこにジャンプが起き、奇跡的なガン治癒が起こったりもする。深刻なガンだったRさんもLSDトリップからガン完治に至ったし、似たようなことは実は意外と数多く起きている。実はぼく自身、弟の変性意識状態をしばらく観察したことがあった。

２００４年３月のことだった。近くで長い間病気療養していた弟から電話が入り、「まもなく死ぬことになりそうだ」と言われてびっくりし、あわてて駆けつけてみたところ、弟は床に倒れ、悪寒で全身が震えていた。しかし意識は非常にクリアで、その表情には法悦感に満ちた穏やかさがあり、神々しくさえ見えた。そのときの弟との会話は忘れることができない。弟はあたかもいま見ているものを実況中継するかのようなリアルな表現で、生まれてきたことの意味や感謝を語りだし、さらに驚くほど深淵なことを多々話してくれたのである。

呼んだ救急車がやがて着き、病院で検査したところ「異常なし」と言われた。救急車の中では血圧が２００を超えていたのに病院では普通の状態に戻っていた。心電図もＣＴスキャンも血液検査も異常なく、医師は「なぜ救急車で運んだのか」といぶかったほどだった。

あのときの弟は、突然襲った病的ショックでAフィールドにトリップしたのかもしれない。そしてハイな状態の中で驚くべきことを話し、その直後「死ぬほどの状態」から解放されたのだ。弟が語るリアルな言葉のそのすべてにぼくは合点がいった。それは決して朦朧状態で語った支離滅裂なものではなかった。ぼく自身は劇的な変性意識状態を体験したことはないが、弟のハイ状態に直接触れることにより、量子真空世界の神秘を垣間みたような気がした。

このような話をするとますます怪し気な空気が濃厚になってくるから、ハイなジャンプの話はこれくらいにして、誰もができる「気の調整」の問題に入ろう。ガン治癒はRさんのような「劇的なハイジャンプ」をしなくても、瞑想や呼吸法などによって誰にももたらされるものだからだ。このことはすでにヨーガや気功、数々の呼吸法が詳しく教えてくれている。

とにかく瞑想や呼吸を正すことによって、誰でも「気の調整」ができるのである。

こんな書き方をすると、ぼくが瞑想や呼吸法の達人と思うかもしれない。ところが実際は全く違っていて、瞑想や呼吸法には関心があるものの、実際にはまだ一度もまともにやったことがない。その理由はぼくが生来ものぐさで、型にはまったことをするのが大嫌いだからだ。これでは瞑想や呼吸法について語ったり勧めたりする資格はゼロだが、型破りではあっても、瞑想めいたものや呼吸法めいたものはときどきやっている。

たとえば、ただ漠然と空や木々を見ていたり、喫茶店や仕事場でぼんやり珈琲の香りだけを感じていたり、また何かに行き詰まったり嫌なことがあったときなどには、腹を決めてただひたすら忘却にひた走る。ぼくは忘却の天才であり、ぼんやり時間を過ごすことが特技でもある。それがある意味で「瞑想的」な世界の入口にいざなってくれるのかもしれない。

そんな状態にあるときに「何を考えてるの？」と妻はよく聞くが、ぼくは全く何も考えてはいない。聞かれて初めてハッと我に返ったりするくらいだ。余計なことは何も考えず、心配しても意味のないことはさっさと頭から吐き出してしまう。要するに実に無責任な話ではあるが「なるようになる」と考えているのである。

呼吸にしてもしかりで、自らの喘息を瞑想や呼吸法などで改善した妻からは、長い間ずっと「呼吸法のススメ」を呼びかけられてきた。たしかにそれは大切で、できれば呼吸法をマスターしたいという思いもあったが、呼吸は意識せずとも勝手に体がやってくれている。が、ただそれに任せるだけではやはりダメなんだろうと思ったのは比較的最近のことだった。そこでそのときからぼくはひどく単純な呼吸法を「開発」した。ものぐさなぼくでさえやれるのだから、これならきっと誰にでもできるにちがいない。

吸う営みを呼び込む…呼吸

呼吸法を「開発」したなどと言うと、誤解を与えてしまうかもしれない。それは「開発」というよりは、自分なりのささやかな「発見」にすぎないからだ。いや「発見」という表現ですらおこがましく、あるときハッと気づいたにすぎない。早い話「呼吸」という文字を思い出して「なるほど!」とひざを叩き、実際にそのとおりにやってみたところ、そこに興味深い現象が起きてきたのである。

ぼくが「ハッと思った」のは、呼吸は息を吸ったり吐いたりすることなのに、それを「吸吐」とか「吐吸」とは呼ばずに「呼吸」と表現していることだった。つまり「呼吸」とは「吸う」営みを「呼び込む」ことであって、息を吐けば勝手に空気が胸の中に入ってくるのである。そんなことは当たり前だが、ぼくはこの「呼び込む」という意味を改めて考えた。息は吸うのではなく呼び込むのだ。それには思いっきり息を吐き出しさえすればいい。苦しくなるほどまでにゆっくり息を吐き出して、もうこれ以上はダメというところまで息を止めていれば、黙っていても思いっきり空気が胸の中に呼び込まれる。そう思って実際に繰り返しやってみたところ、吸気ばかりかあくびや咳、ついには鼻水や涙まで呼び出されてきた。

ヨーガの呼吸法でも、吐くことが基本とされているようだ。

酒向医師が書いた本にも、次のように書かれている。

呼吸法の原則は、いつも呼吸に意識を向け、できるだけゆっくり胸と腹の両方を大きく動かして深呼吸することです。吐く息の呼気を意識してゆっくり完全に吐き切るまで行い、吸う息の吸気は自然に任せるのです。吐く息の呼気をしっかり行えば、吸気は自然に入ってくる状態になります。

ぼくが改めて発見するまでもなく、呼吸法の本を読んだらちゃんと書いてあった。しかしぼくは本の言葉から知識や情報を得たのではなく、「量子真空からのメッセージ」のごとくそれを一瞬悟った？のだった。この違いはかなり大きいのではないかと思う。というのも、それ以来気がついたときには、ときどきそのごとく「呼吸」するようになったからだ。

考えてみたら、ぼくが呼吸法にやや抵抗を感じていた理由は、そこにポーズを作ったり、あえてそのための時間を作らなければならないと思っていたからだったように思う。つまり、かなりの覚悟をしなければなかなか継続してできるものではない。それがしんどく思えたし、そこに窮屈さを感じていた。しかしふと思い立ったときにただ息をしっかりと吐き出しさえすれば、深い吸気が呼び込まれるばかりか、勝手にあくびや咳、涙、鼻水まで出てくる。それは運転しながらもできたし、また歩きながらでも、ふとんやソファに横たわっているときでも、仕事をしながらでもできる。その気軽さ自由さがぼくには実に都合良かった。

吐き出すことの重要さは、スーザン・オズボーンさんからも教えられていた。スーザンさんは長野オリンピックとパラリンピックで歌った歌手であり、日本の歌を天使のような美しい歌声で世界に紹介しておられる。そのスーザンさんに対談の仕事やボイスセミナー、コンサートなどで何度かお会いしたが、たえず強調したのは「吐く」ことのその深い意味だった。

6時間たっぷりと行われるボイスセミナーは、まずみんなで「ため息」を吐き出すことから始まる。鼻から大きく息を吸って「はぁ〜〜」と少し声を出しながらゆっくりと吐き出し、これをみんなで自由に繰り返す。するとそれぞれの呼吸のリズムが幾重にも重なりあい、「ため息による壮大な大コーラス」、あるいは「読経」のように響き渡っていく。そこに素晴らしい響き合いのうねりが高まっていくのである。スーザンさんは言う。

「息を完全に吐き出しさえすれば、自然に空気が入ってくるものなのよ。吐き出す、つまりまずギブし、差し出せば、意識しなくても必要なものすべてが入ってくる」と…。

6時間、無我の境地で繰り返したため息を吐き出し続けていると、響き合い混じり合うみんなの声の中から自分の本当の声に出会えたり、心理的な奇蹟めいたものを感じたりもする。スーザンさんがみんなと作り出すその時空は、まさに量子真空に通じる瞑想の世界のようであり、そこでは各自にいくつかのハイなジャンプが起こっていたのかもしれなかった。

そうした感動的でハイな時空体験は大勢の中でしかできないが、吸気を呼び込む営みは、いつでもどこででもできる。とはいっても、それをあまり自分に義務づけたり、儀式化したりしないほうがいいかもしれない。ふと思い立ち、やってみたくなったときにやればいい。

少なくてもぼくの場合はそのようである。

「回帰の旅」のマップ＝千島学説

本章では「気」について考えてみたが、以上のように「気」はいまや量子真空との関係から「科学的」に理解できるようになった。量子真空は宇宙、自然、人間、意識などあらゆるものを生み出す潜象態で、そこにはすべてが記憶されている。だから「ハイ」になってそこにアクセスさえすれば、さまざまな情報やパワーと共鳴共振できるし、コヒーレントな光で劇的なプラシーボ反応を引き出すこともできる。ときどき耳にする「奇跡的な治癒」もまた「気」の世界のドラマと言えよう。しかしそれは誰もがいつでもできるものではないだけに、「気の調整」という面から考えれば、呼吸法や瞑想、イメージ療法などが、やはり最も確実な「治癒へのアプローチ」と言えるだろう。そしてその「気」は「血」にも強く影響し、ガンがみるみる治癒してしまうことも起こりうる。ガンの背後には「気血の問題」が深く潜んでいるだけに、「気血の調和」なくしてガンの治癒は不可能と言えよう。

人間には、原初から「ビー・フルートフル！」のメッセージがチャージされていて、誰にも本来コヒーレントな光が宿っているのだ。だからそれを呼び戻しさえすればガン治癒も可能だ。要するに、原初に回帰すればいい。そしてその「回帰の旅」を案内してくれる確かなマップが「千島学説」なのである。

終章　健康回帰の道しるべ

極微の生命体ソマチッドを発見

現代医学と千島学説では、そもそもその依って立つ科学の基盤が根本的に異なっている。現代医学はあくまでもニュートン力学的な古典物理学に立脚し、千島学説は量子物理学的な科学に立つ。たしかにニュートン力学でも月に宇宙飛行士を送ることはできるが、それは生命の神秘や人体の絶妙な働きを説明することができない。物質をどんどん小さなものに還元していくと、そこには摩訶不思議としか思えない量子の世界が広がっているのだ。

現代の生物学や医学は生命の基礎単位を細胞とみなし、それを支える生命メカニズムを糖鎖構造やタンパク質、遺伝子などに求め、それらの働きを化学反応式によって表してきた。要するに、生命現象をいきなり分子生物学に還元してしまったのだ。しかし、本当に生命の基礎単位は細胞なのか。確かにアメーバなどの単細胞生物には生命活動の基本条件がそろっている。だが、だからといって細胞が生命の基礎単位と言い切るのは早計すぎよう。

というのも、顕微鏡技術が進んだいま、血液の中にはもっと微小な、明らかに独立して生命活動を営む有機体がはっきりと認められるからだ。そしてこのことも、実は千島博士が予測していたものだった。ただ、千島が使っていた当時の顕微鏡には倍率や分解能などで限界があったため、千島はそれを「バクテリアやウイルスの自然発生」という言葉で表した。しかしその後驚異的な顕微鏡が開発されることにより、細胞よりもはるかに小さな、不思議な生命体の存在が発見され、リアルに観察されたのである。

その発見者はフランスの生物学者にして顕微鏡研究者でもあったガストン・ネサーンである。ネサーンの波瀾万丈の半生を紹介したクリストファー・バードの『完全なる治癒』（徳間書店刊）によれば、1924年フランス北部のルベに生まれたネサーンは、幼い頃から数々の発明を行い、早くからその天才ぶりを発揮していた。大学では物理、化学、生物学を学んだが、手続きミスで卒業証書をもらいそこね、その後フリーランスの研究者として血液分析にのめりこんでいく。そんななか血液中に不思議なものを見つけ、もっとよく見える顕微鏡が欲しいと思い立ち、そこから顕微鏡の開発に取り組んでいった。

ネサーンの顕微鏡開発には従来の物理学と光学では説明できない全く独自の「光を操作する技術」が使われていた。そしてそのネサーンのアイデアと設計を具体的な形にしたのは、有名な光学機械メーカー・ライツ社の熟練工たちだった。その結果ついに3万倍の倍率と約150オングストローム（1オングストロームは10のマイナス10乗）の分解能を持つ顕微鏡が完成した。ちなみに一般の顕微鏡倍率は普通約1800倍、分解能0.1ミクロンで、電子顕微鏡では倍率約40万倍、分解能30〜50オングストロームだが、電子顕微鏡では観察する試料の物理的様相を変える操作をしなければならないのに対し、ネサーンの顕微鏡では「生体が生きたまま鮮明に観察できる」という画期的な特徴を持っていた。その顕微鏡「ソマトスコープ」を使ってネサーンは血液や細胞の観察に着手したのである。

そこから見えてきたものは、驚くべき「生命の宇宙」だった。そしてネサーンはそこにうごめく小さな生命体を発見した。それは細胞よりもはるかに小さな生殖する有機体だった。驚いたネサーンはそれをソマチッド（小体）と名付け、さらにつぶさにその生態を観察し続けた。すると、その小体《ソマチッド》は自らが置かれた環境に応じてさまざまなかたちに次々と変化していった。健康な生物体ではソマチッドが胞子、二重胞子に変化するだけでこの3つのサイクル内に留まっているが、いざ環境に異変が起きると、さらに新しく13の段階を経て成長していく。つまりソマチッド・サイクルは、全部で16の異なる形態を持っていたのである。

健康な人の血液にはソマチッド、胞子、二重胞子の3形態が見られるだけだが、環境が劣化するとソマチッドは突然かたちを変えて次の段階へと進み、そこからさまざまなバクテリア形態が出現してくる。すなわち、二重胞子↓マイコバクテリウム形態↓二重バクテリア形態↓棒状形態↓二重胞子を持つバクテリア形態↓粒状の二重胞子を持つバクテリア形態↓球状の細菌形態↓破裂↓酵母形態↓子嚢胞子形態↓子嚢形態↓菌糸体形態↓繊維状の葉状体へと、ソマチッドがどんどん変化し始める。そのプロセスをネサーンはしっかりと見届けたのであった。千島学説では第3原理で「バクテリアやウイルスの自然発生説」を打ち出しているが、ネサーンはその様子を顕微鏡でこと細かに観察し、千島が言う「バクテリアやウイルスの自然発生」を実質的に実証してくれた。千島の場合は顕微鏡の精度に限界があったため、ネサーンほどまでにはよく分からなかったものの、ネサーンは千島が見た世界をきわめてリアルに、ものの見事に描き出してくれたのである。

生命の謎を解いたネサーンだったが…

ネサーンが発見したソマチッドは、とにかく不思議な生命体だった。摂氏200度以上の高温でも死なず、どんな生物も殺す威力を持つ5万レムの放射能にも耐え、どんなに強い酸の影響も全く受けず、遠心分離機にかけてもびくともしない。それはまさに不死身の生命体だったが、そのソマチッドがすべての生命体、そしてわれわれ人間の血の中で活動していたのである。それを知ったネサーンは、その後も夢中でソマチッドの研究に没頭していった。

そしてその後の研究で、動物や人間の免疫機構が弱まったり不安定になったりしたときに、ソマチッドの正常な形態が異常領域の形態に次々と変化していくことが分かった。つまり免疫機構の弱体化が、正常な3段階から次の13ステップへの形態変化を踏み出させる。その引き金を引くのはどうやらトラウマ（衝撃的体験）のようで、例えば放射線や化学汚染、事故、ショック、鬱状態等々が免疫機構の弱体化をもたらす原因になっているらしい。

しかもソマチッドの形態と疾患との間には明らかに関連性があり、ソマチッドの形を見ればその人にどんな疾患があるのかも分かるようになった。ガン患者のソマチッドは常にある特定の形をしているのだ。こうしてネサーンは、ソマチッドを検査することによってガンやリウマチなどの疾患判定ができるようになり、かつソマチッドの形を観ることで、ガンなどの変性疾患の発生を18ヶ月前に予知・予測することができるようになった。

ところでこの不思議なソマチッドは、いったいどこからどんなふうに誕生するのだろうか。それについては「分からない」とネサーンは言うが、とにかく赤血球を介してどんどんソマチッドが出現してくるのだ。そして「ソマチッドが遺伝情報を持っている」として、ソマチッドが生物と無生物の間の「失われた環」であることをほのめかす。このことについて、ネサーンの妻であり良き研究パートナーでもあるフランソワーズは、さらに次のように突っ込んだ発言をしている。

私たちは、ソマチッドは「エネルギーの具現」であるという結論に達しました。ソマチッドは生命が最初に分化した具体的な形態であり、動植物の生きた生体に伝達できる遺伝的特質を持っています。ソマチッドは、基本的に電気を帯びています。したがって互いに近づくと、自動的に反発し合います。ソマチッドは、史上最小の生きた「エネルギーのコンデンサー」と言えるでしょう。

ソマチッドは生命が最初に分化した具体的な形態であり、エネルギーの具現、エネルギーのコンデンサーではないかとするこの言葉は、量子物理学者たちやラズロの世界ともつながってくる。千島もまた「気は超エネルギーであり、それが血に影響を与えている」とした。

量子世界は目には見えず、千島学説でもその辺りをおぼろにしか示していないが、ネサーンは顕微鏡で実際にソマチッドを発見し、それを「エネルギーの具現」「生命が最初に分化した具体的な形態」と見ているのだ。このことは、実はノーベル賞を受賞したハンガリーの科学者、アルバート・セント・ジオルジもすでに予測していたことだった。「生命の秘密は、最終的には電子、もしくは電気を帯びたその他の素粒子のレベルで発見されるはず」と。

ネサーンが成し遂げた顕微鏡開発や新しい生物学、予防医学などの成果は、当然ノーベル賞に値するものだろう。しかし顕微鏡は「原理が物理や光学の法則で説明できない」として特許が与えられず、世に出ることはなかった。ネサーンが開発した顕微鏡でミクロ世界の素晴らしい画像が目で確認できても、既存の理論で説明できなければ認めないというのである。

ネサーンが発見したソマチッドはいま、暗視野顕微鏡を使えば誰もが簡単に観察することができる。しかし観察はできても医学界ではそれを無視、黙殺し、本気で新たな生物学と医学を構築していこうとはしていない。ぼく自身自分の血液中のソマチッドを見たいと思い、ソマチッド研究家の宇治橋泰志さんの研究室（免疫整体治療院）で何度か暗視野顕微鏡を使って実際に見せてもらったのだったが、なるほど血液の宇宙には、無数のソマチッドが輝きながらにぎやかにうごめいていた。そんな生命の宇宙に飛び込んでしまうと、いまの古典物理学的な医学と医療に、どこか空しさ、侘しさを覚えてしまう。血液中にはこんなに神秘で素晴らしい命の宇宙が広がっているというのに、それを決して見ようとはせず、相変わらず「悪魔のガン」との戦いを、地上にへばりついて生物兵器や核爆弾、そして戦闘機空爆や戦車砲撃に明け暮れているかのような姿がほうふつとしてくるからである。

なぜ医学界は、ネサーンのかくも素晴らしい発見と研究を無視、黙殺し続けているのだろう。実はそこには理由があった。もしネサーンが顕微鏡の開発とソマチッドの発見だけで終わっていたとしたならば、ネサーンはあるいはノーベル賞を手にすることができたかもしれなかった。だがネサーンは、医学界のタブーに踏み込んでしまったのだ。そしてそのことが、その後のネサーンに思いがけない不幸の数々と、波瀾万丈の運命を強いることになった。

ガン完治含む驚異の改善率の運命

ネサーンが踏み込んだ医学界のタブーとは、顕微鏡の開発とソマチッド理論の研究だけに留まらず、ガンや難病の画期的な治療法を開発してしまったことだった。それもネサーンのガン治癒法は極めて簡単で、クスノキの樹液から採取した天然カンファー（樟脳《しょうのう》）を原料に開発した製剤を、鼠蹊リンパに注射してリンパ系に循環させるというものだった。

このカンファー製剤は「714-X」と命名され、大勢の末期ガン患者やエイズ患者に使われていったが、その改善率は驚異的なものだったという。ネサーンがソマチッド理論に基づいて追求したガン治癒法とは、異形化したソマチッドを健全な元の状態に戻すことであり、そのために有効だったのがクスノキの樹液から作ったカンファー製剤だったのである。

もっとも、ネサーンはいきなりこの製剤に行き着いたわけではない。まず1940年代に抗発酵性の特質を組み込んだ製剤（GN-24）を開発し、これはネサーンの義弟を末期の胃ガンから救い出すなど大きな成果をあげることができた。続いて、さらに治療効果の高い血清「アナブラスト」を作り出し、「余命1週間」と宣告された半昏睡状態の乳ガン患者を見事に完治させたりもした。このように成功事例が増えるにつれ、ネサーンはフランス医師会から睨まれるようになり、不当な理由で二度も法廷に呼び出された。そして多額の罰金の他、研究室は閉鎖され、器具類も没収、その果てにネサーンはコルシカ島に移らざるをえなくなった。

だが、そのコルシカでも、ネサーンが移住した1週間後には何百人もの患者がネサーンを追って集まってきた。そのことがフランス医師会の怒りを再び爆発させ「取り調べ裁判」が開始された。それを機にネサーンはカナダに飛び立つが、その出国を手助けしたのはネサーンに「余命1週間」から救われた婦人の夫、フランス最高警察機関の高官だった。ネサーンはガンで苦しむ多くの患者を救ったことにより、故国フランスを離れなければならなくなったのである。

フランスよりは寛容だろうと思っていたカナダでも、ネサーンはひどい仕打ちを受けることになった。何者かによって仕掛けられた巧妙なワナにかかり、カナダでも裁判に引っぱり出されてしまったのだ。その一方ラッキーな出会いもあり、スチュアート財団からの支援を得てネサーンは研究を続けることができたのだったが、その幸運さえ完璧に封じ込めてしまうほど、医師会のネサーンに対する圧力は激しくなっていった。

そして1989年5月ついに逮捕され、1ヶ月ほどの独房生活を強いられた後、6月下旬から裁判が始まった。この歴史に残る「ガストン・ネサーン裁判」は、一人の天才を終身刑に処すことで社会から完全に排除して、ネサーンが残した実績を完璧に封印するために仕掛けられた裁判だったように思える。ところがその圧力をはね返すかのように裁判の期日を決める審問のその日、裁判所の玄関には100人以上のデモ隊が集まって、連行されるネサーンに大喝采を送った。彼らはネサーンによってガンなどの難病から奇跡的に救われた人たちだった。

その後デモ隊は手に手にプラカードを持って裁判所からホテルまでデモ行進し、ホテルでは「ガストン・ネサーンを守る会」の第1回記者会見を開いた。そこでは世界各地から集まった人々がネサーンに救われた体験を語り、「ネサーンの正義」を訴えた。そして裁判が始まっていくが、結論から言えば、この裁判でネサーンは見事「無罪」を勝ち取ったのである。

なぜネサーンは裁判に勝つことができたのか。それは彼が法を犯すことなど何もしてなかったことのほか、すでに数千人のガンや難病患者たちを救っていたために、ネサーンに救われた元患者たちによる法廷での証言や支援がすごかったこともあった。ネサーンに救われた人々は世界各地におり、その中には政府の高官や医師、組織のトップ等々著名な人たちも数多くいた。また、裁判中にはカナダばかりかアメリカからもガンやエイズ患者たちの電話が殺到し、ネサーンを応援し、成功を祈り、裁判に助言をしてくれたりもした。この事実は、そのときの「ネサーン裁判」がいかに大きな注目を集めていたかを物語っている。

ガストン・ネサーンの裁判に関しては、『完全なる治癒』にその詳細が綴られている。こうしてネサーンは裁判には勝ったものの、その後医師会と医療産業などの圧力や、マスメディアによる巧妙な「空気支配」も手伝って、悲しいかなネサーンの治療法が広く世界に知られたり、それが医療の現場に根付くことはなかった。

実際、日本で「ネサーン裁判」を伝えたマスメディアをぼくは全く知らず、ネサーンの名前もソマチッド理論も、カンファー製剤「714-X」もほとんど知られていない。ネサーンが開発したカンファー製剤は「高い改善率」を誇っていながら、社会からすっかり封印されてしまったのだ。もっとも「ソマチッド」という言葉とその理論は、それなりに認知されてきているようだ。しかし正直な話、そこには何となくうさん臭い香りが漂っていて、ソマチッドがどこかオカルトじみたイメージで広がっていることを非常に残念に思う。それも、科学者やマスメディアがまともに取り合おうとしていないことに起因しているように思う。

ライフの成果を蘇生させたガストン・ネサーン

ネサーンのガン治癒法は、赤血球の中のソマチッドの異常を正常に戻すことであった。千島も血液の正常化をガン治癒の基本としていたが、千島がそれを「食」と「気」に求めたのに対して、ネサーンはクスノキから採取して作ったカンファー製剤を用いて治療した。方法は違うがいずれも血液の正常化を目指すという点では同じである。ただネサーンの場合はソマチッドを正常化させる製剤を独自に開発して、それを治療に使ってソマチッドの形の変化が顕微鏡ではっきりと観察できたぶん、より効果的な治療ができたのだと思う。

二人とも血液を研究し、ガンは局所的な細胞異常ではなく全体的な病気と考えたが、それと全く同じように考えていたのが、オーストリアの思想家ルドルフ・シュタイナーだった。シュタイナーは「見えない世界」を直感で洞察した優れた思想家で、「悪性腫瘍は身体の全体的な病気である」とし、全身を流動する体液（血液・リンパ液など）こそが健康のカギを握るとした。しかし、それが科学的に実証されるには顕微鏡観察を待つしかない。この課題に応えたのが千島であり、そして千島が打ち出した革命的な学説をさらに明解に裏付けたのがガストン・ネサーン等々だったのである。

画期的な顕微鏡を使って観察したネサーンのソマチッド理論は非常に明解であり、しかもその理論に基づいて開発した治療法で圧倒的な実績を残した。しかし、千島やネサーンの前にも、すでに多くの先駆者たちがいた。たとえばパスツールの宿敵だったアントワーヌ・ベシャンは、発酵している溶液の中に小さな無数の小体が発生するのを観て「マイクロザイマス（小発酵体）」と名付け、ウイルスや細菌、真菌はそれが発達し変化したものとした。ベシャンのこうした研究成果の多くはパスツールに盗用され、また最も肝心な小発酵体の発見は強引に封殺されてしまうが、20世紀に入ると、再びベシャンの発見を実証・補強する観察や研究が相次いでいく。1916年に血液中に存在する小さな生命体を発見したドイツのギュンター・エンダーライン博士もその一人である。

エンダーラインが暗視野顕微鏡で観たものは、ベシャンの観察を改めて証明するものだった。そこからエンダーラインは一つの結論を引き出す。「周期（生活環）の最低点に動かない植物性タンパクコロイド微粒子があり、その最高点に真菌がある。そしてこの二極間には共生菌があり、これは人体に不可欠なものであるが、体内の環境の変化で病原性にも発展する」と…。こうしてエンダーライン博士はベシャンの発見をさらに詳細に裏付けたのである。

さらにもう一人、アメリカの天才独学者ロイアル・レイモンド・ライフのことも紹介しておかなければならない。ライフもネサーンと同じように「生きた有機体を自然の状態で観る」ことができる3万倍以上の拡大能力を持つ顕微鏡を独自に開発し、生体や血液の中に微小な有機体を発見していたからである。ライフは画期的なその顕微鏡を使って血液などを観察した結果、次のような結論を得た。

▼細菌は病気を起こす原因ではなく、病気になった結果生じるものである。
▼細菌は、体の状態に応じて無害なものから致死性の病原菌に変化する。
▼その病原菌は、特定の周波数の光で即座に殺すことができる。
▼細菌は生命の基礎単位と考えられているが、実は細胞の中にもっと小さな細胞があり、その小さな細胞の中にさらに小さな細胞がある。このプロセスは顕微鏡の倍率を高くして見ると16段階まであり、ミクロ以下の大きさまで一段階ずつ続いている。

こうして小さな細胞が16段階に変化することを発見したライフはさらに研究を続け、ついにガンに関する全く新しい理論を打ち出した。それは「ガン細胞にある周波数を持つ光を当てると死滅する」というもので、数々の実験の結果それはガン、結核、腸チフス、ハンセン病、口蹄疫などで効果を示した。ちなみにそれを知ったサンディゴのアーサー・W・エール医学博士がライフの周波数エミッターを入手してガン患者の治療をしたところ、腫瘍が約十分の一にまで縮小し、再発することはなかった。このように1920年代には早くもライフがネサーンと同じような成果をあげていた。しかしライフの成果が引き継がれることはなかった。それは正統派の見解を脅かすものだったため研究は中断されて地下に潜らざるをえなくなり、ライフの良きパートナーであり後継者だったジョン・クレインも投獄された。誰が何の目的でやったのかは分からなかったが、研究を記録した何千枚もの写真と映像フィルムが跡形もなく消えてしまい、顕微鏡も修復できないほどに壊されてしまったからである。

ただ、ライフが開発した画期的な顕微鏡に関しては、1944年発行の著名なフランクリン研究所の専門誌が「新しい顕微鏡」という長大な論文の中で紹介している。ライフの顕微鏡と観察の成果は「幻の遺産」となってしまったが、それをその後ガストン・ネサーンが蘇らせてくれたのだ。

ライフやネサーンが残した実績に関しては、ぜひ『完全なる治癒』（徳間書店刊）をお読みいただきたい。ただしこの本は初版が出ただけで絶版になっているため、現時点では中古本として手に入れるしか方法がない。ぼくは出版社にぜひ再版してほしいとお願いしているのだが、そうでもしない限り、ソマチッド理論とその成果が広く正当に伝わらないばかりか、あの歴史的な「ガストン・ネサーン裁判」の勝利も歴史に封印されてしまうからである。ネサーン氏はまだ健在であるだけに、世界から評価され迎えられる日がくることを願いたいと思う。

社会的封殺の運命をたどった先駆者たち

ライフもネサーンも独自に開発した顕微鏡を使って血液中の小体を克明に研究し、ネサーンはソマチッドを正常化するカンファー製剤で治療効果を上げたが、一方ライフは、特定の周波数の電磁波を照射して効果を上げていた。これはいわばガン細胞に物質ではなく「情報」を与えるというものである。その効果はすでに述べた通り、その後フランスの医学者バンヴェニストの「モルモットの心臓実験」でも証明されることとなった。

パリのジョルジュ・ラコフスキー博士もまた、ガンに対する電磁波の効果を確認した。博士がさまざまな周波数を出すエミッターを開発し、それを使ってガンやさまざまな病気を治療したところ、そこに大きな効果が現れ出たのである。しかしラコフスキー博士もライフやネサーンと同じように「社会的封殺」の運命をたどった。フランスの食品医薬品局から「インチキ治療器具」の烙印を押され、効果のあるその器具が使用禁止にされてしまったのだ。

こうした事例は数限りなく列挙することができる。たしかに「インチキ治療器具」も多々あるにちがいなく、その犠牲者が大勢いるであろうことも十分に想像できるが、それにしても「画期的なガン治療」に対する異常なほどの監視の目が、現代医学や医療産業から厳しく向けられ続けている。それも、電磁波や周波数等々の効果は、量子真空の世界に属するものだからだろう。だから、もしそれが広く社会に認知されたなら、古典物理学的な立場に立つ現代医学とその医療が根底から覆されてしまう。そうした危機感が働いているからこそ、ライフやネサーンなどの研究成果が厳しくタブー視されてしまったのであろう。

ところで、日本にもライフやネサーンと同じように画期的な研究成果を挙げた人がいた。かつて獣医として活躍していた松浦優之医学博士がその人である。

今から35年前の１９７１年、バイオ・テクノロジー会社シーメックス・カナダ社及びカナダ、ゲルフ獣医大学に留学していた松浦は、哺乳動物のクローン技術を学ぶ過程で「流産の原因にウイルスやバクテリアが介在している」ことに気づいて研究を進めた結果、それをエレクトロン（10^{-12}ミクロン電子）を用いて物理的に殺滅できることを突き止めた。

と同時に、知人たちからロイアル・レイモンド・ライフに関する話も聞き、ライフの技術を再現してみたいと思うようになった。ライフの偉業とは、独自に開発した顕微鏡を使って生体や血液の中に微小な有機体を発見したことと、「細菌は体の状態に応じて無害なものから致死性の病原菌に変化する。そしてその病原菌は特定の周波数の光で殺すことができる」という発見だった。しかもライフはその効果をガン、結核、腸チフス、ハンセン病、口蹄疫などで確認していた。

ちなみに１９３４年には16人のガン患者を１００％完治させ、その成果が『サイエンス』

や『ネーチャー』に掲載されたりもした。それらの資料により、ライフが60ヘルツの周波数を使ってガン細胞を殺滅する成果を上げたことは分かったものの、その程度の情報だけではどうしようもない。そこで松浦はレイモンド・ライフの試みを最初からやってみようと思い立った。幸いにも松浦には海外に医師や細菌学者、分子生物学者などの研究仲間たちがいたため、松浦らは顕微鏡で精子を覗きながら1〜10000ヘルツの周波数をかけていくという実験を根気よく繰り返した。その結果、生命体にどの周波数が有用であり、どの周波数が有害であるかが判明してきたため、さらに結核菌や大腸菌などを使って周波数と生命活動の関係を研究し続けた。そして25年にわたる実験研究の果て、10000種の周波数の中から69種類の、生命体に効果的な作用をもたらす周波数を特定することができたのであった。

精子や大腸菌などによる実験研究が終わったあと、松浦は動物実験に着手した。しかしそれだけではまだ完成とは言えず、人間に対する効果を確かめなければならない。そこで自分自身の体を用いて試したほか、「健康クラブ」を結成し、会員にもその「電子照射機＝AWG(Arbitrary Waveform Generator)」を使ってもらった。

そんなある日、起き上がることも話すこともできず、意識も朦朧状態のガン患者が運ばれてきた。しかもその人が一週間後には歩き出し、稼業である米屋の仕事に復帰して重い米袋をかついで働きだした。そして「末期ガンが治った」と周囲の人々に言いふらしたものだから、噂が噂を呼び、ガン患者が次々と集まり始め、やがて海外からも訪ねて来るようになった。そして気がついたら、電子照射機は数多くの病人を救っていたという。

だが、しばらくして問題が起こった。薬事法違反の容疑をかけられてしまったのである。

1998年9月のある日、松浦の健康クラブに突然30人ほどの警官が押し入ってきて、松浦を夜遅くまで問い詰めたあげく、そこにあった三百台近くの電子照射機と大量の実験データや資料などを十トントラック二台分押収していった。松浦自身もいわれのない口実によって薬事法違反容疑で検挙され、留置所で2ヶ月近くの取り調べを受けた。しかも押収された電子照射機と大量の資料はいつのまにか焼却廃棄処分にされてしまい、再び松浦の元に戻ってくることはなかった。

この電子照射機は、数多くの治癒をもたらした。ロサンゼルスに住む国際弁護士ヘンリー・コウダさんもその一人。2001年10月に5〜10センチ大の複数のガンが大腸に発見されたコウダさんは、アメリカの四つの有名病院を回ったがすべての病院で希望なしと診断されたため、日本に足を運んで病院を訪ね歩いた。だが診断結果はみな同じで、予後不良と診断された。ところがひょんなある出会いから松浦を知り、浜松に出向いて電子照射機を借り、アメリカに帰った。するとその約2ヶ月後の2002年4月にはガンがほとんど消滅し、9月の検査ではアメリカの病院から「もう大丈夫」と診断された。

いったいなぜガンが消えてしまったのか。その理由を松浦は次のように説明する。

ガンなどの病的細胞の表面は膠質膜で被われ、プラスイオン帯電タンパク粒子で形成されていることを突き止めましたから、ここに特定の周波数を持つマイナスイオン電子波動を照射しますと、ガン細胞が破壊的な共振作用を引き起こして自滅してしまいます。すると免疫力が高くなり、そこから自然治癒力が働き出す。つまり病的な症状を治癒してくれるのは、あくまでもその人自身が本来持つ自然治癒力であって、電子照射機は治癒力を高める条件を作りだすにすぎません。

健康回帰の道しるべ

赤血球や人体のいたるところに、細胞よりもはるかに微小な生命体ソマチッドが無数存在するという事実は、現代生物学や医学を根本から変革する威力を持っている。現代医学は細胞を生物の基礎単位とし、生命のメカニズムをDNAなど分子生物学から解明しようとしているが、化学反応がいかに細密に分析されようとも物質から生命へのジャンプは謎のままである。しかし量子真空の「波の場」の中で波動（情報）がソマチッドとして最初の生命分化の具体的な形態を現し、それがAFD現象により進化して赤血球、体細胞に成長していくと考えれば、物質から生命への過程の「失われた環」も見えてくるのではなかろうか。

千島が直感していたものはまさにそれだった。千島は生命進化のプロセスを発生論、進化論的に考察し、「超エネルギーの凝集↓エネルギー↓素粒子↓原子↓分子」と考えていたが、そこに量子物理学とソマチッド理論等々を加えれば、「気」からソマチッド、そして「血」への進化プロセスと「気血一体」の重畳的構造が一段と鮮明になってくる。千島自らが言うように「千島学説はまだ荒削りの理論」ではあっても、千島没後の数多くの研究成果が、千島学説の正しさを裏付けてくれているようにぼくには思える。

さて、終章のテーマは「健康回帰の道しるべ」だが、「回帰」という以上は、まずその出発点（原郷＝健康な自分）と、そこからここまでの道のりを知らなければならない。ガン患者から健康な自分に回帰するためには、まず何よりも帰り道の明快な道標が必要なのだ。それなくして不安と恐怖に突き動かされるまま、ただガムシャラに走ってしまっては、いつしか迷路やワナにはまり、やがて疲れ切って息絶えてしまうこともあるからだ。

それも「健康回帰の道」が分からないからであって、ガン患者たちは現代医学のガン治療マップが示す道を、医師たちの道案内を全面的に信頼して、ひたすら健康な自分に帰れる日を夢見ている。しかし、これまでに同じその道を歩いて行った多くのガン患者たちははたしてどうなったか。彼らの圧倒的多くが「原郷＝健康な自分」への帰還ではなくて、悲しくも「死の墓標」へとたどり着いてしまったのではなかったか。

これに対して千島学説は、「帰るべき回帰の道」をはっきりと示してくれている。すなわち、ガンなどの病気の原因は異常血球・リンパ球が病変分化したものだから、健康回帰するには赤血球を健康な状態に戻せばいい。

「気」は量子真空世界の現れでもあり、意識や考え方、感情などが「血」に強く反映されてくる。それだけにストレスやトラウマは要注意で、その反対に何かで一気にジャンプして全身をコヒーレントな光で満たすことができるなら、強烈にプラシーボ反応が働いて「劇的な治癒」も起こりうる。そんな奇蹟めいたことは期待せずとも呼吸法やイメージ療法等々で気の調整が可能なら、それはプラシーボ反応を呼び起こし、当然血にも影響を与える。しかし、気の効果にだけ頼るのは危険であり、やはり最も基本になるのは「血の健全化」であろう。そしてそれには血の素となる食を根本から正すこと、それに加えて血流を正常化するための「動」もまた重要なテーマになるだろう。

これを健康な自分への回帰の道の道標として示せば、「ガン↓赤血球（↓ソマチッド）↓食&気↓（電子↓）量子真空」ということになるだろう。これはガン組織が誕生するに至った逆の経路であり、だからこそ「回帰の道」と言えるのだ。といっても、自分で「回帰の道標」を確認することは難しい。赤血球もソマチッドも自分の目で見ることができず、もちろん「気」も「量子真空」もまるで幻の世界のようであるからだ。しかしその「回帰の道」には一つだけ、誰もが分かる確かな道標が立っている。それは血液を造る「腸」であり、腸の状態は便通や皮膚観察などを通して、誰もが比較的はっきり確認することができるのである。

胃相・腸相が悪いとガンになりやすい

なぜ、腸の状態が健康回帰の道標になりうるのか。そのワケを千島学説的に言えば、食べた物は胃腸に送られ、腸が血を造る場として機能しているからである。現代医学の定説では消化管を「食べ物を高分子程度に分解して吸収する化学工場」のように考えているが、千島学説では腸こそが造血臓器であるとする。すなわち、千島学説の腸造血説によれば、「小腸内で食べ物が無構造な有機物の塊（モネラ）を形成し、このモネラから小腸絨毛上皮細胞が新生し、その小腸絨毛上皮細胞から小さな赤血球をいくつか孕んだ赤血球母細胞が新生し、赤血球が造血される」のだ。

要するに、腸は造血臓器であり、健康な腸が健康な血と身体を造る。これが千島学説的な考え方であるが、このことを腸の観察によって実際に裏付けてくれているのが、ベストセラー『病気にならない生き方』（サンマーク出版刊）や『胃腸は語る』（弘文堂刊）などの著者、新谷弘実医師であろう。新谷医師は1969年に世界で初めて大腸内視鏡「コロノスコープ」を使って大腸ポリープを切り取ることに成功し、世界から熱い脚光を浴びた外科医である。開腹手術をせずにポリープを切除するこの技術は、その当時世界で新谷医師ただ一人だけのものだったため、その腕はひっぱりだことなり、以来35年以上にわたって日本とアメリカで30万人以上の胃腸内視鏡検査を行ったキャリアを誇っている。その新谷医師が言う。

膨大な臨床結果から、私は「健康な人の胃腸は美しく、不健康な人の胃腸は美しくない」ということを教えられました。こうした胃腸内の状態を、私は「人相」になぞらえて「胃相」「腸相」と読んでいます。健康な人の胃相・腸相はよく、不健康な人の胃相・腸相は悪いということです。胃相・腸相にもっとも大きな影響を与えるのは、食歴と生活習慣です。英語には「Yuo are what you eat.」という格言があります。これは「あなたはあなたが何を食べているかで決まる」ということです。私たちの体は、日々の食事の積み重ねの結果であるということです。（『病気にならない生き方』）

30万人以上の胃腸内視鏡検査をしてきた新谷医師が得た結論は、胃腸が健康状態を正直に現しているということだった。そして、その「胃相・腸相を良くするのは食べ物だ」と。

この事実は、当たり前のことのように見えていて、実は千島学説の真実を物語ってくれている。食が血となり体を作る。しかもその造血の場は腸である。だから、「胃相・腸相」が良い人は健康であり、「胃相・腸相」が悪いと血が劣化してガンが発症することもある。すなわち「腸」の状態が、健康回帰の一つの道標になっているとも言えるのである。

ところで腸相を良くするにはどんなものを食べたらいいのか。これに対して新谷医師は、世の中に流布する「健康の常識」や「健康神話」に警告を発している。詳しくは『病気にならない生き方』をお読みいただくとして、例えば、腸のために良いとされている市販のヨーグルトを常食していると腸相が悪くなる。また市販の牛乳を飲み続けているとそれは体内で「錆びた脂」となり、ある意味で「最悪の食べ物だ」とする。さらに妊娠中に母親が牛乳を飲むと、子供がアトピーやアレルギーなどを引き起こしやすくなり、白血病や糖尿病などの病気を発症する原因にもなるという。牛乳が骨粗鬆症を予防するのに役立つという常識も実は間違いで、市販の牛乳の飲み過ぎこそが骨粗鬆症を招き、その証拠にアメリカやデンマークなど世界4大酪農国で股関節骨折と骨粗鬆症が多いのはそのためではないかと言う。

本来は健康にいいはずの牛乳や乳製品が、実際にはさまざまな問題を引き起こす。その理由は飼料の質や殺菌熱処理などにあり、それを解決しない限り今の乳産業に未来はない。そしてこの問題を解決するものとしてすでに「免疫牛乳・免疫ヨーグルト」などが登場してきており、これはパワフルな水などで牛を育て、乳製品が本来持つ免疫力を強化したものだ。ポップが発見したように、健康な食べ物は光のコヒーレンスが高い。そして乳製品を含めた食べ物のコヒーレンスを高めるには、量子論的な技術が必要になってくるのである。

もちろん肉食にも強い警告を発し、たとえ食べても食べ物全体の10～15％が限度とする。以上の内容は「自然食派」にとってはほぼ常識的な内容ではあるが、新谷医師の場合はそれが実際に30万例もの胃腸を見てきた結果の明快な結論であり、「胃相・腸相」と「病気にならない食べ方」の関係であるだけに、非常に強い説得力を持っているのではなかろうか。

新谷医師は、もちろんガン患者とその腸相についても述べている。「どんなガンを発病した人も、例外なく腸相が悪かった」そして「ガン患者の食歴では、動物食（肉や魚、卵や牛乳など動物性の食物）をたくさんとる傾向が強かった」と。たとえそうだったとしてもまだ決して遅くはない。「では、どうしたらいいのか」、これに対して新谷医師は次のように言う。

ひとことでいえば「ミラクル・エンザイム」を消耗しない生活を送るということです。「ミラクル・エンザイム」というのは、人間の生命活動を担っている５０００種以上の「ボディ・エンザイム（体内酵素）」の原型となるエンザイムのことです。

エンザイム（酵素）というのは、生物の細胞内に作られるタンパク質性の触媒の総称で、植物でも動物でも、生命があるところには必ずエンザイムが存在しています。

私たちの健康は、日常何気なく行なっているさまざまな行為に支えられています。食事、水補給、運動、休養、睡眠、精神状態、――こうしたもののどれか一つにでも問題が生じれば、その影響は体全体におよびます。そんな人体の複雑なつながりを担い、健康に生きるために必要な恒常性を保つ役目を果たしているのが、ミラクル・エンザイムであると考えています。

そこで「新谷食事健康法」では、穀物と野菜中心の食事をし、肉、魚、乳製品、卵などの動物性の食物はなるべく少なくするように勧めている。しかも少食を…。新谷食事健康法のその効果は素晴らしいもので、新谷医師が治療したガン患者のガン再発率は「ゼロ%といえるほどになった」という。この事実も、千島学説の「食↓（腸↓）血↓体細胞」という健全な分化が促されたことを意味しているのではなかろうか。

病院のガン治療で完治したという話も多く聞く。そしてそれは「現代医学のガン治療に効果があった」という文脈で語られることが多いが、ぼくはそれを次のように解釈している。

確かに現代医療のガン治療は、緊急施術としては奏功したにちがいないが、ガンを真の治癒に導いたものは、その人が本来持っていた治癒力そのものであり、それも治療後に食を正したり、治癒力を高める何かを続けていたからではなかったのか。またそこには、退院できた喜びや、新たな人生への希望などから「気」が高まったこともあったにちがいない。つまり「気血の改善」こそがガン治癒の真のパワーであり、決して手術や抗ガン剤や放射線照射がガンを完治させたのではない、と…。その証拠に、いったんガンが治ったとはいっても、食や気が乱れたままならばやがて再発し、あるいは転移するといったケースが実に多い。しかし新谷食事健康法が示すように、食さえ改善すれば再発率がゼロに近くなってしまうのだ。

『沈黙の世界』（ピカート）とガン

きれいな腸であることが健康の基本、そしてたとえガン患者でも、食べ物さえ変えればガンの再発がほぼゼロになる…。膨大な数の患者の胃腸を内視鏡で観察し続けてきた新谷医師のこの指摘は、まさに「千島学説的なガン治癒法」の核心を突く。なぜなら腸で血が造られ、血が健康になればガンも消えたり無力化してしまうからだ。そしてその際に大きくものをいうのが酵素であって、このことはポストゲノムとして登場した糖鎖の科学でも明らかにしていることだ。それらのメカニズムは化学反応として細密に分析されているが、しかしその背後には「気の作用」、つまり量子真空の働きがある。

このように「健康回帰の道標」は、まず腸の状態を知ることだ。それは日々の便通状態でよく分かるし、また「胃相・腸相」は皮膚にもそのまま現れるから、シミやシワ、肌荒れ状態も腸からのメッセージである。もちろん足裏や足の甲にもそれは正直に現れ出る。まさに「食」、そして「血の状態」と「気の具合」が健康と美容の決め手になっているのである。

ガンはガン細胞を殺してしまえば治るというものでは決してない。ガン患者には血液がガン化するに至ったそれぞれの物語があるからで、それは放射線や化学物質、事故、ショック、鬱状態等々のトラウマ（衝撃的体験）が原因で発症することもあれば、「食」から始まっていることも多々見られる。また量子真空の波動を受けた「気」が強く作用して発症することもあるだろう。それだけに「ガン発症の物語」をまず理解することが必要であり、そこから初めて「回帰の旅」が出発できる。そして、健康回帰の旅の一つの道標となるものこそ「腸相」と言えるだろう。そこで血が造られ、血が気血の状態を物語ってくれているからである。

ぼくが千島学説に出会ったのは学生時代のことだった。その当時、実はいつも愛読していた本があった。それは『沈黙の世界』（みすず書房刊・佐野利勝訳）で、マックス・ピカート（1888～1965）の著作である。ドイツの医師だったピカートは、やがてスイスのルガノ湖畔に居を移し、思索と著作活動とで晩年を送ったが、『沈黙の世界』はそんなピカートが長く深い瞑目と思索の果てに生み落としたものだった。ピカートは、「沈黙は人間の根本構造をなすもの」で、「沈黙は一つの存在せるもの、一つの生きてはたらいている現実である」という。

沈黙には始めもなければ、また終わりもない。
沈黙は、いわば創造に先だって在った永劫不変の存在のようだ。
沈黙は目で見うるものではない、しかしそれは明瞭に存在している。沈黙はどのような遠方へでも伸び広がってゆく、しかもそれは常にわれわれの身近にある。

沈黙からは、大きな治癒力と援助の力とが放射している。

それは、もろもろの事物のなかに蔵されている侵すべからざるものを強め、搾取と略奪とが諸事物にあたえた傷害をやわらげる。そして、諸事物を破壊的利用の世界から全き存在へと奪いかえすことによって、それらをふたたび完全にするのである。

沈黙のなかには、あの聖なる荒野がある。

沈黙においては、存在と作用とは一体をなし、融合している。沈黙は、そのなかに住むもろもろの事物に、沈黙の有する存在の力を分かちあたえるのである。


ピカートの言葉はまさに沈黙の世界から生まれ出た結晶そのもので、それは、宇宙と世界、人生、生命を啓示する深淵なメッセージのようでもあった。そのときのぼくは「沈黙」という言葉にまだ詩的、哲学的な響きしか感じていなかったが、やがてそれが「量子真空」を黙示していた言葉であったようにも思えてきた。ピカートは、沈黙には「大きな治癒力と援助の力とが放射」していて、それが「諸事物を破壊的世界から全き存在へと奪い返し、再び完全に戻す」という。ぼくはそこに、妹の死を契機に知ったあの旧約聖書のメッセージ、「ビー・フルートフル！」が重ね合わされて響いているように思えたのである。そしてそのことが、千島学説に対するぼくの興味を深めてくれたのだと思う。

ピカートは「病と死と沈黙」のなかで、次のような言葉を結晶している。

病者のもとにある今日の沈黙は不気味である。なぜなら、本来健康な生命の一部であり、健康な生命のなかに生きてはたらいているべき沈黙が、今やそこから追い払われているからである。沈黙はもはや穏やかにではなく、兇暴に人間に迫るのだ。かつては健康な幸福であった沈黙が、今日では脅威となり不幸となったのである。

兇暴で復讐的な沈黙そのもののような病気もある。その沈黙が復讐的であるのは、それが追放されたからなのだ。癌はそのような病気である。

現代医療から追放されてしまった沈黙（量子真空世界）は、人間に対して兇暴に迫るようになった。沈黙は本来「癒しの力」を働かせてくれたはずなのに、いざ追放されるや逆に脅威となって不幸をもたらすようになった。「人間の内部に沈黙がなければ、一切を占領する強烈な対象性が幅を利かす」というピカートは、医師として、詩人として、思想家として、いまのガン治癒の愚かしさを語ってくれているかのようだ。ピカートは、沈黙の世界を追放した上に君臨する「喧噪の科学と医療」を「人間の危機」として捉えていたのである。

般若心経と量子真空世界の協奏曲

妹の死の悲しみを体験したあとで出会ったこの『沈黙の世界』が、千島学説への序奏をぼくに奏でてくれたような気がする。千島学説の「気血理論」が、あたかも生命が沈黙の世界から生まれ出るドラマのように思えたからだった。しかもその背後に「気の働き」が感じられ、その「気」も沈黙の世界から現れ出てくるものに思えた。そんな直感があったからこそ、その後「量子論」にも興味を抱いたのだと思う。

そして2004年秋の弟の病気と死を通じて、今度は「虚空」の神秘にいざなわれた。虚空とは般若心経の「色即是空・空即是色」にいう「空」である。

ここまで発展してしまうとやや宗教じみてしまうが、自らが難病に苦しんできた生命科学者の柳沢桂子さんもまた、『生きて死ぬ智慧』の著作で、「般若心経」の一節を次のような現代訳でメッセージしている。

「色即是空　空即是色」

お聞きなさい　形のあるもの　いいかえれば物質的存在を　私たちは現象としてとらえているのですが　現象というものは　時々刻々と変化するものであって　変化しない実体というものはありません　実体がないからこそ　形をつくれるのです　実体がなくて変化するからこそ　物質であることができるのです

「是諸法空相」

お聞きなさい　あなたも　宇宙のなかで　粒子でできています　宇宙のなかの　ほかの粒子と一つづきです　ですから宇宙も「空」です　あなたという実体はないのです　あなたと宇宙は一つです

柳沢桂子さんのこの現代語訳によれば、そこでは般若心経と量子真空の世界が見事な協奏曲を奏でている。そして千島学説もごく自然に、それと鮮やかに共振・共鳴する。

本来は医学も医療もその上でなされなければならないものだろう。しかし、実際には、現代医学は癒しの力を宿した沈黙を追放し、医療は喧噪が支配するものになってしまっている。だが沈黙の世界が厳然と存在していることに気づくとき、そこに「回帰」の回路は開かれる。

その健康回帰の回路を開くのは、千島学説にほかならない。だからこそぼくは千島学説を、沈黙の世界がすっかり封印されてしまい、喧噪のみが支配しがちな現代に、微力ながら再び蘇らせたいと願っている。

あとがき

ガンと言われてからまもなく一年になる。その宣告がぼくにこの原稿を書くきっかけを作ってくれたのだったが、なんとか一冊の本を書き終えたいま、「で、どうなの？」という声がどこかから聞こえてきそうだ。「千島学説のことを書くのもいいけれど、あんたのガンはいったいどうなったんだ？」と、シビアに問い詰める声が…である。たしかに、いかに千島学説を熱っぽく語ってみても、肝心の本人が「ガン死」してしまったら意味がない。読者の多くが求めているのは「論より証拠」であって、理屈理論はともかくとして、どうしたらガンの不安や苦しみから解放されるのかということだろう。

どうやらぼくには「その後」について書く責任がありそうだ。それ抜きでは、半信半疑が深まるばかりで、かえって混乱を与えてしまうことにもなりかねない。というわけで「その後のガン」だが、まず言えるのはここに「あとがき」を書いていること自体が、健在を証明することになるだろう。ただ残念なのは「完治しました！」と、胸を張って高らかに宣言できなかったことである。というのも、ぼくのガンはいまだに健在？であり、この一年で「劇的な治癒」には至らなかった。しかし宣告時には「3.5×2.5センチ」だったものがいまは2センチ少々で、しかも体からの明らかな孤立感がある。現代医学が言うごとく、ガンがもし「猛烈な細胞分裂を繰り返してどんどん増殖していく」ものだとしたら、一年が経ったいま多少なりとも退縮しているこの事実は、それなりにりっぱ?なこととは言えまいか。

それに「ガン宣告」からの一年は、例年以上の迫力でいくつも仕事をやり遂げたのだから、その意味でも手術、ガン治療を受けないで本当に良かったと思っている。

もしガン治療を受けていたなら、抗ガン剤の副作用で体力、免疫力が衰えたばかりでなく、仕事にも影響が及んで経済的にも大変だったにちがいない。また家族や仕事先や周囲にも迷惑と負担をかけ、それがさらにストレスとなっていっそうガンが悪化していたかもしれない。これは決して単なる「仮定」ではなく、多くのガン患者たちの周辺で起こっている「現実」である。実際、ぼくの先輩は何度もガン治療を受けた後、苦しみぬいて悶死したばかりか、遺された家族は借金に押し潰されて住む家すら失った。そこまで悲劇的ではなかったにしても、多くのガン患者が生命、家庭、仕事、経済、人生等々の破綻の脅えにさらされている。ガンは患者の生命ばかりか人の幸せすら吹き飛ばすほどの破壊的なパワーを持っているのだ。

しかし、それは現代医学の「ガン観」とガン治療に呪縛されるからのことであって、千島学説的な見方をすれば事情は大きく違ってくるだろう。その事例としては、国際弁護士、小島さんの治癒例や、ぼくのこの一年の治癒プロセスもある。すなわち「3b期のガン患者」であっても、問題なく普段通りの仕事や生活ができ、ガンの退縮すら起こりうるのだ。この事実を示すことができただけでも、ぼくのこの一年には大きな意味があったと思っている。

そしてガンになった何よりもの収穫は、ここに一冊の本が生み出せたことだろう。いつか千島学説について書いてみたいとは思っていたものの、医師でも医学研究者でもないぼくには立場もきっかけもなかった。たとえ何かを書いたとしても、それは「門外漢の無責任なたわごと」と一蹴されたにちがいないし、千島学説の概要を書いても、その程度なら千島博士が残した著書や論文を読んだほうがはるかにいい。また「千島学説研究会」を主宰してきた忰山紀一さんの優れた著書群もすでにあったから、ぼくが書いたとしても文字どおりの「蛇足」でしかない。しかし一年前のガン宣告はラッキーなことに、ぼくに「ガン患者」として書く足場（資格？）を幸運にも与えてくれたのである。

　こんなのんきなことが書けるのも、幸いにも千島学説を知っていたことと、楽なかたちで「千島学説的ガン治癒の道」を踏み出すことができたからだった。その意味で、妻の数々のバックアップは大きな支えとなった。その一つに情報的なサポートがあり、また日々の食事でも、玄米と発芽玄米に十数種類の雑穀を混ぜておいしく炊き上げてくれた。いや、玄米は誰が炊いてもおいしいのだが、その美味に加え、妻のコヒーレントな光（意識）がさらにパワフルないのちを吹き込んでくれたのかもしれない（笑）。

　ぼくの「ガン治癒ウェイ」は玄米食を基本に、糖質栄養素や微量元素《ミネラル》、酵素、プロポリス、天然抗酸化剤等々のテキトウ？な摂取、また週に一回ほど「足もみ」に通うことなどで組み立てられた。こう書くと、さも折り目正しく「食養＝血の改善」と「血流＝動」に努めたような印象を与えてしまいそうだが、それはあくまでも「メニュー」にすぎず、それがそのまま「現実」のものとは成り難かった。その理由は途中で大変な「仕事呪縛」に遭ったことと、ぼくが「いい加減」だったからである。なぜかは知らぬが、ぼくは何かに縛られるのが大嫌いで、予定表や計画表を作っても、その通りに事が進むことなど稀にしかない。だから「食べた？飲んだ？」と聞くことが妻の日課となり、生返事をしたり、「集中してるんだから雑音禁止！」と突っぱねるのがぼくの常だった（反省）。それでも玄米だけはなんとか食べ続け、忘れがちではあっても治癒にいいと思うものは不規則ながら摂取した。

「息を完全に吐き出せば、自然に空気が入ってくる。吐き出す、つまりまずギブすれば、意識しなくても必要なものすべてが入ってくる」というスーザンさんの言葉ではないが、ウェブサイトでリアルタイムの連載を吐き出し続けたことが、「必要なもの」が与えられ続けた秘密だったように、いま思える。探し続けていた「千島学説全10巻」がすぐ近くで見つかったり、「ウソの骨髄移植」をした本間直行君のお母さんと話ができたり、松浦博士と出会えたのもラッキーなことだった。また国際弁護士、小島さんの体験談や、酒向医師の本との出会い等々も、忰山さんが「千島学説研究会」を続けてきてくれたからのことである。こう考えるとこの本が、数多くの人々や情報が響き合って奏でるシンフォニーのようにも思えてくる。千島博士が書き遺した楽譜（千島学説）から、不思議なくらい自然発生的にさまざまな音が生まれ、それらが重なり合って響いてくるように感じられるのだ。

いや、それはシンフォニーというよりは、ジャズに似たものかもしれない。シンフォニーではオーケストラを指揮する指揮者の腕が問われるが、本書はぼくが指揮したというよりは、単にモチーフとイメージを示したにすぎない。ガン患者として千島学説にコヒーレントな光（意識）を向けて小さな音（連載）を発したとき、それに呼応するかのようにあちこちからさまざまな音や声や情報が自然発生的に鳴り響き始めた。そのさまはラズロ博士の言う「量子真空のマジック」のようであり、ピカートが暗示する「沈黙」から言葉が生まれるプロセスのようでもあった。「呼吸」とは吸気を呼び込むこととぼくは見たが、本書はその反対に、連載で吐き出したあと思いっきり吸い込んだ情報や出会いのエネルギーを、再び自然に吐き出していくような感覚から生まれたものだった。

こんなふうに言うと、まるでぼくの自発性がなかったようにも聞こえるだろうが、そうではなく、逆にぼくは自発性、創発性だけを絶えず強く意識していたような気がする。仕事のとき以外は、常に千島学説のことを考えていたように思う。何をどう書くかという具体的なシナリオがあるわけでもなく、ただ意識の世界で「この指止～まれ！」とコヒーレントな光を発し続けていたのである。それはある意味で「気を正す」営みでもあり、自分のガンのことを考えたのではなく、千島学説が示した生命の神秘の世界に遊んでいたのだ。すると、現代医学で行われていることの奇怪さがますます鮮明にあぶり出されてきた。しかもその「空気呪縛」の中で、友人を含めた多くのガン患者たちが犠牲になろうとしているかのように見えてきた。そのときに、そろそろ本としてまとめてみたいと思うようになった。

気がついたら「ガン宣告一周年」の季節を迎えていた。一年後のぼくは元気だが、ガンに苦しむ友人や患者たちに少しでも早くこれを手渡せたらと思う。病院でガン治療を受けている患者にとっては、かえって混乱を招くことにもなりかねないが、しかし、たとえガン治療を受けていても、「食＝血」と「呼吸＝気」を整えることくらいはできるだろう。それに、たまには裸足で草むらや土を踏みしめることも可能だろうし、足もみだってその気になればできるはずで、それは間違いなく「血流=動」を促進してくれることになるだろう。そしていざとなったらAWGもある。いまや末期ガンにも自己治癒への希望があるのだ。

少しでも「気血動」が整えば、そこから体内に「ビー・フルートフル！（免疫力・自然治癒力）」のパワーが蘇る。加えて千島学説で「ガンの正体」が医学的に理解できたなら、小島弁護士のようにやがて迷いや不安が消え、そこからコヒーレントな光が希望と勇気を開き出してくれるだろう。しかもこれらはほとんどお金をかけずにやれることばかりである。また経済的に多少余裕がある人ならば、「気血動の調整」に加えて酵素や糖質栄養素、ミネラル、プロポリス、香り、天然抗酸化剤等々と、財布具合に応じていくつか効果的なものを組み合わせれば、相乗効果が発揮されてさらに治癒パワーが増すことだろう。

本当は、これらのことに関しても詳しく書きたいと思っていたのだが、紙面的な制限もあって今回は割愛してしまった。しかし、そのエッセンスだけをここで簡潔に述べてみたい。

まず酵素の重要さは新谷医師も言うように生命活動に不可欠なもので、酵素が人体の複雑なつながりを担い、健康に生きるために必要な恒常性を保つ役目を果たしている。また糖質栄養素も細胞間コミュニケーション（会話）に不可欠で、それが糖鎖を構成して「言葉」の役割を果たしている。ガン細胞には決まって糖鎖異常が見られるし、糖鎖が異常化すると免疫力も低下する。それだけに健全な糖鎖形成に必要な単糖（最低8種類）を食べ物から摂取しなければならないのだが、いまの食生活ではほんのわずかしか得られない。そこで緊急手段としてサプリメントから糖質栄養素を摂ったほうが手っ取り早いということにもなる。

一方、微量ミネラルは一次タンパクを生成する際に非常に重要で、千から五千個のアミノ酸がペプチド結合してタンパクを生成するときに、その作用基の要になるのが微量ミネラルとされている。ミネラルが欠乏するとタンパクは構造的に不安定になって、激しい分子運動に耐えられなくなる。酵素というのは生物の細胞内に作られるタンパク質性の触媒の総称だから、微量ミネラルが欠乏してしまうと体内の化学工場の働きに重大な支障が及ぶのだ。第2章で紹介したFさんは微量ミネラルを大量摂取して窮地を脱したが、ぼくもそれにならってみたというわけである。

またプロポリスの場合は、自然治癒力の発現を促し、なぜか非常に高いプラシーボ反応を引き起こす。特定の成分がガンに効くというよりは、まるごと摂取することに大きな意味があるようだ。以上は細胞レベル、分子レベルでの話だが、さらにミクロの世界で重要な働きをするのが「香り=匂い」であろう。そのほか「抗酸化作用」や「特殊な鉄分」など、生命や意識のコヒーレンスを高めてくれるものは数限りなくある。その一つだけでもプラシーボ反応を引き出して治癒力を高めてくれるはずだが、千島学説を基本としていくつかを組み合わせて活用すれば、さらに相乗効果も高まるというものだろう。

要するに、体自体が治りたがっているし、体は治し方をちゃんと知っている。それだけに、そのパワーの働きの邪魔をしないことが患者としての基本マナーなのかもしれない。

とは言っても、「ガン呪縛」にかかってしまうとこれがなかなか難しい。高額の高度先進医療でさえガン完治は難しいのだから、まさかその程度のことでガンが完治するはずがないと考えてしまうからだ。ぼくは医師ではないから治療法を示すことはできないが、治癒に関しては自分の体験を語ることができる。とにかく一年前に「一刻も早く手術をして化学療法を受けないと危ない」と言われたぼくが、その後無茶苦茶な仕事をしながらも元気でこうして「あとがき」を書いているのだ。しかもぼくは、千島博士から「破門」を宣告されるくらいのとんでもないことを実は続けていた。それを告白すると幻滅されるにちがいないが、集中して何かを考えるときやものを書くときに、ぼくはほぼ無意識のうちに喫煙と珈琲に浸かっている。この二つはぼくにとっていわばコヒーレントな光を呼び込み高めるための発信機のようなもので、早い話、それが数々のひらめきに誘ってくれたのだ（と弁明しておきたい）。

こんな無茶が続けられたのも全身転移がなかったからであって、もしもガンが全身に広がっていて末期と宣告されたなら、ぼくは一時期仕事から手を引いて、潔く「究極の治癒の旅」に出るつもりだった。その旅とは、一つはカナダでガストン・ネサーンの治療を受ける旅であり、もう一つは原始感覚と根源的治癒力を呼び戻すための自然の中への旅だった。前者は封印された治療の体験取材でもあり、後者はAフィールドにハイジャンプする意識の旅である。

「究極の治癒の旅」に出て仕事から解放されてしまえば、喫煙&珈琲というぼくの「ひらめき発受信機」も不要になる。そしてその結果、「末期から一気に元気」に劇的なジャンプができたなら、この『「ガン呪縛」を解く』の本は、もっとドラマティックで、インパクトの強いものになったにちがいない。

そんな思いが心のどこかにあったからこそ、「転移なし」の医師の言葉に、一瞬ガッカリしたのだった。とにかく初期であろうが末期であろうが、ガンは決してそれほど恐いものではない。「気血動の調和」さえ取り戻せば、自然と治癒力が働いて治癒に至ることができるのだ。

というわけで、幸か不幸かぼくは「究極の治癒の旅」に出る機会を逃してしまったが、これらのテーマに関してはいつか新たに取り組んでみたいと思っている。

余談だが、ぼくの尊敬する経営者が前立腺ガンを宣告され、そのこともあってか会社経営から一切身を引いたとき、ぼくはガストン・ネサーンに関する本を贈呈した。その方を絶対にガン治療の犠牲者にしたくなかったからだった。要するに、いざとなったら「奥の手」があることを本を通して知ってほしかったのである。ところがその人は、同じ時期に勧めた「足もみ整体」に通い、また自由の身になった楽しさからか、そんな懸念を吹っ飛ばすほど元気に生きているため、カナダの旅の勧めもどうやら「余計なお世話」に終わりそうだ。これは実に嬉しいことで、とにかく治癒にはさまざまな道がある。ガンを恐れてはやがて呪縛され餌食になってしまうが、何かに希望と自信さえ持てれば、そこから不思議な力が蘇ってくる。加えて千島学説を知れば、ガン呪縛も間違いなく解けるだろう。そうした人が一人また一人と出てくるとき、その事実が世の中の奇怪な空気支配に水を差してくれるにちがいない。

この一年には本当にさまざまな出会いやハプニングがあり、それらすべてが絡み合って本書を生み出すパワーとなってきたのだったが、その中にはアメリカからメールや電話でアドバイスをしてくれた方もいる。それは松野哲也博士（コロンビア大学・ガン研究センター教授）で、その著書『がんは誰が治すのか』には、本書のエッセンスが明瞭簡潔に述べられている。プロポリスの研究から始まり、ガン、意識、量子論、プラシーボと続くそのベクトルには、本書の展開を誘い出してくれるかのような響きがあった。松野博士とのコミュニケーションはもっぱら妻の役割で、ぼく自身はつい最近までメールも電話もしたことがなかったのだったが、ぜひいつかお会いしてさらに学ばせていただきたいと願っている。

編集者であるぼくは一年前のガン宣告を機に、「千島学説」という包丁を手に、さまざまな素材（資料・情報）を調理してここにささやかながら一冊の本として何とか盛りつけてみた。編集作業というのはまさに料理のようなもので、素材とアイデアがなければ何も始まらない。ということから、本書では千島学説のアイデアのもと、さまざまな素材を使わせていただいたが、栄養価の高い素材を提供してくださった数々の本や方々に、改めて心から感謝したい。

料理は、「食べてくれる人」の顔を思い浮かべながら作るものであり、食べて元気になってくれるならこれ以上の喜びはない。しかしさて、果たして本書はどうであろうか。いよいよ脱稿する段になって、そうした不安と戸惑いがまだ残ってはいるものの、願わくば本書をおいしく食べていただいて、ぜひ健康で幸せな人生を生きてほしいと切に願っている。

２００６年５月　「ガン宣告一周年記念日を目前にして」　稲田　芳弘

第四版の「おわりに」

ガンを放置しておくと、ガン細胞が異常に分裂増殖してやがて転移、そしてついには死に至る。これが現代医学のガン観であり、そこから「ガンは恐い」というガン呪縛が生まれた。これに対して千島学説では、「ガンは気血動の不調和（乱れ）の結果生じたもの」とする。ガンが気血動の不調和の結果であるとすれば、いかにガン腫を切ったり毒で殺しても、背後の真因を解決しない限り完治には至らない。それどころか、毒や放射線が体の免疫力にダメージを与え、さらに深刻な状態へと追いやり、やがて「再発・転移」がもたらされる。

四年余り前に「ガン宣告」を受けたぼくは、そのこと（千島学説）を知っていたがゆえ、病院でのガン治療をはっきりと拒絶して「千島学説的治癒」を選んだ。「治療」することで完治どころか、いっそう深刻な泥沼に陥っていくであろうことを看破したからだった。とはいえ「ガン呪縛状態」にある医師からすれば、ガン治療を拒むことが自殺行為と映って当然だったろう。そこで医師は筆者のいのちを心配して、「一刻も早く治療を！」と自宅にまで電話をかけてくれたほどだった。入院治療を急がない限り、乳管ガンの異常増殖が避けられないばかりか、すぐにも肺や肝臓、脳、骨などに転移すること必定と診たからである。

以来、早くも四年余りになる。果たしてその後のぼくのガンはどうなったのか。ぼくのガンはしばらくほとんど変化しなかった。だが去年の6月頃から、ガン腫上部にかさぶたができては何度も剥がれ落ち、さらに暮れからは、ガン細胞が勝手に死滅して、膿となって流れ出した。それは、「ガン細胞は決して死なず、ものすごい勢いで増殖あるいは転移する」という現代医学のガン観を見事に裏切るものであり、かつ「ガンは慢性炎症である」とした千島学説を、そのまま鮮やかに裏づけてくれるものだった。ガン細胞が死滅して膿となって流れ出すや、その部分に大きな穴が空き、そこにまるで「カルデラ湖と外輪山」のような風景？が出現した。そして穴の内の肉が盛り上がりつつ、外輪山が低くなるといった変化を見せ始めた。その果てに、やがて元の皮膚が蘇るのであろう。いまはまだその途上にすぎないが、少なくても「すぐに治療しないと命が危ない！」と警告した四年前の医師の予言？は完全に外れた。ぼくのガンは、千島学説のガン観に軍配を上げたのだ。

千島学説の正しさを証明してくれるのは決してぼくのガンだけではない。去年の5月、ぼくらはカナダにガストン・ネサーンを訪ねてセミナーを受ける幸いに恵まれたが、ネサーンのソマチッド理論もまた、千島学説の正しさを裏打ちしてくれている。ネサーンの驚異的な顕微鏡（ソマトスコープ）によるリアルな観察事実が、千島学説的治癒の正しさを証明しているのだ。

詳細については『ソマチッドと714Xの真実』をお読みいただきたいが、ネサーンもまた「ガンは免疫機構が損傷した結果発症する」ことをソマチッド観察で確認し、人体の免疫機構には、感情や意識、スピリチュアル（霊的）な要素が大きく影響していると言う。つまりネサーンもまた、千島博士がいう「気血動の調和」こそ治癒への道であるとしているのだ。
ガン宣告を受けて四年余り、この間多くの方々と出会ってきた。その中には悲しくも亡くなってしまった方々もおられるが、末期状態から見事に治癒した方も多々おられる。多くのガン患者と接してきてつくづく思うことは、治癒の決め手は、「ガンに対する不安と恐れを消すことに尽きる」ということだ。それも決して空元気や強がりから「ガンは恐くない！」と力んで頑張ることではなく、医学理論的に「ガンは慢性炎症である」と、ごく自然に理解することだ。ガンが慢性の炎症であるならば、ゆっくりと時間をかけて免疫力を高めていきさえすればいい。ガン腫をあわてて切ったり、毒殺したりする必要はないのである。
しかし世の中は「ガン呪縛状態」にあるためこれがなかなか難しく、「ガンは恐い。一刻も早くガン治療を。そうしないと命が危ない！」という「ガン呪縛」の金縛りに遭っている。ところが皮肉なことに、医師の言う通りに真面目にガン治療を受けた者があっという間に亡くなったり、ぼくのようにそれを拒絶して、飄々と生きた者が長生きしたり、完治したりしているのだ。とはいえ千島学説的治癒の道を進むには、ときに医師と戦ったり、家族同士で激論し合うこともあるだろう。これでは「気」が乱れるばかりで「いのち（治癒）の力」は目覚めない。そんな戦いが起こったときに、本書と、そしてガンの真相を明らかにした『ソマチッドと714Xの真実』が役立ってくれるとするなら本望である。

2009年8月26日　総選挙の嵐の予感を感じながら…

稲田　芳弘

エピローグ

呪縛?とんでもない~その熱き、深き生き様 10年!この希望と沈黙の生命力

ガストン・ネサーン氏からお墨付き

夫、稲田芳弘の遺作となった『「ガン呪縛」を解く~千島学説パワー』は、版を重ね第5版の出版の運びとなりました。本著作は、著者の「ガン宣告」後の翌年に出版され、以来5年、多くのガン患者の方々、ご家族、また医師や看護師、治療家の方々、そして数えきれない共感者の方々に愛読されてきました。夫は、こうしたガン患者や読者の方々とシェアしながら、出版以来、執筆活動を続けながら、「ガン呪縛を解く時間」という人気FMラジオ番組(ラジオカロスサッポロ)のパーソナリティを務めるとともに、日本全国のあちらこちらに頼まれた講演のために出向く日々となりました。

おそらく、夫は、千島学説を愛するガン患者として読者の方々には実際の治癒の道を歩むものと期待されていたに違いありません。しかし、千島学説的「気血動の調和」は、著者自

ら活き活きと使命に没頭するのを生き甲斐としたため、やむなく無理な生活を招くこともあり、不本意ながらそのバランスを崩すことにもなったようです。

ガン宣告から3年後の2008年には、カナダ在住の革新の生物学者ガストン・ネサーン氏(注1)を訪ね、そこで夫は、ネサーン氏の発明したソマトスコープで自らのソマチッドを観察してもらったことがあります。そのとき、夫の血液中にはソマチッドの変容の最終段階である葉状体が頻繁に見られ、ネサーンさんから良い兆候とお墨付きをいただきました。それは、ある意味でそれまでの千島学説的な養生法の成果とも言えるものでした。もしも、そのまま同様の生活を続けていたら、夫は、間違いなく治癒への道を歩んでいたことでしょう。

夫は、本年1月11日に回帰するまで、最後まで生きる意思を強く持ち、昨年末も、私たち家族にも、また途切れることのなかったお見舞いの方たちにも「来年は治って、活動するからね」と、口癖のように言っておりました。到底「ガン呪縛」からはほど遠く、いつも希望を失わず、次の本の内容を頭の中であれこれと構想し、時折、パソコンでの執筆作業をすることさえありました。抗ガン剤や放射線治療を受けなかったためか、療養し始めると、顔色も次第に良くなり、最後の日までそれは悪いものではありませんでした。だから、うっかり私も家族もみな、夫の「来年は治るよ」という言葉をどこかで真に受けていたのかもしれません。短い期間に免疫力を失う要因になったのは、遠隔の地で予期せぬ骨折をして負担の大きい手術を受けたのに、術後まもなく遠い札幌まで正規の交通機関を利用して帰還を果たさなければならなく、その後胸水が増加、酸素の欠乏状態が激しくなったことが大きかったのではないでしょうか。

なぜ、そうした状態に夫は追い込まれなければならなかったのでしょう。いったい夫の運命に何が起きていたというのでしょうか。

夫は、もともと「気」を主体にして「血動」を考えるタイプでしたので、タバコもコーヒーもあまりこだわらず、たしなんでおりました。「教条的なドグマ」を敬遠しがちだったのも、それも一つの生き方だったのだと思います。さらに、玄米菜食も、サプリメントも、初めはしっかりと実践していたものの、後半になると少しアバウトな自然体になり、「気」が充実すればそれも良しとするようにもなりました。

これも、夫の中では、矛盾するものではなく、むしろ「サプリ呪縛」が起き、「気」を抑圧することを懸念していたように思われます。と、同時に、夫が『「ガン呪縛」を解く』を出版してから、知らぬ間にサプリをはじめとするガンビジネスに利用されたことも何度かあり、また、ビジネスをする方々が必ず打ち出す「このサプリこそが絶対だ。これでガンが治る」という暗黙の「ビジネス主張」や信念に閉口していたこともありました。というのも、「サプリメント医療」も、「気血動」のバランスがあって初めて可能になるというのが、夫の持論であったためです。とりもなおさず、夫にとっては、「気」が充実していれば、大方が「快晴」であるように見えました。

こうしたエピソードは、夫の性格や生き方をよく反映するものです。ある意味で、これは、自分の原則に忠実な信念派の一面であるとも捉えることができますが、その内容を見ていくと、必ずしも理想的というわけにはいきません。つまり、代替医療が画一的な治療法ではなく、その個の投影であるように、夫は夫で稲田流の治癒法を貫こうとしていたのだと思います。ただ、夫は、若き日から知っていた「千島学説」を信条として、それを基に内的自由を得、後は、「自由に創造的にものを思索し、カタチにあらわしていく」という生活を最初のころは作っていたはずでした。というのも、次第にさまざまなガン患者の方々の深刻な現状に関わるようになり、その自由は次第に制限されていったようにも思われるからです。それは、夫の中に潜在していたある種の使命感が自己の自由を犠牲にしてもよいと判断したからにほかならないのかもしれません。しかも、その使命感がゆえに、夫自身がガン患者であることを自らにも、また周囲にも忘れさせているかのように見えることもあるほどでした。

突然運命が変わったのは、昨年の7月のことでした。それからしばらく、夫が「ミステリーツアー」と呼ぶ「奇妙な不在」を余儀なくされてしまいました。ほんの2週間のつもりで、札幌を離れただけだったのが、こちらに戻ったのは何と50日後の8月の下旬近くになっていました。7月5日に大阪市中央公会堂で行なわれた統合医療学会のフォーラムで夫が講師として呼ばれたのを切っ掛けに、統合医療も行なうというある医院で療養するため、大阪からさらにほど遠い地域に向けて、二人で札幌を後にしたのです。その表面の軽快さとは裏腹に、底には、まるで運命の「メビウスの輪」がとぐろを巻いているような酷い苦渋が用意されていました。体が蝕まれていたのに、その疲れを癒す暇もない活動を続ける夫に、本来の直感力が働いていたのでしょうか。「ガン患者」ではないとはいえ、同行する私の疲れも、さすがにピークに達していました。

ここから、夫は、マイナスの運命的要因を受け入れざるをえない療養生活に突入していくのでした。とくに、大腿骨骨折という不運な現象も、転地療養先の医療機関で適切な検査をしたり、階段などの日々の辛い昇降に注意を促されていたら当然防げていたのは間違いありません。夫は、医師が「リハビリになる」といった言葉に従い、3週間も毎日3階まで自らの足で辛い昇降を続けたのです。その当然の帰結として骨折せざるをえず、その後ただちに緊急転院すると、そこでリスクの大きい手術を受けるハメにもなりました。リスクと敢えて言うのも、夫は、すでに胸に水が貯留する状況にあり、全身麻酔も難しい状態だったからです。手術することさえ、命がけのことだったわけです。

とはいえ、手術を担当した転院先の主治医は、放射線治療を勧めてはいたものの、夫の考えを柔軟に受け止めて、強制をすることはありませんでした。しかも、その病院の売店には、消化吸収に優れ、味も良い長岡式酵素玄米のお弁当やおにぎりが並んでいました。緊迫した日々に、その「出会い」がどれほど私を安堵させ、力づけたのか計り知れません。

これで、検査もしっかり行った上でその人に合った適切な代替医療や統合医療がなされたら、いいえ、そんな病院が現存していたら、どんなにいいだろうかと想像しながら、私は、相変わらず食欲がまるでない夫に、その酵素玄米に一条の光を見つけたような思いで食してもらったのでした。食べることができるというのは、生命力を鼓舞するのにも、代替医療にも欠かせないものです。「これなら、食べられる」と、夫がそのおにぎりを口にしたのを見て、私の心にも久々に希望の芽が出始めました。夫は、胸水の貯留のため行動の制限はかなりあったものの、幸い、厳しい条件下での熱心な手術は成功し、多少はリハビリの挑戦ができるほどになっていきました。

このときまで、いろいろな方々が、有効なサプリメントや健康食品そして酵素玄米などを夫の身を案じて送ってくださっていたのにも勇気づけられていました。その中には、親しく交流させていただいていた元コロンビア大学教授の松野哲也さんもおられ、ご自身の方法によるプロポリス抽出液を先の医院での療養以来お見舞いとしてくださっています。夫はそうした素晴らしいギフトに恵まれて、転院後も、手術でさらに弱った体力を回復させようと再び集中してプロポリスはもちろんいくつかのものを摂取する努力を始めました。

「サプリ」はビジネスでなく医療に

ところが、その後、ようやく家に戻ることができ、静かな療養生活をしていたところ、あるサプリメント（糖質栄養素）をビジネスとしている知人が、ふいに、末期ガンが良くなったというあるガン患者さんのデータを携えてやってきました。夫にぜひ飲んでほしいと数十個もプレゼントとして置いていくと言うのです。それは、我が家にも常備し、断続的に摂取していたもので、違和感のあるものではないにしても、知人の勧める摂取量は、それまでよりもはるかに多いものでした。私は、果たして食欲のない夫が消化吸収できる量なのかと、思わず疑念を抱いたほどです。それまでの努力も実ってガン患部の炎症も穏やかになっていたので、なおさらでした。しかし、夫は、早く治りたい一心から自ら試しにと摂取し出しました。おそらく、これも悪化の運命をたどるマイナスの要因の一つだったのだと思います。

何と、そのサプリの量はすぐに炎症を酷くし、それまでの努力をすべて失うような「悪化」を予感させるものとなりました。免疫力を上げ、尿量も多くなるというアロエベラジュースなども摂取してもらって胸水にも配慮していたこともあり、私はそのサプリの多飲による「好転反応」には非常に不条理なものを感じていました。高額で決して美味しいわけでもないアロエベラジュースでも、改善傾向を見せていたのですから、なぜその知人の言うがままに糖質栄養素の粉末をあれほど多飲しなければならなかったのでしょう。もちろんそのサプリに対する慣れや信頼が強かったこともあったにちがいありません。ただ、それだけだったとは思えない面もあります。いまにして思えば、ある意味で「ガン患者の希望の星」だなどと言われることもあっただけに、責任感の強い夫は、早く元気になった姿を家族にもガン患者の方々にも見てもらいたいと、強く願い、それには「働けない身」となったがために高額なアロエベラジュースよりも無料提供であるサプリの方がいいと、単純に乗り換えたのかもしれません。私は、夫にそんな気遣いなどまったくしてもらいたくなかったのですから、こんな不本意なことはありません。

しかし、このジュースの効果も、おそらく時間の問題で少しずつ感じられなくなっていったとも考えられます。それは、遠隔地での手術とそこからの過酷な移動で、夫の体力はすっかり弱り、帰札後は、それ以前の多尿気味なほどだった量よりも尿が減ってきていたからなのです。それでも、そのジュースを飲み続けていたので、まだしも量が出ていたと言えます。

一方、知人が勧めたそのサプリは、飲む量も多過ぎて、食欲も減退させるので、夫も、だんだん基準の量までは飲めなくなり、2〜3週間程度で断念してしまいました。それ以後は、結局は表面のガン患部の炎症は酷くなったまま回復せず、尿量もひどく落ちてくることになりました。脱水症状は徐々に進行していたように推察できます。おそらく、胸水も、それまで普通以上に順調だった排尿が少なくなっていたのに平行して貯留されていったのではないかと思います。食欲も、めっきりなくなっていくのがわかりました。ある一定量の必要な水分を摂取するにも努力しなければならなくなっていたからです。

私は、その夫の状況を出来うる限り観察しており、状態の変化に応じて、自然療法で用いるサプリや食品を入手したり、また、加藤式粉ミルク断食をしてもらったりもしました。それを夫は、ときに煩わしく思っていたようで、むしろ野生動物がじっと動かずに休むことで治していくのを良しとするように、余計なものを食べたり、飲んだりすることを断念することも珍しくありません。そんなときは、「陽子の手を握っているのが一番いい」と言い、そして、同じ姿勢でいることが苦しくなると、電動ベッドのリモコンを頻繁に操作して体位を変えるのでした。

酷い症状を好転反応と言えば、確かにそう言えなくもないのでしょうが、これも、夫のように体力がない患者の場合となれば、重大な問題を引き起こして当然だったように思います。いくら気力があっても、体の方はそうはいきません。ネットで調べたところ、ある統合医療の医師のＨＰに行き着き、その医師がサプリなどで引き起こされる「好転反応」を漢方薬で緩和することで、ガン治癒への方向付けをしていることを知ることになりました。つまり、「好転反応」が出過ぎた場合には、それを抑制するものを摂取することも必要だということです。その目的に、私は、アロエベラジュースやプロポリスが適していると思い、夫にとにかく飲むように強く勧めました。ところが、夫はすでに口から何かを入れるということ自体に拒絶反応を示すようになっていました。何と後悔しようとも、多量に知人の勧めたサプリを飲んだのは、すでに取り返しのしようがありません。

こんな風にサプリは、その人の状況によっては大きなダメージを与えてしまうものであり、代替医療的なサプリを扱う業者の方には大きな警告となるはずです。むしろそのために代替医療不信が露呈してしまえば、いっぺんに良いサプリも風評被害を受けてしまいます。とくに末期ガン患者に多量摂取を求めるならば、血液検査を基にすべきだとする認識があってしかるべきだったのではないでしょうか。

サプリによる代替医療も確立したものではないところに、この医療の怖さがあります。このリスクを軽減するには、少なくとも統合医療の確立が不可欠です。後述しますが、夫は、正規の通常医療からは、代替医療患者すなわち民間医療患者という狭い認知の中でしか見てもらえず、通常社会医療そのものから明らかに外されていたと思われます。介護サービスを利用せざるを得なかったのは良しとしても、それにしても、その中に統合医療的な提案や話し合いがあってもよかったのではないかという疑問も家族としては当然感じています。予測のできない状態を招くこともある末期ガンで、しかも代替医療を選んでいる患者の家族には、きちんとした統合医療的な説明や解説がなされるべきだったのではないでしょうか。納得すれば、自然療法派の夫も、むやみに拒絶するなどということはありえないことでした。

もっとも、これも、制度システムに問題があるために、それは現状では機能しないのだと言われれば、それまでですが、もしも、ちゃんとした統合医療システムの中で、介護システムが働いていたら、代替療法を望んでも検査の義務づけや必要な場合には酸素吸入といった義務的処置が当たり前により迅速に機能していたのではないでしょうか。病状が悪化するのは、まるで「つるべ落とし」の「落日」のようなありさまです。この状況に対処するには、経験が不可欠であるのは言うまでもなく、理解ある統合医療との連携に対する意識が「社会的認識」として成熟していたら、どんなにか夫は、救われたことでしょう。

この不条理な医療難民状態にあって、さらに刻々と辛い病状になっていったにもかかわらず、夫は、私が以前に講習会に出て習い覚えた長岡式酵素玄米を出来るだけ食べるようにしばらくは務めようとしてくれました。私は、食欲のない夫に「酵素玄米だけは食べられるね」と言うと、夫は、「違うよ、陽子を喜ばせるために食べてるんだよ」と、答えるのでした。食べることも苦痛以外の何ものでもなくなっていく自身の体の変化に、夫自身がどう兼ね合いをつけていくのかを見ている辛さをどう言い表したらよいのか。

なぜ？「言われなき医療難民」に

もしも、かかりつけの病院があり、主治医がいたら、当然適切な検査も行なわれ、体内で何が起きていたのかを私たちももっとはっきりと知ることはできたはずでした。こうした状況に陥ったのは、著書にも書かれている通り、夫が「ガン宣告」の折に、「手術、抗ガン剤、放射線治療」を拒否したことに端を発しています。この意識は最後まで貫かれ、結局、大腿骨骨折の手術をした病院でも、「札幌での転院先の病院を捜したが見つからない」というような事態を招いてしまいました。夫は、後日、未完になってしまった「されど、ガン完治への道」に「しかし、ぼくはガン治療をするつもりはなかった。少しでも早く歩けるように骨折後のリハビリは必要だが、再入院してガン治療を受ける気持ちは全くない。そんなことをするならば、そのまま死に直行することを身体が感じ取っているからである」と、このころの気持ちを書き記しています。

そんな夫は、代替医療が既存の医療社会からは「非社会的」であるとみなされているために生み出された「言われなきガン難民」と化し、現在の病院医療システムからは完全に見放されてしまうように誘導されてゆくようでした。これは、検査とその結果必要と思われる応急（緊急）処置までもすべて絶たれてしまう可能性すら予期させます。この不穏な影が、後々まで私たちを脅かすことになったのは言うまでもありません。札幌に戻ってから数ヶ月後、それが最後になった救急車の搬送で病院を捜したときにも、受け入れ先が見つからず、3時間も救急車の中で待たされるという事態にも遭遇したのです。今度は、ガンの三大療法を敬遠していることに加え、「主治医がいない」ことがその理由です。このときも、病院というところは、システムの方が「いのち」よりも重いものなのだということを嫌というほど思い知らされました。救急隊員の方も、病院とのやり取りに呆れていたのを思い出します。

さて、話はミステリーツアーに戻ります。夫は、無事手術が成功した後に始めていたリハビリを続行するためにも、帰札後、適切な病院への転院を希望していましたが、どこの病院も足並みをそろえて完全拒絶の状態ではどうしようもありません。いったいこういうことが社会的に容認されていいものでしょうか。だれでも、病院医療を受けることのできる権利くらいはありそうなものです。それなのに、抗ガン剤や放射線治療を希望しないと言っただけで、患者を拒絶し、必要な検査や出来る限りの応急的な処置までとり上げてしまう権利がどうして優先的に病院側にはあるのか不思議ではないでしょうか。日本国憲法はどこに機能しているのでしょうか。どこに患者のための真の医療があるのでしょうか。湧き上がる疑問にだれも答えてはくれず、「巨大医療産業」という言葉だけが虚しく脳裏をかすめてゆきます。

そこで、病院が勧めたもう一つの方法を受け入れるしかありませんでした。65才未満の末期ガン患者向けの「介護サービス」なら行政を通してできるということでした。私たちも、「介護サービス」など初めての体験で、実はよく知らず、いわば「介護サービス受け手の若葉マーク」といったところだったので、どこまでこの制度に期待してよいものかすら、掴めていませんでした。しかし、それにしても、この制度も、代替医療についてはほとんど既存の病院と意識は変わらず、ただ関知しないといった対応でしかなかったように思います。だから、自宅で代替医療は好きなようにできるということでしかない。単にそれだけのことでしかありえません。合併症のために動くのも大変な末期状態であっても、夫には入浴介護の提案しかなく、訪問看護や血液検査などの積極的な提案などがあったでしょうか。また代替医療の患者と家族に対し、患者の心身状況に応じた医療的な話し合いやカウンセリングなどの具体的な体制なども確立されておらず、残念ながら期待とは大幅に異なるものという印象だけが空々しく残り続けます。

もちろん介護サービスの送り手側は、それぞれ良い方たちでしたが、制度的なシステムにはいろいろな問題や課題を感じさせられます。そんななか、話の通じる医療従事者の方々もおり、それは札幌に限ったことではなく、感謝すべきことに、こういう方々に私たちは助けられてきたとも言えます。さらには、代替医療の治療家の方たちにも恵まれていました。とはいえ、合併症を併発した末期ガンとあっては、やはりきちんとしたシステムが確立されていないなかで個人がホリスティックな代替医療をやろうとすることには自ずと限界も見えてきます。

自宅での療養は、夫も私も最も望んでいたところであり、「介護サービス」がそれを後押しする制度であるのは本来、とても心強いはずです。ところが、多様化する末期ガン患者にとっては現状の「介護サービス」の内容が果たしてこのままでいいものか、大きな課題をはらんではいないでしょうか。最近では、患者側にも、夫の事例のように、三大療法のみに固執しない人々も増えてきているのが現実であり、医療従事者にも同様な考え方や感性が広がってきているのをもっと社会的な要請として共有されてることが強く求められます。夫の著作である本書「ガン呪縛を解く～千島学説パワー」の読者層が、一般の人々やガン患者の人々、また食養生家に限らず、医療従事者すなわち東洋系西洋系両者の代替医療治療家のみならず、医師や看護師の方々にも広がっていることでも、人々の医療認識が大きく変容しているのがわかるのではないでしょうか。

表と裏、光と闇…その痛みとともに背負う!

「起きることすべてに意味がある」これは、夫がいつも言っていたことでした。だから、夫は、マイナスの運命と共有しあうことにもそれなりの意味を感じていたのかもしれません。しかし、私にはもう一つの選択肢を夫がなぜ選ばなかったのか、とても無念で悔しく、切ない気持ちに苛まされます。「オゾン療法でぜひ改善してもらいたい」「何も治療していない生のガンがオゾン療法でどういう経過をたどるかこの療法の実証のためにも観察させてほしい」「本の出版や新しい統合医療施設のことでも相談にのってほしい」そう山ほどの関心を寄せられたからといって、自分の身を犠牲にしてまであれほど遠くにしかも「希有なミステリーツアー」の応募者のように、オゾン療法を受けにいく必要があったでしょうか。そこに行かなくても、こちらにはすべて揃っていたのではないかという思いをどうしても拭い去ることができません。オゾン療法、オルゴン療法、琉球温熱療法、若石健康法である足もみ、長岡式酵素玄米、天然抽出物である松野式プロポリス、ミネラルをはじめとする健康食品やサプリ、ホメオパシーそして最後に萩原先生のご指導のもとに使った714Xなど、どれもこれもこちらにはきれいに揃っていました。何故だかかの地で胸水まで抜くことになってしまった6月の転地療養をまず断ってさえいれば、いまの運命は少し先延ばしにされていたか、治癒への道を歩んでいた可能性すら残されていたかもしれません。

昨年6月の終わりごろには、オルゴン療法をするという元看護師の治療家を千島学説研究会の小松医師（島根県）から紹介されていたので、私はさっそくその治療家にコンタクトを取り、7月には予約も入れる予定にしていました。その方は、温熱療法も同時にやられるということでしたので、試しにそれもお願いしようとも思っていました。

奇しくも、オルゴン療法も琉球温熱療法もこちらに戻ってから夫が希望を託して始めたものでした。果たして、遠隔の地でオゾン療法をする意味があったのかどうか。それは、夫の中では、その昔野戦病院上がりの「看護婦」さんから受けたオゾン注射で酷い腹痛が劇的に治った記憶を頼りに、ガンの炎症と右足の鈍い痛みの改善を求めて転地療養に赴くという感覚のものでした。その転地療養先で医師から「筋肉が衰えている」と言われ脚を動かすリハビリを勧められたため、エレベータがなく3階まで続く「部屋（病室）への階段」の昇降を日々行って、決して自然ではない大腿骨骨折にまで至ったのも事実です。

このときの辛い状況について夫が書いた興味深い文章がありますので、引用したいと思います。

「エレベーターがないために3階まで階段を上り下りしなければならない。それはあまりにも苦痛なことだった。

そのため階段の上り下りでは、片手を手すりに、片手を妻の肩にかけ、途中で何度も休みながらゆっくりゆっくり歩行した。足が痛いのに加えて息切れがひどく、呼吸が苦しかったからである。ある日のこと、部屋を出て階段を少し下りた踊り場で、呼吸を整えるために足を止め、しばし街の景色を眺めていた。ふと見るとすぐ目の前に古びた建物があり、窓から内部を垣間みることができた。その建物はどうやら図書館らしく、窓からはテーブルで本を読む人の姿を見ることもできた。」

「なのに、足の痛みは2年前の骨折事故の後遺症にちがいないと考え、また運動不足から筋力が衰えた結果と信じ込み、これを克服するには歩いて筋力を鍛える以外にないと思っていた。◯◯市の医院で◯▽院長に痛みについて尋ねたとき、院長もまた「歩いて筋肉を使うことがリハビリでこれが基本」とアドバイスしてくれた。そんなこともあり、7月5日から◯◯に滞在し、大腿骨が骨折するまでの約二十日間、ぼくは3階のマンションまで足の痛みを必死でこらえ、息切れをしながら毎日上り下りしていたのである。

もしも歩くことがリハビリと理解していなかったとしたら、階段はともかくとして、トイレくらいは溲瓶を使って楽をしたと思う。しかし歩くことがリハビリと言われたぼくは、溲瓶を使わずに歩いてトイレに行って用を足していた。その際は、深夜であっても妻を起こして妻の肩を借りなければならない。とにかく歩くのが辛かったため、オゾン治療を受けるときとトイレ以外はすべてベッドで過ごし、ただひたすら徐福関連の資料などに読みふけっていた。」

実は、その後日談もあり、呼んでくださったはずの知り合いの医師は、車いすを携えた運転手付きのワゴン車で大阪の講演先まで迎えに来られたのに、「ほぼ50日に及ぶミステリーツアー」後は、夫とは約束していたらしいのに空港まで送ってくれようとはしませんでした。それ以前のような「親切で患者や人の苦しみを理解できる良い先生」という印象とはほど遠いものとなっていました。もともと帰る予定にしていた7月14日には、「運転手の都合が悪くなったので、空港まで送れない」と言われ、その言葉は、後日の対応とも重なるものだったのだと、いまはよく読み取れます。「こんな重病人を運んで何かあったら、責任を問われる」とでも思われたのでしょうか。夫は、私の助けを借りながら、次第に激痛に変わっていった脚を引きずり、息を切らせて大きな医院の敷地内の3階の借部屋まで階段を上がっていたので、部屋に着くや、ベッドに倒れ込むような状態だったのを思い出します。その過酷な状態を医師もその周りの方々も他の医療従事者と言われる人々も見逃すわけがありません。

ところが、緊急転院し手術した後は、ベッドから起き上がるのも大変な思いをしていた病み臥す夫に、「運転手の都合が悪くなったから、介護タクシーでも頼むか、ＪＲででも帰ってほしい」「(自分の）本の出版もなかったことにしてほしい」などという電話が医師からあり、私にも「そちらの病院には（自分と）知り合いであることは言わないでほしい」「これからはどんどん悪くなる一方だから、出来るだけ早く帰った方がいい」「こちらでどんな治療をしていたのかは、そちらの病院には絶対口外しないでほしい」と一方的に執拗に言うのでした。どんなに札幌の我が家に飛んで帰り、やろうと計画していた代替医療に向かいたかったことか。その医院にしか知っている人もなく、閉塞された異質な空間に閉じ込められたようなその地の病院で私たちが見つけたものは、売店に並んでいた「被差別ブルース」という本でした。それは、部落出身の芥川賞作家・中上健次が存在した世界について書かれたもので、いつしか名前を失った人のように私たちは、その世界の住人たちの心情を思い、霊的な何かを共有し始めていました。

後日、夫が、顔見知りになり講演会にも熱心に来てくれていたその運転手の方に個人的に空港まで送ってもらえないかと再度お願いしたところ、関わらない方がよいとその医師から指示があったと言います。以前に、ある切っ掛けでこの医師は末期ガン患者の送迎は絶対にしないと言っていたことを思い出します。まして、夫のように動けなくなった患者は、なおさらお荷物であったのでしょう。それにしても、こうなるとは知らずに呼ばれるままに来てしまった方はたまりません。そんな「ゲストであった夫」に対し、突然態度を変えてしまうというのは、一人の人間としても、何とも表現しがたく残酷な話だと思えます。

夫は、次のように後日、記しています。

「その結果、晴れてぼくは退院できることになったが、なにしろ長時間身体を起こしているのが辛いため、◯◯から札幌までの帰り方が大きな問題だった。当初の予定では◯▽院長が車を手配して関西空港まで送ってくれると約束してくれていたが、いざガン性骨折が起こるや、とたんにその態度が変わった。車で送っている最中に何かが起こってはたまらないという不安な思いが募ってきたのかもしれない。ぼくが顔見知りとなった運転手に対して直接『お金は用意するから』と頼んでも、『稲田と関わらないように』と諌められたらしい。それくらい末期ガン患者を車で送る危険性を危ぶんでいたということであろう。」

神隠しの世界を脱出したが…

状況が急展開し、急遽、私は介護タクシーを捜しましたが、さすがに空港までの距離は論外であるのはもちろん、何時間も車いす状態でいることも夫には、拷問に等しく、苦痛以外の何ものでもありません。寝台車付きの介護車も病院への送迎用しかないのが現実でした。困り果てた私は、どんなことがあってもできるだけ楽な状態で行ける輸送手段を見つけようといろいろな介護関係の業者に問い合わせをしました。その結果、ＪＲのグリーン車しか妥当なものがないのがわかり、さっそく駅まで20分くらいタクシーを飛ばせて、切符の手配をしたのでした。最短の時間をめざすと、乗り換えが多く夫には苦痛になる。遠回りでも大阪の天王寺回りにして乗り換えを最小限に押さえ、関空に到着するのがベストなようでした。

それにしても、医師から「死ぬまでここにいることになったら、帰れなくなるから早急に帰るべきだ」と夫が聞かされた言葉は、とても乱暴に聞こえます。しかし、手術後間もない身には動くことさえ辛いのですから、直ぐ帰れと言われてもそうそう簡単ではないのはわかりそうなものではないでしょうか。とにかく早急にこの方の目の届くところからは居なくなった方が、その方は安心するのだという意識の方を強く感じるのでした。私のストレスも、夫の命がけの手術時よりはましとしても、到底言葉には言い表せない領域に入ってしまいました。そのころのその医師のもの言いには、私がそれまで思っていたような人物像とは随分かけ離れたものを感じさせたものです。私は、自分も夫も何と世間知らずな族であることかと、つくづく思い知らされることになりました。確かに、夫への共感があったからこそ、私たちをご自分の領域に招いたのだと思いますが、それ以前にこの方には、ご自身の中に守らなければならないもの、手放せないものがたくさんおありだったのは、想像にかたくありません。

手のひらを返したように夫の命も人権も軽んじられたようで、一人の人間の中のこうした落差を知るのは、当然心地よいものではありません。それ以上に、その変わり身の早さは、大腿骨骨折で身動きできず苦しんでいた夫に対し、「むごい仕打ち」とすら私には思え、それは人の苦しみに少なからず共感してきた夫と私の意識を逆撫でするに等しいものでした。そして、苦しみの最中にある夫の強靭な「我慢強さ」によくぞそこまでつけ込んだものだと思うのは、果たして不自然な感情なのか。それでも、誤った保身のために一貫性を失ったこの医師を私たちは、恨んだり憎んだりせず、淡々と受け止めるべく務めようとしていました。さらに言えば、それもどこかに置き去りにしてもよいくらいに重要な関心事とせず、私たちはただひたすらに札幌の我が家に無事に帰ることに神経を集中させていました。もちろん、憤慨はあってもそんな感情に呪縛されたら、私たちが、いえ、病の夫まで同じ境涯に陥り霊的地獄を作り出すだけです。おそらくその医師は、私たちの世界とは別の霊的な学びをしている方であると捉えれば、腹も立たないのかもしれません。この方は、私たちとは見ているものや目指している内的なものが本当に違いすぎたとしか言いようがありません。

昔、私がまだ小学生だったころ読んだバーネット作「小公女」の中に出てくるミンチン女学院のミンチン先生のイメージとこの方が何故だかだぶってくるのも、何とも「滑稽」にすらなります。お金持ちだったセーラに、ミンチン先生はメイド付きの特別の部屋を与え、「ちやほや」とするのですが、いったん父親が事業に失敗し、失意のまま亡くなると、ミンチン先生はとたんにその態度を豹変させ、「多額の寄付金付き」のお嬢様として特別に扱っていたセーラを、一気に小間使いに「格下げ」し、貧しい屋根裏部屋に追いやってしまいます。もちろん、セーラは、ことごとくミンチン先生に辛く当たられ、陰湿な扱いをされることになるのでした。私は、「憤慨」よりも「揶揄」に救いを求め、ガン性骨折で身動きのできない夫にこのたとえ話をしたことを覚えています。夫の状態は酷いもので、股の付け根からほぼ真横に内側に曲がってぽっきりと折れた脚を真っすぐに延ばすための器具を痛みに耐え装着するなど転院先の病院で処置を受けていたころでした。

どんな親切も、恩に着せてしまえば、それは何の価値もないものになるばかりか、単なる損得勘定ということになってしまうものです。どのような状況でそれが繰り広げられるかによって、その結果の深刻さも自ずと変わってくるということにもなります。私は、マザー・テレサが語り示していた「愛」がすべての人々の心に宿っていたら、どんなにかこの地球は過ごしやすくなることだろうかと、その隔離された「非現実的な異空間」のような地で、深い絶望感と不穏な虚しさの中で思うのでした。

そうした日々、転院先の病院を一歩外に出ると、炎熱に焼かれたアスファルトが強烈な日差しを照り返しており、大気全体がサウナのように異常に熱せられていたものでした。外を歩く人は、ほとんどいません。すっぽりと異様な熱に包まれたその異空間を、無機的な道路が走り続け、傍らに、巨大な駐車場付きの病院、介護老人施設やマンションなどの建物がポツン、ポツンと唐突にまるで二次元の絵のように立ち尽くしています。その建物の間の溝を埋めようとするように、熱風だけが通り過ぎる公園や開発の手を逃れるように息づく自然が黙りこくっています。それはどれもこれも、私の心を映し出す鏡の中の風景のように、いっそう現実との乖離を深めるのでした。

この現実感覚を喪失した「異空間」でも、ありがたいことに、何人かの遠来のお見舞いの方が来られたり、さらには、その空間からの帰途のさなかに一時羽を休めたホテルにも友人知古の来訪があったりしたのが、ある意味で現実との架け橋になったのかもしれません。

それはそうと、「千と千尋の神隠し」の中に迷い込んだとき、その大事なものが神隠しにされた世界で、いったい夫がよく口にしたり書いたりしていた「メビウスの輪」はどこに行ってしまったのか。このとき、医院の敷地内でガン性骨折に至り、脚の付け根から折れてしまったというショッキングな「事件」に加え、その医師の中にある落差を知り、夫は、理不尽に翼をもぎ取られたように心もプライドもどれほど傷ついていたのか私には十二分過ぎるほど伝わってきていました。しかし、他人を恨んでネガティブにならない、という自らの信念との葛藤を夫の中に垣間見ていたので、せいぜい私ができる抗議といえば、その医師にどんな借りも作りたくないということでした。その医師から検査料だけはサービスすることにしていると言われたことも、それははっきりとお断りし、ただの一円も残さずに全金額の支払いを済ませることに尽きました。それにしても、その方はなぜ私が懸念していた脚のレントゲンを撮りたがらなかったのかは、どう見ても疑問です。まして、夫が協力を依頼されたオゾン療法のデータ取りにしても、もしも、医師の言う「生のガン」の経過観察カルテに著作権や肖像権というものがあるなら、それは、夫が手放しそうになった「人権」を確実に手厚く保護してくれるものとなるに相違ありません。

何とかその奇妙な「千と千尋の神隠し」の地から自力で命からがらにこちらに戻ってきた

後は、夫は胸水の増加で体力が弱っていた上に、思うように体も動かせず、無念なことにオゾン療法は通院できずに断念することになってしまいました。

さらに、残念なことに、札幌に戻ってから、かつては医療従事者でもあったというオルゴン療法の治療家に、「胸水は抜くものではない」という話も聞かされたのでした。抜いても溜まっていくのが道理で、どんどん酷くなっていく事例を数多く見てきたといいます。実は、先にも書いたように、6月にもその地に二人で行き、夫が10日ほどオゾン療法を受けた際、「統合医療」という言葉に一括りされ、すでに胸水を勧められて抜いてしまっていた事実があります。確かに、胸水はすぐに溜まってしまい、あまり意味があったとは思えません。別の治療家には、抜いた胸水に含まれる栄養成分だけを血液中に戻さなかったのかと問われたときには、胸を突かれたようにはっとさせられました。そのような治療があることすら知らなかったからです。

むしろ、琉球温熱療法での成功事例のように体力があるうちにその療法で体内から自然に胸水を流してしまった方がどんなにかよかったことでしょう。そのチャンスは、6月にも、7月にもありましたから、胸水を抜くことになってしまった6月の転地療養からいっさいを断ってさえいれば、いまの運命は少し先延ばしにされていたか、寝たきりにもならず穏やかに治癒への道を歩んでいた可能性があります。それほど自然療法には潜在的ないのちのパワーを潜ませているのです。だから、どんなに末期のガン患者の方にも、「最後まで希望を失わないで」というメッセージを発し続ける意味も実はそこにあるわけです。夫も、自宅療養中は、胸水による不都合はあったものの、ある時期まで、顔色もとても良く、「自然治癒」を期待できるような生命力を感じさせてもいました。そんな夫を見ていた私や家族には、夫の急逝がいまでも信じられません。

一口に統合医療と言っても、現時点の医療業界では西洋医療と代替医療の寄せ集めのような印象があり、しっかりと確立されているわけでもありません。結局その医者のさじ加減で決まってしまうようです。夫の事例のように、胸水を抜くなど、西洋医療でもマイナスであると思われるような医療を用いるのは、他に方法のないときでなければならないのは、自明のことではなかったでしょうか。

事実は書く！されど、千島学説パワー

しかし、運命とのシェアは、人智を超えたところにあるのか、夫は、結果的に治る方向に進路を取らなかったわけです。むしろ、もっと運命的な方向に自ら舵を回していくのです。まるでその先にメビウスの輪があるかのように。もっとも、貧しい人々やガン患者の駆け込み寺のように機能する「酒呑童子村」の建設にも、漠然とした夢を描いていたことも、その地に向かわせた動機にはなっていたようでした。夫は、理想的とも受け取られるような例の医療施設構想について医師から相談を受けたとき、その内容が美化されてしまうことも当然ありえたことでした。

夫によれば、酒呑童子のイメージというのも、権力側の創作で、真実は、貧しい人々を救

う「正義の味方」だという見方もあるといいます。そうした逆転の「酒呑童子村」は、武者小路実篤の「新しき村」にも触発されたもので、有機無農薬の作物を自給自足し、「じあいネット」（注2）の精神をそのままに活かす共同体といったイメージのものでした。しかし、夫は、この「幻想」のままのラフスケッチに厳然と存在する「じあい」の精神をいったいその地のだれと共有するつもりだったのでしょう。

病にあっても、いつも青年のように夢を持ち続け、本気で「酒呑童子村」のことを考えていた夫に、その地での運命は本当に過酷なものであり、どう割り引いても「全体としてむごいこと」に変わりありませんでした。そんな状況でも、「起きることにすべて意味がある」とした夫の中には、いつもどこかに摂理を受容する絶対他力への意識や大いなるものへの究極の自我の明け渡しへの希求、そして、それを見つめる怜悧な眼差しがあったように思われます。「起きることにすべて意味がある」というその運命に自らシェアする道程にこそ、生死を超えたメビウスの輪が現れ出るものかもしれません。それによって、「存在することの神秘」「愛というものの本質」がより鮮明に見えてくるのではないでしょうか。

不本意なことの連続であった「ミステリーツアー」について書くとき、私は、その「内容」から、もっと本質を覆い隠して表現するか、全くその経緯を書くのを止めようかとも考えていました。しかし、事実を重視する夫は、ついに完成することのなかった「されどガン完治への道」に、そのミステリーツアーの体験を、目をそらさずに率直に書き記しています。それは、夫の「現実」を語る上で、欠くべからざる要素となるものです。夫の文章からは、決して運命を恨むこともなく、医師に対しても「損得」を超えて淡々としながらも、その後の運命的な展開をもたらす要因であるとして、そこで起きた事実にしっかりと焦点が当てられているのがわかります。この夫の姿勢を尊重し、私は、今回の夫の回帰に深い関わりを持つ事実を排除しないことにしました。そうして初めて本書の読者への不誠実さを回避することができ、何よりも「ガン呪縛を解く」を渾身を込めて書いた夫の真実を損なうことがなく、事実をねじ曲げなくても済むことに気づきました。ですから、たとえ責任を問うべきであっても、誰かを非難したり、裁くことを目的にこのあとがきが書かれたわけではないことを一言お断りしなければなりません。ただ、事実を共有することは、夫の「愛と共有」の精神の妨げになるものにはならないうえに、それ以上に「太陽」は、何もかも隠さずにすべてを照らし出しているのを誰も否定できないことでしょう。

夫は、さまざまな人生の「予期せぬ出来事」のために完治への道を歩まなかったとはいえ、それは、本書の内容を決して否定するものではありません。それどころか、その生き様を通して現代の医療のあり方や生命の神秘をさらに深く鋭く問う書籍として印象づけられてゆくことを確信しております。

『隠された造血の秘密』の著者、酒向猛先生も言われているように、ガンとは、自然療法のみの治療では100％治癒する可能性があり、抗ガン剤や放射線治療などの三大療法を受けた場合は、延命はしても治癒はしないというのが、臨床現場での持論だそうです。千島学説を自ら立証されて、千島学説を基に統合医療の実践もされている方だけに、この話は説得力を持ちます。つまり、千島学説的に言っても、正常細胞を傷つけず免疫力を上げていく自然療法には、完全治癒の可能性が秘められているわけです。夫は緊急的な手術以外は、抗ガン剤も放射線治療も受けなかったという意味では、ほぼ自然療法のみだったと捉えられます。そのため、本人がいつも公言していた「完全治癒」の可能性だけはしっかりと残されていました。

「ガン呪縛を解く」と言いながら、その張本人が「ガン呪縛」から解放されていなかったのではないかというちょっぴり意地悪な声も聞かれそうですが、無理のない生活パターンで「気血動」の調和に基づく千島学説的な養生法を実践し続けていれば、夫は、おそらくいまごろは完治していたにちがいありません。ところが、人生には思いも寄らぬことがつきもので、まずは「ガン呪縛を解く～千島学説パワー」という本書を出版したことで、幸か不幸か、とても多忙な日々を送ることになりました。その運命を夫は良きにつけ悪しきにつけ共有し、ガン患者の人々とともに歩み続けました。微力ながらそのサポートに関わった私から見ても、夫の生き様は、おそらくガンが治ることを第一目的にしたものではなかったような気さえします。大筋のところでは、自らに対して「楽観的」であり、むしろ、「ガン呪縛」はもちろん「不安呪縛」などの苦境にある人々を通して、広い意味で「じあい」のスピリットを実践することに霊的な関心を見出していたとしか思われません。

思えば、夫が自らをガン患者として意識したのは、「ガン宣告」を受けた5年余前のことで、それ以前はほぼ末期の第3ステージになるまでそれとは知らずにガンと共存しておりました。その時期を入れると、足掛け10年もの長き延命を遂げたとも言えます（注2）。ガンとは、そういう病であり、手術も抗ガン剤も放射線治療も何もしなくても、「気血動」の調和がありつづければ、長期に生き続けることができるものなのです。幸い、夫は、若き日に知った「千島学説」からパワーを得て、「ガンは恐ろしいもの」「男性の乳ガンは非常にタチが悪く進行が極めて早いから緊急に手術、抗ガン剤、放射線を！」などの通常医療による「ガン呪縛」に決して陥ることはありませんでした。だからこそ、自らの「男の乳ガン」を茶化すゆとりもあり、持ち前の好奇心と行動力、明晰さを駆使し「コヒーレント」なその使命とともに「第三の定命」まで精一杯活き続けることができたのだと思います。肉体の硬直が進むなか、哀しみと安らかな慈愛の表情のままに眠るその開かぬ目からこぼれ出た一粒の涙を私は、生涯忘れることはないでしょう。

次の言葉は、夫が好んだピカートの「沈黙の世界」にある項「愛と沈黙」の中に書かれているものです。

愛のなかには、言葉よりも多くの沈黙がある。
愛のもとにあるこの充実した沈黙は、
実は、死のもとにある沈黙にまで達するのである！
愛と死は、もともと互いに一体をなしているのだ。

愛の中にあるあるあらゆる思想や行為は、
沈黙によってすでに死へと続いているのである。
しかし、愛の驚異ともいうべきは、
死が存在するかもしれない場所、
そこに愛する人が立ち現れることなのである。

これは、2年程前、こちらのHP「Creative Space」のトピックに夫が書いたものからの抜粋ですが、いま私の心に深く一つのメッセージとして「立ち現れて」きます。私たちが互いに共有し合った最期の日々、時は、この「沈黙と愛」の中にあったのだという気がします。その夫の深く静かなる意思の鼓動が肉体を離れたいまも私につなげられており、それこそが「私たち」のこれからの行くべき道しるべを示してくれるなら、そんな希望に満ちたことはありません。

夫が「真実、事実」を伝えることをどれほど愛したか、それが執筆や講演をはじめとするジャーナリスト・稲田芳弘の勇気ある活動を通して皆様に少しでも伝わりますれば、この上ない喜びといたします。そして、病の労苦にもかかわらず、私たち家族を支え続けてくれた夫に心からの「ありがとう」を捧げて止みません。最後に、読者やリスナーの方々、サポートをしてくださった大切な友人知古の方々、そして、夫を応援してくださった多くの皆々様に心より御礼を申し上げます。

49日の朝、人生の導き手でもある最愛の夫とともに…　稲田陽子（ライター・文筆家）

注1　『ソマチッドと714Xの真実〜ガストン・ネサーンを訪ねて』（稲田芳弘著／Eco・クリエイティブ刊）を参照。

注2　夫が『「ガン呪縛」を解く』を出版後、千島学説の考え方を基に、ガン患者と家族のネットワークとして「自愛、地愛（地球を愛する）、慈愛」を合い言葉に作ったコミュニティ（ボランティア団体）。

注3　夫のガン罹患の直接的な要因は、2000年12月、自身が発行していた『エコろじー』紙（クオリティーペーパーとして朝日新聞折込〈地域〉）の取材時に化学物質（シロアリ駆除剤）の被爆に見舞われたこと。「化学物質過敏症」がまだ世に周知されていなかった時代だけに、夫は取材先からその詳細が書かれた書籍を借りてきて読み、そのうちにひどい中毒症状を表した。（この一件は、工事ミスという過失事故を起こした住宅の隣家が大量被爆した事件。書籍に染み付いていたものは、ガスとなって夫を直撃）その後免疫力の低下のため入院加療し、退院後短期間で右胸に炎症様の異常が出現した。この罹患箇所は、自宅階段の昇降時に不注意な打撲が度重なったところと偶然なのか合致する。被爆は、それより半年前にストレス性と思われる全身性湿疹に罹患し、全身のステロイド治療（入院）を受けるなど、健康状態がよくない時期の災禍と言える。

第6版発行によせて
～「ＳＴＡＰ細胞」と現代科学超える「千島学説」～

「ＳＴＡＰ細胞」は、細胞分裂ではなく逆分化により得られる。……この現象（注１）を小保方晴子氏は実験で観察したと、氏の著書『あの日』で明快に記している。これは、半世紀以上も前に一世を風靡するごとく話題になり、後に封印されてしまった「千島学説」を彷彿とさせるものだ。

細胞は逆分化しないというのが生物学の定説であるはずなのに、小保方氏は「逆分化」を観察したと著書で述べている。一方、遺伝子操作を施されたｉＰＳ細胞は、細胞分裂をともなって得られるというが、千島学説に従えば、人工的な（不自然な）環境化の細胞は分裂し、自然状態では分化増殖するわけだから、いずれも想定内の反応である。つまりは、生体内では、自然に細胞の逆分化が生じて幹細胞が作られるメカニズムであると想定できないだろうか。米国の研究グループからも「ＳＴＡＰ現象」と類似の現象の報告があり（２０１５年11月）、細胞の逆分化や幹細胞様細胞の発現が観察されたという。さらに、ハイデルベルク大学でも、ガン細胞に特化したカタチで「ＳＴＡＰ現象」が見られ、幹細胞が樹立された（２０１６年３月）。

こうした現代科学の世界の異変は、ウィルヒョウの細胞分裂説を覆すエネルギーすらはらんでいると言って過言ではない。しかし、マスコミや「科学村」の「呪縛」には、多かれ少なかれ権威がつきまとう。それは皮肉なことに、いまも、また千島博士の時代もあまり変わらない。

本書『「ガン呪縛」を解く～千島学説パワー』は、生命・哲科学であるこの「千島学説」を根底に据えたもので、２００６年に初版を出版して以来改訂・増版を重ね、今春第６版の刊行となった。これは、ジャーナリストでありガン患者（注２）でもあった著者の稲田芳弘が自らのＨＰに連載し広く共感を得て書籍化され、「現代医学の定説が間違っている」「そのために不適切なガン観が作られ、回復や完治を困難にしている」とした衝撃的なコンセプトを提示している。

著者が語るようにガンは自らの一部であり、決して排除すべきものではない。まして、ガン治癒の場を「戦場」にするのは愚の骨頂だと主張する著者の哲科学には、今後の医療の本質的な原点が隠されているのは間違いがない。

本書は、千島学説的治癒論と対比させるように現代医療が陥ったカオスや時代の錯誤を指摘しつつ、日本内外の豊富な事例と向き合い、間違ったガン観による呪縛を解こうと試みている。真の哲・医科学への変換を求め、コヒーレントな「量子論的な場」にいたるまで、議論が深められているのも興味深い。真のガン観と健康回帰とは何か。ジャーナリストの書としても、またノンフィクションとしても読み応えのある本書を通して、著者は、いまも生き生きと語りかけてくるようだ。

２０１６年６月　　緑の気みなぎる日々、感謝を込めて…。

稲田陽子

注１　小保方氏は「ストレス処理後に起きる細胞の変化過程」に大きな関心を寄せていたというが、ここに現代科学の予想をはるかに超える千島学説との深い関連性が伺える。

注２　著者のガン発症の主要因に、取材時に遭遇した化学物質の強烈な被爆がある（ｐ４７３参照）。

第7版発行によせて

新型コロナ禍の状況のなか、世の中は「免疫力」に目覚めたかのように、自然免疫力という言葉を惜しげもなく使い始めた。この免疫力について、深く洞察したのが、『ガン呪縛を解く～千島学説パワー』（稲田芳弘著）である。千島学説は、その根拠になっている。稲田は、革新的な学説である『千島学説』を掘り下げながら、ガン患者でもあった一人のジャーナリストとしてその哲科学的な学説の本質に迫っている。つまり、治癒に向う免疫力はどこから来るのかという命題に取り組んでいる書でもあると言えるだろう。その捉え方によって、ガンの治癒を体験したり、共存できる人も出てくることもあるに違いない。

近年、腸活、オートファジー・ダイエットなどの言葉がよく聞かれるようになったが、ここに千島学説とのつながりが感じられる。腸の活性化がすべてを制していると考えるほど、千島学説と腸の関係は重要なもので、その観察事実は千島博士の圧巻の成果である。

稲田は、８大原理まである千島学説の根幹を押さえながら、原初に充溢する「量子真空」を解釈に加え、「気」への興味深いアプローチを可能にした。こうした瑞々しい発想こそが、時代の閉塞感に希望を放つものであり、読み継がれている本書籍が人々を勇気づけるものとなるならば、幸いである。感謝を込めて…

（稲田陽子）

profile　稲田 芳弘

新潟県長岡市出身。ジャーナリスト(〜2011年)。大学在学中からライター活動を始め、環境、農業、食をテーマにヨーロッパ、アフリカなど世界各地を歩く。その後札幌に移り住んで会社を設立し、各種企画、編集、制作などを手がける。「千島学説」復権の火付け役とも言える『ガン呪縛を解く』をネット上で連載して、話題を呼び、出版した2006年に、ガン情報センター「じあいネット」を設立。ガンと共生しながら、多数の講演や執筆活動を行なう。好評だったラジオ番組『ガン呪縛を解く時間』(FM)で最期までパーソナリティを務める。主な著書・共著は、『「ガン呪縛」を解く』『ソマチッドと714Xの真実』『癌では死なない』『幸せを呼ぶ暗号』『VDI革命』『Y2K最新最終事情』『Y2Kサバイバルシフト』『未来を今に』『オンリーワン』など多数。主な編さん書に『カタカムナへの道』 などがある。(株)クリエティヴ・アイズ代表取締役、(株)Eco・クリエイティブ役員、じあいネット代表、環境情報オピニオン紙『エコろじー』発行人、千島学説研究会理事他を歴任。http://www.creative.co.jp

---

ガン呪縛を解く　千島学説パワー

2006年6月14日　初版発行
2007年2月11日　改訂版発行
2008年11月11日　第3版発行
2009年9月11日　第4版発行
2011年5月11日　第5版発行
2016年7月11日　第6版発行
以上、ISBN978-904155-00-4

2023年2月11日　第7版発行

著　者　稲田 芳弘
発行人　稲田 陽子
発行所　株式会社 Eco・クリエィティブ
〒063-0034 札幌市西区西野4条10丁目10-10
Tel & Fax　011-671-7880
http://www.creative.co.jp/

ISBN978-4-9909592-1-0